心内科
医嘱速查手册

陈步星　郭彩霞　主编

U0194267

化学工业出版社

·北京·

初入临床的医师开医嘱时往往不知道怎么开，或开不全面。本书列出心血管内科常见疾病的医嘱及特殊情况下的医嘱，并采用注的形式对医嘱中重要检查、治疗及注意事项、其他可选方案等内容进行详细讲解，可以帮助年轻医师弥补这些不足。本书病种全面，包括分期、分型、并发症、合并症的医嘱；医嘱内容丰富，介绍常规检查、特殊检查、常规治疗、替代方案及其他可选药物。采用真实医嘱格式，简洁，内容一目了然。

适合低年资心血管内科或内科医师、研究生、实习医师阅读参考。

图书在版编目（CIP）数据

心内科医嘱速查手册/陈步星，郭彩霞主编．—北京：化学工业出版社，2018.4（2023.11重印）
ISBN 978-7-122-31586-1

Ⅰ.①心… Ⅱ.①陈…②郭… Ⅲ.①心脏血管疾病-医嘱-手册 Ⅳ.①R54-62

中国版本图书馆 CIP 数据核字（2018）第 038010 号

责任编辑：戴小玲　　　　　　　文字编辑：赵爱萍
责任校对：边　涛　　　　　　　装帧设计：关　飞

出版发行：化学工业出版社
　　　　　（北京市东城区青年湖南街 13 号　邮政编码 100011）
印　　装：三河市双峰印刷装订有限公司
787mm×1092mm　1/32　印张 13　字数 312 千字
2023 年 11 月北京第 1 版第 7 次印刷

购书咨询：010-64518888　　　　　售后服务：010-64518899
网　　址：http://www.cip.com.cn
凡购买本书，如有缺损质量问题，本社销售中心负责调换。

定　价：39.80 元　　　　　　　　　版权所有　违者必究

编者名单

主　编　陈步星　郭彩霞

编　者　（按姓名汉语拼音排序）

陈步星　付　强　龚洪涛　郭彩霞

郭晓彬　马　岩　林　涛　刘杰昕

田俊萍　魏　欣　王　蕊　王德昭

杨承志　杨升华　赵　敏　赵黎佳

前　言

　　医学是一门基础理论和临床实践相结合的学科，对初涉临床工作的年轻医师们如何把理论用于实践，如何正确诊治变化多端的疾病成为亟待解决的难题。仅仅拥有教科书上的理论知识往往无法应对复杂的临床问题，面对的最直接的问题是在临床工作中如何为患者制订诊疗的具体措施，即如何给患者"开医嘱"这一临床医疗工作的关键环节。《心内科医嘱速查手册》正是基于年轻医师们的这种迫切需求而编写的，它为临床医师提供了临床实践的指南和参考。

　　本书的编写注重在临床工作中的实用性和便捷性，内容简洁明了、操作性强，适合包括心血管内科或内科年轻医师、进修医师及实习的本科生、研究生在内的广大人群阅读。力求年轻医师在诊治患者时能够从此书中得到正确的指导，能够全面快速地给予患者合理的医嘱。同时此书关注了临床医生在解决临床问题时临床思维能力的培养。

　　本书包括了十八个章节的内容，涵盖了心血管系统的各种常见病、多发病及危重疾病及其心血管系统的相关疾病。不仅有常规医嘱，同时列出了特殊情况下的医嘱，并在标注中具体说明。本书的编者均为从事临床心血管疾病诊疗多年的医师，拥有丰富的临床经验和专业造诣。医嘱内容既有心血管疾病的最新进展和指南，又结合老一辈心血管病学专家诊治的宝贵经验，力求做到全面、实用。但由于疾病的个体化差异，诊疗方案也应个体化，希望年轻医师在借鉴本书内容处理临床疾病时，不能生搬硬抄，应结合患者具体病情制订出最合理、有效的医嘱。

医学的发展日新月异，随着对疾病更加深入的了解，新的药物和技术不断涌现，新的诊疗指南不断更新，本书可能有不足之处，在此恳请广大读者谅解，希望读者朋友们多提宝贵意见。期待此书成为年轻医师朋友们成长过程中的良师益友。

编者

2018 年 2 月

目 录

第一章

休　克

休克（shock）是机体有效循环血容量减少、组织灌注不足、神经-体液因子失调，细胞代谢紊乱和功能受损的病理过程，它是由多种病因引起的一种临床综合征。如不及时、恰当地进行抢救，休克可逐渐发展到不可逆阶段甚至引发死亡。因此，临床必须采取紧急处理。休克分为低血容量性休克、感染性休克、心源性休克、神经源性休克和过敏性休克五类。

第一节　心源性休克

长 期 医 嘱	临 时 医 嘱	
内科护理常规	血常规	
特级护理	生化全套	
禁食水	血清心肌标志物⑥	
胃管内流质饮食①	动脉血气分析⑦	
平卧位（腿部抬高 30°）②	尿常规⑧	
病危通知③	心电图⑨	
吸氧④	超声心动图⑩	
心电、血压、血氧饱和度监测	胸部 X 线片	
记 24h 出入量⑤	血流动力学监测	
	建立静脉通道⑪	
	0.9%氯化钠　3ml	iv（慢）⑫
	吗啡　5mg	

长 期 医 嘱	临 时 医 嘱
	电复律/临时心脏起搏⑬
	5%葡萄糖　50ml 多巴胺 180mg ｝iv(泵入)⑭
	和(或)5%葡萄糖　50ml 　去甲肾上腺素　4mg ｝iv(泵入)⑮
	和(或)0.9%氯化钠　50ml 　多巴酚丁胺　180mg ｝iv(泵入)⑯
	0.9%氯化钠　50ml 硝酸甘油　5mg ｝iv(泵入)⑰
	5%碳酸氢钠　125~250ml　iv gtt⑱
	主动脉内球囊反搏⑲
	左心室辅助装置⑳

① 根据休克持续时间、是否出现应激性溃疡确定。

② 目的是增加脑部等重要器官的血流灌注。平卧时不用枕头。如患者同时伴有心功能不全，喘憋不能平卧，可予半卧位。

③ 待血压回升、稳定，尿量增多且意识状态明显好转后，可停病危护理，改为一级护理。

④ 保持气道通畅，立即给予高流量鼻导管吸氧或面罩给氧。必要时，可依据肺内呼吸音、胸部 X 线检查及动脉血气分析情况，如动脉血氧分压仍低而二氧化碳分压仍高时，宜及时采用气管内插管或气管切开，用呼吸机辅助呼吸，以加强气体交换。

⑤ 应留置尿管连续观察尿量，维持尿量大于 30ml/h。

⑥ 血清心肌标志物包肌钙蛋白 T、肌钙蛋白 I、CK-MB 等。心肌标志物升高说明有引起心肌损伤的疾病，如心肌梗死。

⑦ 动脉血气分析对了解肺功能、体内酸碱平衡至关重

要。休克发生后，动脉血氧饱和度会明显下降；如存在肺功能障碍，动脉血氧分压可显著降低，同时，在酸中毒状态下，心肌功能也可能明显减弱。

⑧ 随着休克的进展，尿中可能出现蛋白、管型及红细胞等。

⑨ 在急性心肌梗死引发的心源性休克中，最常见的心电图表现是 ST 段抬高。心源性休克可以加重终末期心力衰竭患者的心电图变化，出现房室传导阻滞、束支传导阻滞等。

⑩ 在急性心肌梗死引发的心源性休克中，超声心动图检查可发现乳头肌功能失调或断裂、室间隔穿孔、心室游离壁破裂等机械并发症，发现局部室壁活动异常。同时，超声心动图检查可用于左心室功能的评估。有创血压监测、中心静脉压监测、肺动脉漂浮导管监测等，适用于血流动力学不稳定的患者。

⑪ 除周围静脉外，可行锁骨下静脉、颈内静脉等深静脉穿刺置管。

⑫ 急性心肌梗死时若胸痛剧烈，可用吗啡、哌替啶等药物镇痛。吗啡 5～10mg 静脉缓慢注射，必要时可每 15min 重复 1 次，共 2～3 次，总量不超过 15mg。若病情不十分危急，可予吗啡 5～10mg 皮下或肌内注射，每 3～4h 重复 1 次。同时，可予镇静药以减轻患者的紧张、焦虑以及因躁动而造成的额外心脏负担。

⑬ 心动过速或过缓都会加重休克，应积极进行纠正。

⑭ 剂量为：体重(kg)×3mg，加到 50ml 5% 葡萄糖中，起始速度 5ml/h[即 5μg/(kg·min)]，最大速度为 20ml/h。

⑮ 剂量为：体重(kg)×0.3mg，加到 50ml 5% 葡萄糖中，起始速度 1ml/h[即 0.1μg/(kg·min)]，而后迅速加量以尽快提升血压至预期值，最大速度为 20ml/h。

⑯ 用量同多巴胺。

⑰ 起始剂量为 2～5μg/(kg·min)，逐渐增加。血管扩

张药可减轻心脏的后负荷，降低左心室射血阻力，增加心脏排血量，改善休克状态。只宜用于肺毛细血管楔压大于15mmHg的患者。

⑱ 根据动脉血气分析纠正酸碱平衡失调。

⑲ 增加心脏排血量，减轻左心室后负荷。可改善大部分心源性休克患者的血流动力学状态，目前作为心源性休克患者进行外科或介入治疗的辅助和支持治疗方法。但主动脉球囊反搏并不能降低心源性休克患者的总病死率。

⑳ 可用于主动脉球囊反搏无效的患者。

注：1. 心源性休克是由于各种原因引起的心脏泵功能障碍、心排血量急剧下降、有效循环血量严重不足所引起的休克。其血流动力学改变包括持续性低血压（收缩压<90mmHg，或收缩压较基线水平下降>30mmHg，持续超过30min）、肺动脉楔压>18mmHg、心脏指数<2.2L/(min·m²)。其临床表现包括低血压伴组织灌注不足（少尿、意识障碍、四肢湿冷等）以及一系列心肌功能障碍的体征。

2. 急性心肌梗死的左心衰竭是引发心源性休克最常见的原因。

3. 心源性休克的治疗必须争分夺秒，在去除病因的前提下，综合处理，提高血压、改善微循环及细胞代谢，预防并发症的出现。

✚ 第二节　低血容量性休克

长 期 医 嘱	临 时 医 嘱
内科护理常规	血常规②

长 期 医 嘱	临 时 医 嘱
特级护理 胃管内流质饮食 平卧位(腿部抬高 30°)① 病危通知① 吸氧① 心电、血压、血氧饱和度监测 记 24h 出入量①	生化全套 尿常规③ 粪常规 凝血功能(PT、APTT、ACT、INR)④ 动脉血气分析⑤ 心电图 超声心动图 胸部 X 线片 血流动力学监测⑥ 建立静脉通道⑦ 0.9%氯化钠　500ml　iv gtt(快)⑧ 右旋糖酐-40　500ml　iv gtt(快)⑨ 全血 400ml　iv gtt(快)⑩ 5%葡萄糖　50ml 多巴胺　180mg　|　iv(泵入)⑪ 和(或)0.9%氯化钠　50ml 　　多巴酚丁胺　180mg　|　iv(泵入)⑫ 和(或)5%葡萄糖　50ml 　　去甲肾上腺素　4mg　|　iv(泵入)⑬ 5%葡萄糖　250ml　|　iv(泵入) 阿托品　1mg 5%碳酸氢钠　250ml　iv

① 同"心源性休克"一节。

② 大量失血后数小时，血红蛋白及红细胞计数明显下降；大量失水后，可出现红细胞计数及血细胞比容上升；有出血倾向及弥漫性血管内凝血（DIC）患者，血小板计数可出现下降。

③ 肾功能衰竭患者的尿比重可由初期的偏高转为降低。

④ 包括血小板计数、凝血酶原时间、活化部分凝血酶原时间、国际标准化比值（INR）及 D-二聚体等。

⑤ 动脉血气分析中的 pH 值、碱剩余等指标与组织灌注、体内酸碱平衡高度相关，可指导补液及纠正酸碱平衡

失调。

⑥ 可进行连续有创血压监测，以准确了解大动脉内的实际压力，同时，中心静脉压监测有助于明确休克的原因及性质，在指导液体输注的质和量，以及利尿药或强心剂的使用上起着至关重要的意义。

⑦ 锁骨下静脉、颈内静脉等深静脉通道可为快速输血、补液提供可靠支持。

⑧ 晶体液有葡萄糖液、生理盐水、林格液等。

⑨ 胶体液有白蛋白液、右旋糖酐液、血浆、羟乙基淀粉液等。

⑩ 补充血容量、血细胞，补充凝血因子。

⑪ 用量见"心源性休克"一节。

⑫ 解除血管痉挛，$1\sim4\mu g/min$。

⑬ 代谢性酸中毒的处理应以病因治疗、液体复苏治疗为基础，碳酸氢钠一般仅在动脉血气分析 pH 值小于 7.15 时使用。

注：1. 低血容量性休克是由于不同原因所引起的循环容量丢失而导致的有效循环血量与心排血量减少、组织灌注不足、细胞代谢紊乱及功能受损的病理生理过程。

2. 创伤失血是低血容量性休克的最常见原因。

3. 尽快纠正引起血容量下降的病因是治疗低血容量性休克的关键。

✚ 第三节 过敏性休克

长 期 医 嘱	临 时 医 嘱
内科护理常规	血常规

右上角

续表

长 期 医 嘱	临 时 医 嘱
特级护理	电解质
吸氧	尿常规
心电、血压、血氧饱和度监测	粪常规
	胸部 X 线片
	生化全套
	气管插管或气管切开①
	建立静脉通道
	肾上腺素　0.5～1mg　ih 或 im②
	右旋糖酐-40　500ml　iv(快)③
	地塞米松　5～10mg　iv④
	5%葡萄糖　50ml ⎤
	多巴胺⑤　　　　　⎬ iv(泵入)
	或(和)5%葡萄糖　50ml ⎤
	去甲肾上腺素⑤　　　⎬ iv(泵入)

①　如患者出现明显的喉头水肿、支气管痉挛以及严重呼吸困难等时，须立即开放气道。

②　肾上腺素可增加外周血管阻力、增加心肌收缩力、增加冠状动脉灌注、提升血压；减少血管性水肿及荨麻疹；刺激支气管扩张。

③　多用胶体液快速扩容，一般以 10～20ml/(kg·h)快速输注。

④　以减少毛细血管通透性、稳定细胞膜、减少细胞脱颗粒及化学介质的释放，同时增加组织对肾上腺能激动剂的反应性。

⑤　见"心源性休克"一节。

注：1. 过敏性休克是机体发生变态反应而引发的休克，通常发病急，可出现荨麻疹、喘息及循环衰竭等危及生命的症状。

2. 药物、造影剂、食物、蜂叮咬是最常见的原因。非经口途径进入的过敏原常会带来非常严重的后果。

3. 临床上，5min 内发病者称为急性型；5min 以上发病者为延缓型。

4. 过敏性休克常突然发生，大多需要及时就地抢救。

5. 过敏性休克的特异性病因诊断对本症的防治具有重要意义。进行过敏原检测应该：①在休克解除后；②在停用抗休克及抗过敏药物后；③如做皮肤试验，最好配备必要的抗休克药物。少数皮试阴性患者仍有发生本症的可能。

✚ 第四节　神经源性休克

长 期 医 嘱	临 时 医 嘱
内科护理常规	血常规
一级护理	尿常规
普食	粪常规
心电、血压、血氧饱和度监测	生化全套
	心电图
	24h 动态心电图①
	胸部 X 线片
	超声心动图②
	头颅 CT 或 MRI③
	脑电图④
	直立倾斜试验⑤
	帕罗西汀　10～20mg　po　qd⑥
	倾斜训练⑦

① 了解心脏节律情况，以发现是否存在严重的心律失常。

② 了解有无心脏结构异常。

③ 了解颅内神经系统情况。

④ 了解脑电情况，以排除癫痫。

⑤ 是确诊神经介导的反射性晕厥的重要方法。

⑥ 用于同时存在焦虑、惊恐障碍的患者。

⑦ 可用于迷走反射性晕厥的治疗。

注：1. 神经源性休克是调节循环功能的自主神经本身受到刺激或破坏所引起的低血压状态。

2. 神经源性休克是由于全身血管张力的调节障碍，造成体内血容量的分布异常，并不伴有血容量的丧失。

3. 临床上可分为急性反射性循环障碍及慢性麻痹性循环障碍。

4. 查找病因对神经源性休克的诊断及治疗至关重要。

第二章 水、电解质和酸碱平衡

✚ 第一节 低钠血症

长 期 医 嘱	临 时 医 嘱
内科护理常规	生化全套
二级护理	血常规
血压、心电监测	尿常规
血氧监测	粪常规
	动脉血气分析
	心电图
	胸部 X 线片
	0.9%～5%氯化钠　　iv gtt[①]

　　① 0.9%氯化钠对应 Na^+ 浓度为 154mmol/L，由此容易计算出其他质量分数的氯化钠对应 Na^+ 浓度。补氯化钠溶液时 Na^+ 升高浓度(mmol/L)＝(输入液体钠浓度－实际血清钠浓度)/[体重(kg)×0.5(女)或×0.6(男)]。无症状的低钠血症血钠升高速度应<0.5mmol/(L·h)，24h<12mmol/L。对于有症状的低钠血症，2～3h 升高 1mmol/(L·h)，至症状缓解，密切观察病情，监测血钠浓度。不要过量补充，以免因血容量过多而加重心肺负担。

注：1. 低钠血症指血清钠低于 135mmol/L。

2. 严重低钠血症可导致中枢神经系统和心脏异常，如癫痫发作和心律失常。

第二节　高钠血症

长 期 医 嘱	临 时 医 嘱
内科护理常规	生化全套
二级护理	血常规
血压、心电监测	尿常规
血氧监测	粪常规
	动脉血气分析
	心电图
	胸部 X 线片
	0.45%氯化钠　iv gtt [1]
	或 5%葡萄糖溶液　iv gtt

① 高钠血症补液量计算：水丢失量(L)＝[(实际钠浓度－140)/140]×实际体重(kg)×0.4(女)或×0.5(男)。(补液速度：计算得到的补液量于 48～72h 补给，其中 1/3 量在最初 6～8h 补充，24h 补充总量的 1/2，其余部分在随后的 24～48h 给予)。

注：1. 高钠血症指血清钠浓度大于 145mmol/L。

2. 临床表现包括震颤、易激惹、痉挛状态、意识不清、癫痫发作和昏迷。

第三节 低钾血症

长 期 医 嘱	临 时 医 嘱
内科护理常规	生化全套
二级护理	血常规
血压、心电监测	尿常规
血氧监测	粪常规
氯化钾缓释片 500～1000mg po tid[①]	动脉血气分析
	心电图
	胸部 X 线片
	0.9%氯化钠 500ml 15%氯化钾 10ml }iv gtt[②]

① 轻度低钾（血钾 3.0～3.5mmol/L）血症患者选择口服补钾。

② 中度低钾（血钾 2.5～3.0mmol/L）、重度低钾（< 2.5mmol/L）血症患者需静脉补钾，浓度为 1.5～3.0g/L，速度为 10mmol/h 左右，每天补钾量不大于 200mmol。补钾注意事项：补钾的同时针对病因进行治疗：如纠正碱中毒，改用保钾利尿药等。合并低镁血症时，应同时纠正低镁血症，宜采用氯化镁或乳酸镁，不宜应用硫酸镁，因为硫酸根会增加肾脏排钾。绝对禁止静脉推注氯化钾；单位时间内输入含钾液不可过快过多，以免导致高钾血症；高浓度含钾液应从深静脉输入，不能从浅静脉输入，以免引起静脉炎；见尿补钾；血清钾浓度监测非常重要，严重低钾血症治疗过程中每 3～6h 应监测一次。

注：1. 低钾血症指血清钾浓度小于 3.5mmol/L。

2. 临床表现包括肌无力、麻痹、尿潴留、肠梗阻和直立性低血压。

3. 心电图表现为 T 波低平，Q-T 间期延长，U 波出现，ST 段压低和 QRS 间期延长。心律失常亦较常见。

第四节　高钾血症

长 期 医 嘱	临 时 医 嘱
内科护理常规 一级护理 血压、心电监测 血氧监测	生化全套 血常规 尿常规 粪常规 动脉血气分析 心电图 胸部 X 线片 25%葡萄糖　200ml ⎫ 胰岛素 12U　　　　⎭ iv gtt① 5%碳酸氢钠　250ml　iv gtt① 呋塞米 20mg　iv② 血液透析③

① 采用紧急措施使细胞外钾离子向细胞内转移，从而恢复细胞的极化状态。包括静脉输注碳酸氢钠和胰岛素＋葡萄糖（每 4g 葡萄糖加 1U 胰岛素）。

② 高钾血症时应迅速利尿，可使用呋塞米静脉注射，使钾随尿液排出。

③ 如果上述措施仍不能有效控制血钾升高，应开始血

液透析治疗。

注：1. 高钾血症指血清钾浓度大于 5.5mmol/L。

2. 临床表现包括肌无力和心脏传导异常。

3. 心电图改变包括房性和室性异位早搏，Q-T 间期缩短和 T 波高尖。高钾血症进一步恶化会出现 P 波消失，QRS 波增宽并最终与 T 波融合而导致心室颤动（室颤）。

4. 如果高钾血症患者出现心电图变化，则不论血钾水平如何，均应进行紧急处理。尤其当血钾超过 6.5mmol/L 者。

5. 建议对高钾血症患者持续做心电图监测。

✚ 第五节　低钙血症

长 期 医 嘱	临 时 医 嘱	
内科护理常规	生化全套	
二级护理	血常规	
血压、心电监测	尿常规	
血氧监测	粪常规	
	动脉血气分析	
	心电图	
	胸部 X 线片	
	0.9%氯化钠　500ml	iv gtt ①
	10%葡萄糖酸钙　10ml	

① 按每小时不超过元素钙 4mg/kg 体重输注钙剂。给予负荷量后，继续输液维持。

注：1. 低钙血症是指游离钙离子浓度低于 0.96mmol/L。

2. 低钙血症的突出临床表现是神经肌肉兴奋性增高，

可发展到手足抽搐和癫痫发作。典型体征包括 Trousseau 征和 Chvostek 征。

3. 心电图改变包括 Q-T 间期延长和心脏传导阻滞。

4. 使用地高辛的患者需要监测心电图。

5. 为避免形成钙盐沉淀，静脉钙溶液不能与静脉使用的碳酸氢钠溶液混合。

✚ 第六节　高钙血症

长期医嘱	临时医嘱
内科护理常规	生化全套
二级护理	血常规
血压、心电监测	尿常规
血氧监测	粪常规
	动脉血气分析
	心电图
	胸部 X 线片
	0.9%氯化钠　500ml　iv gtt[1]
	呋塞米　20mg　iv[2]
	血液透析[3]

[1] 输注生理盐水进行水化，以恢复容量状态，并通过稀释降低血清钙浓度。

[2] 容量恢复正常后，应联合应用生理氯化钠和袢利尿药，目标是维持尿量 3～5ml/(kg·h)。

[3] 如果水化和利尿治疗无效，应考虑进行血液透析治疗。

注：1. 高钙血症指血清总钙超过 5.5mmol/L 或钙离子

浓度大于 2.6mmol/L。

2. 临床表现包括胃肠道症状（恶心、呕吐、便秘、腹部绞痛），关节痛，肌无力，骨痛，嗜睡，神志状态改变。严重时可出现休克和昏迷。

3. 心电图异常包括 Q-T 间期缩短，PR 间期和 QRS 间期延长，T 波低平和房室传导阻滞。

✚ 第七节　低镁血症

长 期 医 嘱	临 时 医 嘱
内科护理常规	血清镁检测
二级护理	生化全套
血压、心电监测	血常规
血氧监测	尿常规
氧化镁 250～500mg　po　qd	粪常规
	动脉血气分析
	心电图
	胸部 X 线片
	5%葡萄糖　1000ml
	硫酸镁　6g ｝ iv gtt[①]

① 用于重度低镁血症，惊厥、意识障碍及心律失常者，时间应在 6h 以上。

注：1. 低镁血症指血清镁浓度低于 1.7mmol/L。

2. 低镁血症可引起低钾血症和低钙血症。

3. 心电图变化与低钾血症相似。

4. 低镁血症时地高辛毒性增加。

5. 可出现肌束震颤。

6. 当有心电图改变和（或）肌肉痉挛时，应立即开始治疗。

第八节　高镁血症

长　期　医　嘱	临　时　医　嘱
内科护理常规	血清镁检测
二级护理	生化全套
血压、心电监测	血常规
血氧监测	尿常规
	粪常规
	动脉血气分析
	心电图
	胸部 X 线片
	0.9%氯化钠　　500ml ⎤ iv gtt[1]
	10%葡萄糖酸钙　10ml ⎦
	血液透析[2]

① 高镁血症的不良反应可通过静脉钙剂拮抗。

② 肾衰竭时可通过血液透析清除镁。

注：1. 肾功能正常的患者高镁血症非常少见，除非给予大量镁剂。

2. 临床表现包括心律失常，神经肌肉传导减慢，意识混乱，嗜睡，低血压及呼吸抑制。血镁过高可致死亡。

第九节　代谢性酸中毒

长 期 医 嘱	临 时 医 嘱
内科护理常规	动脉血气分析
一级护理	生化全套
血压、心电监测	血常规
血氧监测	尿常规
	粪常规
	心电图
	胸部 X 线片
	5%碳酸氢钠　iv gtt [1]

① 代谢性酸中毒补碳酸氢钠量＝BE 测得值×体重（kg）×0.3；先补充计算量的一半，半小时后复查，必要时再补充；特别注意代谢性酸中毒合并低血钾，应先补充一定量的钾后再补充碳酸氢钠，以免酸中毒纠正后细胞外钾向细胞内转移而加重低钾血症。

注：1. 代谢性酸中毒是最常见的一种酸碱平衡紊乱，是由细胞外液 H^+ 增加或 HCO_3^- 丢失而引起，以原发性 HCO_3^- 降低（＜21mmol/L）和 pH 值降低（＜7.35）为特征。

2. 临床表现包括呼吸加快加深，典型者称为库斯莫尔（Kussmaul）呼吸。可以出现轻微腹痛、腹泻、恶心、呕吐、食欲缺乏等。严重酸中毒可以伴随心律失常，如心动过速或过缓。

第十节 代谢性碱中毒

长 期 医 嘱	临 时 医 嘱
内科护理常规	生化全套
一级护理	血常规
血压、心电监测	尿常规
血氧监测	粪常规
	动脉血气分析
	心电图
	胸部 X 线片
	0.9%氯化钠　　500ml ⎤
	15% 氯化钾　　10ml ⎦ iv gtt①
	盐酸精氨酸　iv gtt②
	0.9%氯化钠　　500ml ⎤
	10%葡萄糖酸钙　10ml③ ⎦ iv gtt

① 有循环血容量不足的患者，可输生理盐水或葡萄糖生理盐水，补足细胞外液容量，以减少远端肾曲小管的以 H^+、Na^+ 交换，发挥肾脏排出 HCO_3^- 的功能。合并低钾血症患者可补钾治疗。

② 严重的代谢性碱中毒，亦可用盐酸精氨酸缓慢静滴。

③ 如有手足搐搦，可静滴 10%葡萄糖酸钙。

注：1. 代谢性碱中毒是指体内酸丢失过多或者从体外进入碱过多导致血 pH 值超过 7.45。

2. 代谢性碱中毒常伴有低钾血症。

3. 临床表现包括呼吸浅而慢、躁动、兴奋、谵语、嗜睡、严重时昏迷；有手足搐搦，腱反射亢进，尿少，呈碱性。

长 期 医 嘱	临 时 医 嘱
内科护理常规	血常规
特级护理	生化全套
病危通知	尿常规
血压、心电监测	粪常规＋潜血试验
血氧监测	动脉血气分析①
吸氧	心电图②
	心脑肺复苏③
	电除颤
	气管插管
	心脏起搏治疗
	0.9％氯化钠　10ml ⎫
	肾上腺素　1mg ⎬ iv(3～5min 可重复)
	5％ 葡萄糖　20ml ⎫
	胺碘酮　150mg ⎬ iv (10min 内推完)
	5％ 葡萄糖　250ml ⎫ iv gtt(1.0mg/min,共 6h,
	胺碘酮　300mg ⎬ 以 0.5mg/min 维持 18h)
	0.9％氯化钠　50～100ml ⎫
	25％硫酸镁　1～2g ⎬ iv
	5％碳酸氢钠 起始剂量 1mmol/(L·kg)　iv
	20％甘露醇 1.0～2.0g/kg　iv gtt (10ml/min)
	或 25％山梨醇 250～500ml　iv gtt (20～30min 滴完)
	呋塞米　20～40mg　iv
	地塞米松　5～10mg　iv
	异丙嗪　50mg ⎫
	5％葡萄糖　100ml ⎬ iv gtt
	或 地西泮　10mg　iv

① 在心搏骤停和心肺复苏中，由于无血流或血流较少，可产生代谢性酸中毒，动脉血气可出现血 pH 值下降。

② 心脏骤停时常见的心电图表现分为三种类型：心室颤动（或扑动）呈现心室颤动波或扑动波，约占 80%，复苏的成功率最高；心室停搏时心电图呈一条直线或仅有心房波；无脉性电活动，过去称电-机械分离，心电图虽有缓慢而宽大的 QRS 波，但不能产生有效的心脏机械收缩，常规方法不能测出血压和脉搏。一般认为，心室停搏和电-机械分离复苏成功率较低。

③ 心肺复苏是针对心脏骤停所采取的一系列及时、有序的抢救措施。早期识别和救援：根据突发意识丧失和大动脉搏动消失做出早而可靠的判断，已经确认，立即通知急救医疗机构，同时立刻展开现场抢救。

基础生命支持：早期心肺复苏主要包括胸外按压、开放气道、人工呼吸和除颤。

a. 胸外按压：按压部位为胸骨中下 1/3 交界处，两手掌根部重叠于按压区，手指可相互扣锁或伸展，但不应接触胸壁，术者双肘关节伸直，自肩背部垂直向掌根部加压，使胸骨下陷 5～6cm 后突然放松，放松时掌根部不离开按压区，按压频率为 100～120 次/min。

b. 开放气道：置患者于仰卧位，将一手置于患者前额用力加压，使其头部后仰，另一手托起颈部或用示指、中指将下颌上抬，让下颌尖、耳垂与平地垂直，使舌根离开咽后壁以畅通气道。并迅速清除口腔及呼吸道分泌物、呕吐物或其他异物，发现义齿应立即取下。气道畅通后，观察 3～5s 仍无自主呼吸，立即开始人工呼吸。

c. 人工呼吸：如因条件限制无简易呼吸器或不能行气管内插管机械通气，应迅速采用口对口或口对鼻人工呼吸措施。人工呼吸有效时可见患者的胸部随吹气起伏，肺部停诊可闻及呼吸音。人工呼吸时应注意事项：口对口呼吸时应连续吹气 2 次，每次吹气时间 1～1.5s；每次吹气量为800～1200ml；每按压 30 次，连续吹气 2 次（30：2）；如有条件应尽快使用简易呼吸器或气管内插管行机械通气。

d. 除颤：是针对室颤最有效的方法。电击除颤可使用单相波或双相波，单相波一般从 200J 起步，如无效，第二、第三次可增至 300J 和 360J，也可首次即予 360J 除颤；双相波首次 150～200J，无效时可重复第一次能量或更高的能量。

高级生命支持：气管插管行机械通气；紧急心脏起搏。复苏药物肾上腺素：室颤或无脉性室速，1mg，iv/io，也可气管内给药，每 3～5min 重复。胺碘酮：可用于胸外按压、电除颤和缩血管药等治疗无反应的心室颤动或无脉性室速，150mg，iv/io，如无效，可追加。硫酸镁：使用指征包括对电击无效的顽固性室颤并可能有低镁血症；室性心动过速并可能伴有低镁血症；尖端扭转型室速；洋地黄中毒，1～2g，iv，10～15min 可酌情重复。碳酸氢钠：可用于代谢性酸中毒、高钾血症、三环类抑郁药过量者，常规起始剂量 1mmol/(L·kg)，iv，以后应根据动脉血气分析结果调整用量或每 10min 再静脉注射 0.5mmol/(L·kg)。

脑复苏：a. 改善脑灌注；b. 降温；c. 脱水，可减轻脑组织水肿和降低颅内压，20％甘露醇 1.0～2.0g/kg，iv gtt，10ml/min；25％山梨醇 250～500ml，20～30min 滴完，必要时每 6～8h 重复一次；联合应用呋塞米 20～40mg 或地塞米松 5～10mg；d. 预防抽搐，异丙嗪 50mg，稀释于 5％葡萄糖 100ml 中，iv gtt；或地西泮 10mg，iv；e. 高压氧治疗。

注：1. 心脏性猝死是指由于各种心脏原因引起的自然死亡，发病突然，进展迅速，死亡发生在症状出现后 1h 内。

2. 心脏性猝死者绝大多数患有器质性心脏病，主要包括冠心病、肥厚型和扩张型心肌病、心脏瓣膜病、心肌炎、非粥样硬化性冠状动脉异常、传导异常（长 Q-T 间期综合征、心脏传导阻滞）和严重室性心律失常等。

3. 心脏性猝死的诊断思路　突发意识丧失，颈动脉或股动脉搏动消失，特别是心音消失，是心脏骤停最主要的诊断标准。心脏骤停时，常出现喘息性呼吸或呼吸停止，但有时呼吸活动可在心脏停搏发生后持续存在 1min 或更长的时间，如复苏迅速和有效，自动呼吸可以一直保持良好。心脏骤停时，常出现皮肤和黏膜苍白和发绀。在心脏骤停前如有严重的窒息或缺氧，则发绀常很明显。

长 期 医 嘱	临 时 医 嘱
内科护理常规	生化全套
一级护理	血常规
普食	尿常规
心电、血压、血氧饱和度监测①	粪常规
	胸部 X 线片
	心电图
	24h 动态心电图②
	超声心动图③
	运动试验④
	头颅 CT 或 MRI⑤
	脑电图⑥
	颈动脉窦按摩⑦
	卧立位试验⑧
	直立倾斜试验⑨
	心脏电生理检查⑩
	冠状动脉造影⑪
	置入性环形记录器⑫
	精神心理评价⑬
	倾斜训练⑭
	帕罗西汀　10～20mg　po　qd⑮
	米多君　5～20mg　po　tid⑯
	心脏起搏及置入式心律转复除颤器（ICD）⑰
	射频消融⑱
	请心外科会诊⑲

① 住院期间的心电、血压、血氧饱和度监测有助于发

现患者存在的心律失常及血压、血氧的异常。

②了解心脏节律情况，有助于晕厥频繁发作患者的诊断。

③可确诊由于主动脉瓣狭窄、心房黏液瘤、心脏压塞等少见原因所引起的晕厥。

④适用于运动所诱发晕厥的检查。患者在运动过程中或运动后即刻，如出现晕厥，并伴有心电图异常或严重低血压，或虽未出现晕厥但出现严重房室传导阻滞均可明确诊断。发生在运动中的晕厥多为心源性，而运动后出现的晕厥则以反射性机制所致者居多。

⑤了解神经系统情况，宜在神经系统评估的基础上进行。

⑥用以与癫痫鉴别。

⑦年龄大于40岁的不明原因晕厥患者，可进行颈动脉窦按摩检查，但有颈动脉斑块者禁此检查。如按摩导致心脏停搏时间大于3s和（或）收缩压下降大于50mmHg可诊断颈动脉窦高敏感；当按摩时出现晕厥，则可诊断颈动脉窦性晕厥。

⑧适用于怀疑直立性低血压患者，在平卧位及直立3min后测量上臂血压。阳性表现：症状性血压下降，与基线值相比收缩压下降≥20mmHg，或舒张压下降≥10mmHg。可疑阳性：无症状性低血压，与基线值相比收缩压下降≥20mmHg，或舒张压下降≥10mmHg，或收缩压下降至90mmHg以下。

⑨适用于怀疑反射性晕厥者。

⑩适用于怀疑晕厥是由间歇性心动过缓、房室传导阻滞及心动过速所致的患者。

⑪适用于怀疑心肌缺血或梗死的患者，明确是否为心肌缺血所致的心律失常。

⑫主要适用于：反复不明原因的晕厥，预计在仪器电

池寿命期限内症状将再发的患者；经过全面检查不能明确晕厥原因或是否应进行特殊治疗的高危患者；反复发作、造成创伤而怀疑或患有反射性晕厥的患者，在安装心脏起搏器前评价心动过缓与所发生临床症状之间的关系。

⑬ 适用于怀疑心理性假性晕厥的一过性意识丧失患者的心理评估。

⑭ 用于反射性晕厥患者的治疗。在医院内对患者连续进行每日一次的直立倾斜，如连续 2 次结果阴性，则嘱患者出院后在家中进行每天 1～2 次的自我直立训练，每次 30min（患者直立，背部倚靠屋内墙壁，脚跟距墙 15cm，训练持续时间不应短于 6 周）。

⑮ 减少患者对突发事件产生的焦虑以及惊恐障碍。

⑯ 升高卧位和直立位的血压，减缓直立性低血压的症状。

⑰ 起搏治疗用于有与晕厥相关的心动过缓、房室传导阻滞的患者。ICD 用于心功能受损且有晕厥的患者、非可逆性原因导致的室性心动过速或室颤患者。

⑱ 用于阵发性室上性心动过速和室性心动过速。

⑲ 适用于严重主动脉瓣狭窄、心房黏液瘤、左心室流出道梗阻等原因引发晕厥的患者。

注：1. 晕厥是一过性全脑血流低灌注所导致的短暂意识丧失。特点为起病急骤，一过性，自限性并迅速自发地完全恢复，通常不超过 20s。包括：神经介导的反射性晕厥、直立性低血压及直立不耐受综合征、心源性晕厥。

2. 晕厥诊断

（1）初步评估

目的：a. 是否晕厥发作？b. 是否有明确病因？c. 是否是高危患者？

内容：详细询问病史、体格检查（包括测量不同体位血压）、心电图和酌情选择如下检查。①颈动脉窦按摩。②超声心动检查。③24h 动态心电图或实时心电监测。④卧立位试验和（或）直立倾斜试验。⑤神经科检查或血液检查。

短暂意识丧失包括了各种机制导致的、以自限性意识丧失为特征的所有临床病症，而晕厥是短暂意识丧失的一种形式，需要与其他意识改变鉴别（图 4-1）。

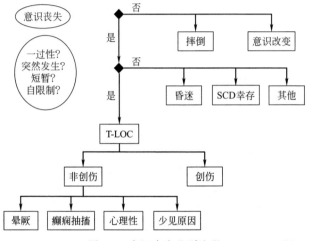

图 4-1 意识丧失鉴别流程

SCD—心脏性猝死；T-LOC—短暂意识丧失

（2）诊断

① 反射性晕厥

a. 血管迷走性晕厥：晕厥由情绪紧张和长时间站立诱发，并有典型表现，如伴有出汗、面色苍白、恶心及呕吐等，一般无心脏病史。

b. 情境性晕厥：晕厥发生于特定触发因素之后。

c. 颈动脉窦过敏综合征：晕厥伴随转头动作、颈动脉窦受压（如局部肿瘤、剃须、衣领过紧）。

② 直立性低血压性晕厥

a. 发生在起立动作后；

b. 晕厥时记录到血压降低;

c. 发生在开始应用或调整引起血压降低的药物剂量之后;

d. 存在自主神经疾病或帕金森病;

e. 出血（肠道出血、宫外孕）。

③ 心源性晕厥

a. 心律失常性晕厥,心电图有如下表现之一:

ⓐ 清醒状态下持续性窦性心动过缓＜40 次/min,或反复性窦房传导阻滞或窦性停搏≥3s;

ⓑ 莫氏Ⅱ度Ⅱ型或Ⅲ度房室传导阻滞;

ⓒ 交替性左束支和右束支传导阻滞;

ⓓ 室性心动过速或快速型阵发性室上性心动过速;

ⓔ 非持续性多形性室性心动过速、长 Q-T 或短 Q-T 间期综合征、Brugada 综合征等。

b. 器质性心血管疾病性晕厥:晕厥发生在伴有心房黏液瘤、重度主动脉狭窄、肺动脉高压、肺栓塞或急性主动脉夹层、急性心肌缺血或心肌梗死时。

3. 危险分层　当初步评估后尚无法明确晕厥原因时,应立即对患者的主要心血管事件及心脏性猝死的风险进行评估。风险分层的流程见图 4-2。近期（7～30d）有危及生命风险者应住院诊治或观察。

4. 晕厥的治疗　晕厥治疗的主要目的是提高生存率、减少外科意外损伤、降低和防止晕厥的复发。晕厥的病因对选择治疗至关重要。首先应明确晕厥的原因,然后根据具体病因采取相应、适当且及时的处理。临床上,晕厥病因和机制的评估一般应同时进行,决定最终采取合适的治疗方案。晕厥的标准治疗应针对引起全脑低灌注的病因。但对某些疾病病因不明确或对目前治疗无效时（例如对于退行性房室传导阻滞无特异性治疗）,则应针对导致全脑低灌注的发病机制治疗（例如对于退行性房室传导阻滞应行起搏治疗）。应

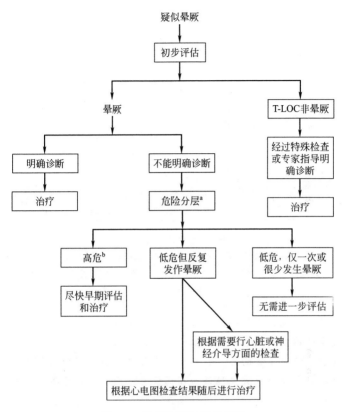

图 4-2　晕厥诊断与评估流程

T—LOC 为短暂意识丧失；

a—可能需要实验室检查；

b—短期发生严重事件的风险

根据危险分层，进行合适的治疗（图 4-3）。

5. 健康教育和改变生活方式　是反射性晕厥及直立性低血压患者的治疗基础。临床医师需让患者确信反射性晕厥及直立性低血压是一种良性情况，消除患者的恐惧心理。嘱

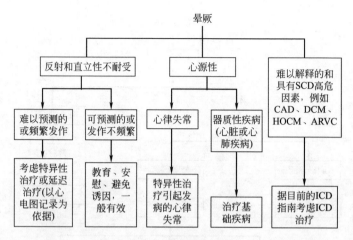

图 4-3 晕厥治疗原则

SCD—心脏性猝死；CAD—冠状动脉疾病；DCM—扩张型心肌病；
HOCM—肥厚型梗阻性心肌病；ARVC—致心律失常性右心室心肌
病；ICD—置入式心脏复律除颤器

患者尽量避免闷热拥挤的环境、血容量不足等可以造成晕厥发生的诱因；使患者早期识别晕厥前驱症状，以尽快采取某些动作终止晕厥的发作；对于高血压患者应合理使用降压药物，避免药物性直立性低血压的发生；同时，对于年轻患者可鼓励其适当增加盐及水的摄入，保持血容量充足。

6. 直立倾斜试验方法

（1）实验前准备 患者如不建立静脉通道需平卧 5min；若建立静脉通道则需平卧至少 20min。

（2）倾斜角度 60°～70°。

（3）被动倾斜时间 20～45min。

（4）舌下含服硝酸甘油激发剂量为 300～400μg，药物试验时间为 15～20min。

（5）异丙肾上腺素的激发剂量 1～3μg/min，使心率增加 20%～25%。

7. 直立倾斜试验的阳性结果评判

（1）1型——混合型　晕厥时心率减慢但心室率不低于40次/min 或低于 40 次/min 的时间短于 10s 伴有或不伴有时间短于 3s 的心脏停搏，心率减慢之前出现血压下降。

（2）2A 型——心脏抑制型　心率减慢但无心脏停搏，心室率低于 40 次/min，时间超过 10s，但无超过 3s 的心脏停搏，心率减慢之前出现血压下降。

（3）2B 型——伴有心脏停搏的心脏抑制型　心脏停搏超过 3s，血压下降在心率减慢之前出现或与之同时出现。

（4）3型——血管减压型　晕厥发生时，表现为血压下降而无心率减慢（晕厥高峰时心率减慢不超过 10%）。

第一节　急性左心衰竭

长 期 医 嘱	临 时 医 嘱
内科护理常规	生化全套
一级护理①	血常规
低盐流质饮食	尿常规
半卧位,双腿下垂	粪常规＋潜血试验
病危通知	血流动力学监测
吸氧(4～6L/min)②	胸部正侧位 X 线
心电、血压、血氧饱和度监测	中心静脉压测定
依那普利　2.5～10mg　po　qd	BNP
或 卡托普利　3.125～	或 NT-proBNP
25mg　po　bid～tid	肌钙蛋白
螺内酯　20mg　po　qd	动脉血气分析
硝酸异山梨酯　10mg　po　tid	心电图
或 单硝酸异山梨酯	超声心动图
30mg　po　qd	生理盐水　3ml ⎫ iv(慢)③
	吗啡　3mg ⎭
	生理盐水　50ml ⎫ iv(泵入)④
	硝酸甘油　5mg ⎭
	或 生理盐水　50ml ⎫ iv(泵入)④
	硝普钠　25mg ⎭
	呋塞米　20～100mg　iv(慢,2min 内)⑤
	0.9%氯化钠 50ml ⎫ iv(慢)⑥
	毛花苷丙(西地兰)　0.2～0.8mg ⎭
	持续性静脉-静脉血液滤过⑦

① 待病情好转，气促缓解，肺部啰音消失，可停病危护理，改为二级护理。

② 立即予高流量鼻管给氧，对病情特别严重者应采用面罩呼吸机持续加压给氧，使肺泡内压增加，以加强气体交换。适用于血流动力学不稳定或合并严重肺疾病患者。

③ 吗啡 5～10mg 静脉缓慢注射，可减少躁动所造成的额外心脏负担，同时也可减轻心脏的负荷。必要时可每 15min 重复 1 次，共 2～3 次，总量不超过 15mg。病情若不十分危急时可予 5～10mg 皮下或肌内注射，每 3～4h 重复 1 次。高龄、支气管哮喘、昏迷、严重肺部病变、呼吸抑制、心动过速或房室传导阻滞者慎用。

④ 硝酸甘油、硝普钠扩张静脉，增加了外周静脉容量从而降低静脉回流，静脉内给药的初始剂量分别为 5～25μg/min、0.3μg/(kg·min)。由于个体对本药的耐受量差异大，首剂后每 10min 调整 1 次，使收缩压维持在 100mmHg 左右。

⑤ 呋塞米 10min 内起效，可持续 3～4h，4h 后可重复 1 次。如有合并肾功能不全，应加大利尿药用量。

⑥ 洋地黄类药物，2h 后可再使用 0.2～0.4mg，最大剂量不超过 1.2mg。最适合于心房颤动伴有快速型心室率并已知有左心室扩大伴左心室收缩功能不全者。对急性心肌梗死引起的急性左心衰竭，在急性期 24h 内不宜用洋地黄类药物。

⑦ 床头血滤是治疗急性左心衰竭的有效方法，但需要多学科合作，属于有创操作，风险较高，且价格较贵，限制了其在临床中的应用。

注：1. 急性左心衰竭是由于心脏瓣膜疾病、心肌损害、

心律失常、左心室前后负荷过重导致急性心肌收缩力下降、左心室舒张末期压力增高、排血量下降，从而引起以肺循环瘀血为主的缺血缺氧、呼吸困难等临床综合征。急性肺水肿是最主要表现，可发生心源性休克或心搏骤停。左心衰竭主要表现为肺循环瘀血和心排血量降低所致的临床综合征。

2. 急性弥漫性心肌损害、急性机械性梗阻、急性容量负荷过重、急性左心室舒张受限都可能引起。发病急，突然出现呼吸困难，烦躁不安，口唇发绀，大汗淋漓，心率加快，两肺广泛湿啰音及哮鸣音，心尖部奔马律。让患者取半卧位或坐位、高浓度给氧、快速利尿、强心、扩血管。急性左心衰竭早期诊断和及时处理是改善患者预后的关键。

3. 急性左心衰竭的病因　心肌梗死及其并发症，如乳头肌和腱索断裂、室间隔破裂穿孔等；感染性心内膜炎引起的瓣膜穿孔、腱索断裂所致瓣膜性急性反流也可引起急性左心衰竭；其他因素如高血压血压急剧升高，原有心脏病基础上快速型心律失常或严重缓慢型心律失常；输血、输液过多、过快等。

4. 本病的病理生理基础　为心脏收缩力突然严重减弱，心排血量急剧减少，或左心室瓣膜性急性反流，舒张末压迅速升高，肺静脉回流不畅，由于肺静脉压快速升高，肺毛细血管楔压随之升高，使血管内液体渗透到肺间质和肺泡内形成急性肺水肿。左心室功能不全时，左心室舒张期末压增高，与之相关的左心房压和肺毛细血管压也相应地增高，渗出血管外的液体已不能被淋巴管充分移去，则开始在肺间质蓄积，进而外渗到肺泡内，形成肺水肿。

5. 急性左心衰竭的临床表现具有其特征性

（1）呼吸困难　呼吸困难是左心衰竭较早出现的主要症状。根据严重程度分为以下几类。

① 劳力性呼吸困难：呼吸困难最先仅发生在重体力活动时，休息时可自行缓解。正常人和心力衰竭患者劳力性呼吸困难之间的主要差别在于后者在正常人活动量时也会出现呼吸困难加重。随左心室功能不全加重，引起呼吸困难的劳力强度逐步下降。

② 夜间阵发性呼吸困难：阵发性呼吸困难常在夜间发作。患者突然醒来，感到严重的窒息感和恐怖感，并迅速坐起，需30min或更长时间后方能缓解。通常伴有两肺哮鸣音，称为心源性哮喘。它是急性左心衰竭肺瘀血或慢性肺瘀血急性加剧的临床表现。严重者伴咳嗽、咳泡沫痰和哮喘。

③ 端坐呼吸：端坐呼吸是急性左心衰竭的特有体征。表现为平卧时呼吸急促，斜卧位时症状可明显缓解。严重时，患者被迫采取半坐位或坐位，故称端坐呼吸。最严重的病例，常坐在床边或靠背椅上，两腿下垂，上身向前弯曲，借以增强呼吸肌的作用。这是一种减轻肺瘀血的代偿机制。正常人平卧时，肺活量平均下降5％，而端坐呼吸的患者，平卧时肺活量平均下降25％，说明肺瘀血和肺僵硬度更为加重。

（2）急性肺水肿　是心源性哮喘的进一步发展。急性肺水肿是肺毛细血管压急剧而且持续增高的结果，即毛细血管内液体大量外渗而不能被淋巴组织所吸收。液体首先外渗到肺间质，使肺泡受挤压，缩小了气体交换的有效面积，同时使肺的顺应性降低，导致重度呼吸困难。凡是左心室舒张期末压、左心房压和肺毛细血管压力升高超过30mmHg者即可发生肺水肿。

（3）急性左心衰竭可以引起咳嗽、咳痰和咯血　咳嗽是较早发生的症状，常发生在夜间，坐位或立位时咳嗽可减轻或停止。痰通常为浆液性，呈白色泡沫状，有时痰内带血丝，如肺毛细血管压很高，或有肺水肿时，血浆外渗进入肺泡,可有粉红色泡沫样痰。

(4)几乎所有急性左心衰竭的患者都存在体力下降、乏力和虚弱 最常见的原因是肺瘀血后发生呼吸困难,以及运动后心排血量不能正常增加,心排血量降低导致组织器官灌注不足。老年人可出现意识模糊、记忆力减退、焦虑、失眠、幻觉等精神症状。动脉压一般正常,但脉压减小。

(5)另外,左心衰竭血流再分配时,早期可以出现夜尿增多。严重左心衰竭时心排血量重度下降,肾血流减少而出现少尿,或血尿素氮、肌酐升高并有肾功能不全的相应表现。

(6)急性左心衰竭可以引起晕厥和休克。

①心源性晕厥:由于心脏本身排血功能减退,心排血量减少引起脑部缺血、发生短暂的意识丧失,称为心源性晕厥。发作大多短暂,发作后意识常立即恢复。主要见于急性心脏排血受阻或严重心律失常。

②心源性休克:由于心脏排血功能低下导致心排血量不足而引起的休克,称为心源性休克。临床上除一般休克的表现外,多伴有心功能不全、肺毛细血管楔压升高、颈静脉怒张等表现。

6. 急性左心衰竭的常见体征

(1)一般体征 活动后呼吸困难,重症出现发绀、黄疸、颧部潮红、脉压减小、动脉收缩压下降、脉快。外周血管收缩,表现为四肢末梢苍白、发冷及指趾发绀及窦性心动过速、心律失常等交感神经系统活性增高征象。

(2)心脏体征 一般以左心室增大为主。在急性病变可闻及舒张早期奔马律(S3奔马律),P2亢进,左心功能改善后,P2变弱。心尖部可闻及收缩期杂音(左心室扩大引起相对性二尖瓣关闭不全),心功能代偿恢复后杂音常减弱或消失;交替脉最常见于左心室射血阻力增加引起的心力衰竭。偶尔有交替脉伴电交替。

（3）肺部体征　肺底湿啰音是左心衰竭时肺部的主要体征。阵发性呼吸困难者两肺有较多湿啰音，并可闻及哮鸣音及干啰音。在急性肺水肿时，双肺满布湿啰音、哮鸣音及咕噜音。

7. 左心衰竭的发病机制及症状、体征的关系　见图5-1。

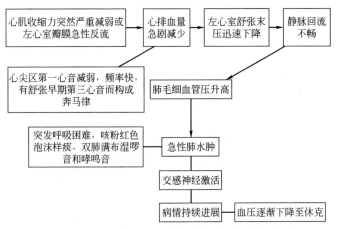

图 5-1　左心衰竭的发病机制及症状、体征的关系

8. 急性左心衰竭的辅助检查

（1）胸部X线片　可见肺门有蝴蝶形态片状阴影并向周围扩展的肺水肿征象、心界扩大等（图5-2）。

（2）心电图　不具有特异性，可见窦性心动过速或各种心律失常，心肌损害，左心房、左心室肥大等。

（3）超声心动图　左心室舒张末径增大，心室壁运动幅度极度减弱，左心室射血分数明显降低及基础心脏病的表现等。

9. 急性左心衰竭的诊断流程　见图5-3。

10. 急性肺水肿的急救处理　患者取坐位，双腿下垂，以减少静脉回流；高流量（6～8L/min）吸氧，乙醇

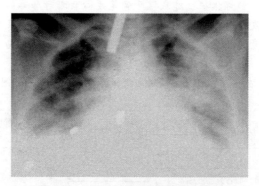

图 5-2 急性左心衰竭的胸部 X 线片

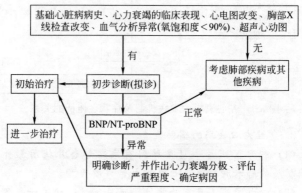

图 5-3 急性左心衰竭的诊断流程

(30%～50%)湿化；吗啡皮下注射，起到镇静作用和扩张
静脉及小动脉作用；强心剂毛花苷丙 0.4mg 缓慢静脉注射；
快速利尿，静脉注射呋塞米 20～40mg；血管扩张药硝普钠
缓慢静脉滴注，扩张小动脉和小静脉；平喘，静脉滴注氨茶
碱 0.25g，可缓解支气管痉挛；糖皮质激素地塞米松 10～
20mg 静脉滴注。具体见图 5-4。

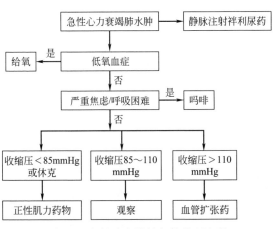

图 5-4　急性肺水肿的急救处理流程

第二节　慢性左心衰竭

长 期 医 嘱	临 时 医 嘱
内科护理常规	生化全套
一级护理[1]	血常规
低盐饮食	尿常规
半卧位	粪常规＋潜血试验
病重通知[1]	胸部 X 线
持续吸氧(2L/min)[2]	BNP[6]
心电、血压、血氧饱和度监测	或 NT-proBNP
依那普利　2.5～10mg　po　qd	动脉血气分析
或 卡托普利　3.125～	心电图
25mg　po　bid～tid[3]	超声心动图

长 期 医 嘱	临 时 医 嘱
琥珀酸美托洛尔缓释片 　11.875～95mg　po　qd 地高辛　0.125～0.25mg　po 　qd④ 氢氯噻嗪　25～100mg　po　qd 　或 呋塞米　20mg　po 　　bid～tid④ 螺内酯　20mg　po　qd④ 硝酸异山梨酯　10mg　po　tid 　或 单硝酸异山梨酯 　　30mg　po　qd④ 伊伐布雷定　5mg　po　bid⑤ 左西孟旦　2mg　po　bid⑤ 托伐普坦　15mg　po qd⑤	放射性核素检查 心脏磁共振(CMR)成像 心-肺运动试验⑦ NS　50ml　｜iv[泵入,2μg/ 多巴胺　100mg　｜(kg•min)]⑧ 　或 NS　50ml　｜iv[泵入,2μg/ 　　多巴酚丁胺　100mg｜(kg•min)] 5%葡萄糖液　250ml　｜ 米力农　5mg　｜iv(慢) 　或 5%葡萄糖液　250ml　｜ 　　氨力农　50mg　｜iv(慢)⑧ 5%葡萄糖液　250ml　｜ 奈西立肽　1.5mg　｜iv(慢)⑧ 心脏再同步化治疗⑨ 请心外科会诊⑩

① 如患者生命体征平稳，水电解质平衡，可停病重护理，改为二级护理。慢性心力衰竭（CHF）的治疗已从利尿、强心、扩血管等短期改善血流动力学/药理学措施，转为以神经内分泌抑制剂为主的长期的、修复性的策略，目的是改变衰竭心脏的生物学性质。

② 予持续低流量鼻管给氧，使肺泡内压增加，改善体内脏器的氧供应。

③ ACEI（或 ARB）每 1～2 周增加一次剂量，同时监测血压、血肌酐和血钾水平，若血肌酐显著升高 [＞265.2μmol/L（3mg/dl）]、高钾血症（＞5.5mmol/L）或有症状性低血压（收缩压＜90mmHg）时应停用 ACEI（或ARB）。

④ 改善症状：通过根据病情调整利尿药、硝酸酯和强心剂的用法用量。每日体重变化情况是检测利尿药效果和调

整剂量的可靠指标，可早期发现体液潴留。在利尿药治疗时，应限制钠盐摄入量（＜3g/d）。病因治疗：控制高血压、糖尿病等危险因素，使用抗血小板药物和他汀类调脂药物进行冠心病二级预防。

⑤ 伊伐布雷定是第一个窦房结 I_f 电流选择特异性抑制剂，2012 年 ESC 心衰指南明确指出伊伐布雷定显著提高心力衰竭患者的生活质量。左西孟旦为钙离子增敏剂，通过改变钙结合信息传递而起作用，而使心肌收缩力增加，而心率、心肌耗氧无明显变化。托伐普坦是一种血管加压素受体拮抗剂，可以升高血浆中钠离子浓度，帮助多余的水分从尿液排出，适合于伴低钠血症的心力衰竭。药物治疗慢性心力衰竭的流程见图 5-5。

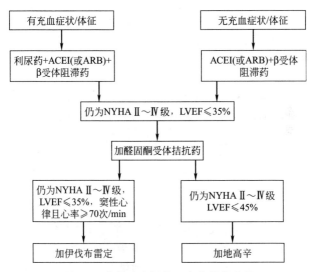

图 5-5　药物治疗慢性心力衰竭的流程
LVEF—左心室射血分数

⑥ BNP 和 NT-proBNP 是心力衰竭患者的标志物，经治

疗症状改善后该值可以下降。

⑦ 心-肺运动试验用于稳定性慢性心力衰竭患者，对评估心功能并判断心脏移植的可行性有重要价值。

⑧ 正确使用神经内分泌抑制剂：从小剂量增至目标剂量或患者能耐受的最大剂量。除了多巴胺及多巴酚丁胺等正性肌力药物外，氨力农是一种非苷非儿茶酚胺类强心药物，具有显著的正性肌力和血管扩张作用，能增加心排血量，降低心脏前、后负荷，降低左心室充盈压，改善左心室功能。米力农是磷酸二酯酶抑制剂，为氨力农的同类药物，作用机制与氨力农相同。口服和静注均有效，兼有正性肌力作用和血管扩张作用。奈西立肽为人工合成的基因重组人 B 型钠尿肽，能剂量依赖性降低心力衰竭患者肺毛细血管楔压和动脉压力。

⑨ 如果患者合并左束支传导阻滞，左心室舒张内径＞50mm，应建议患者置入心脏再同步化起搏器改善患者心力衰竭症状，提高生活质量。对射血分数低于30％的患者预防猝死。

⑩ 心脏移植是终末期心力衰竭患者最理想的外科治疗，能明显增加存活率、运动耐量和改善生活质量，但在临床实践上受限。

注：1. 慢性心力衰竭是由于心肌梗死、心肌病、血流动力学负荷过重、炎症等原因引起的心肌损伤，造成心肌结构和功能的变化，最后导致心室泵血或充盈功能低下。慢性左心衰竭临床主要表现为呼吸困难、乏力和液体潴留。慢性心力衰竭（CHF）是持续存在的心力衰竭状态，可以稳定、恶化或失代偿。治疗心力衰竭的目标不仅是改善症状、提高生活质量，而且要针对心肌重构的机制，延缓和防止心肌重构的发展，降低心力衰竭的住院率和病死率。

2. 慢性左心衰竭的患者多有心脏病病史，针对病因治疗将显著改善心力衰竭预后。收缩性心力衰竭的常见病因为冠心病，积极重建血运可防止心力衰竭的发展和恶化；舒张性（或射血分数正常）心力衰竭的常见病因为高血压，控制血压极其重要，否则心力衰竭进展迅速，也可诱发急性发作。

3. 心力衰竭时的病理生理改变十分复杂，当基础心脏病损及心功能时，机体首先发生多种代偿机制。这些机制可使心功能在一定的时间内维持在相对正常的水平，但这些代偿机制也均有其负性效应。各种不同机制相互作用衍生出更多反应。当代偿失效而出现充血性心力衰竭时病理生理变化则更为复杂。

（1）代偿机制　当心肌收缩力减弱时，为了保证正常的心排血量，机体通过以下的机制进行代偿。

① Frank-Starling 机制：即增加心脏的前负荷，使回心血量增多，心室舒张末期容积增加，从而增加心血量及提高心脏作功量。心室舒张末期容积增加，意味着心室扩张，舒张末压力也增高，相应的心房压、静脉压也随之升高。待后者达到一定高度时即出现肺的阻性充血或腔静脉系统充血。

② 心肌肥厚：当心脏后负荷增高常以心肌肥厚作为主要的代偿机制，心肌肥厚心肌收缩力增强，克服后负荷阻力，使心排血量在相当长时间内维持正常，患者可无心力衰竭症状，但这并不意味着心功能正常。心肌肥厚者，心肌顺应性差，舒张功能降低，心室舒张末压升高，客观上已存在心功能障碍表现。

③ 神经体液的代偿机制：当心脏排血量不足，心房压力升高时，机体全面启动神经体液机制进行代偿，包括：

a. 交感神经兴奋性增强：心力衰竭患者血中去甲肾上腺素水平升高，作用于心肌 β_1 肾上腺受体，增强心肌收缩力并提高心率，以提高心排血量。但与此同时周围血管收缩，增加心脏后负荷，心率加快，均使心肌耗氧量增加。

b. 肾素-血管紧张素系统（RAS）激活：由于心排血量降低，肾血流量减低，RAS 被激活。可以使心肌收缩力增强，周围血管收缩维持血压，调节血液的再分配，以保证心、脑等重要脏器的血液供应。使水、钠潴留，增加总体液量及心脏前负荷，对心力衰竭起到代偿作用。但 RAS 被激活后，血管紧张素Ⅱ（ATⅡ）及相应增加的醛固酮使心肌、血管平滑肌、血管内皮细胞等发生一系列变化，称为细胞和组织的重构。在心肌上通过各种途径使新的收缩蛋白合成增加；细胞外的醛固酮刺激成纤维细胞转变为胶原纤维，使胶原纤维增多，促使心肌间质纤维化。在血管中使平滑肌细胞增生管腔变窄，同时降低血管内皮细胞分泌一氧化碳的能力，使血管舒张受影响。这些不利因素的长期作用，对慢性心力衰竭患者可导致心力衰竭的恶化，促进死亡。

（2）心力衰竭时各种体液因子的改变　一些新的肽类因子参与心力衰竭的发生和进展。重要的有：

① 心钠素（心房肽，ANF）：主要由心房合成和分泌，有很强的利尿作用。但当心力衰竭较严重且转向慢性时，血浆 ANF 反而下降，推测是由于储存的 ANF 逐渐被耗竭，心房合成 ANF 的功能下降所致。心力衰竭早期 ANF 分泌增多，排钠利尿是集体对水、钠潴留的反馈效应。

② 血管加压素（抗利尿激素）：由丘脑分泌，心力衰竭时心排血量降低，通过神经反射作用，使血管加压素分泌增多，发挥缩血管、抗利尿、增加血容量的作用，也属于心力衰竭的代偿机制之一。但过强的作用可导致稀释性低钠血症。

③ 缓激肽：心力衰竭时缓激肽生成增多与 RAS 激活有关。血管内皮细胞受缓激肽刺激后，产生内皮依赖性释放因子（EDRF）即一氧化氮（NO），有强大的扩血管作用，在心力衰竭时参与血管舒缩的调节。

4. 慢性心力衰竭早期代偿机制及晚期失代偿机制　见图 5-6。

5. 慢性左心衰竭患者的临床表现

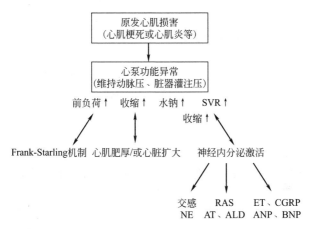

心力衰竭早期代偿机制

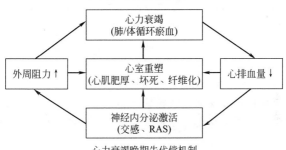

心力衰竭晚期失代偿机制

图 5-6　慢性心力衰竭早期代偿机制及晚期失代偿机制

SVR—体循环血管阻力；NE—去甲肾上腺素；RAS—肾素-血管紧张素系统；
AT—血管紧张素；ALD—醛固酮；ET—内皮素；CGRP—降钙素
基因相关肽；ANP—心房钠尿肽；BNP—脑钠肽；↑为升高；↓为降低

（1）运动耐力下降引起的症状　大多数心力衰竭患者是由于运动耐力下降出现呼吸困难或乏力而就医，这些症状可在休息或运动时出现。同一患者可能存在多种疾病。因此，说清运动耐量下降的确切原因是困难的。

（2）体液潴留引起的症状　患者可出现腹部或腿部水肿，并以此为首要或唯一症状而就医，运动耐量损害是逐渐发生的，可能未引起患者注意，除非仔细询问日常生活能力发生的变化。

（3）无症状或其他心脏病或非心脏病引起的症状　患者可能在检查其他疾病（如急性心肌梗死、心律失常或肺部或躯体血栓栓塞性疾病）时，发现心脏扩大或心功能不全表现。

6. 诊断慢性左心衰竭的辅助检查

（1）心电图　可发现既往心肌梗死、左心室肥厚、广泛心肌损害及各种心律失常。

（2）胸部 X 线片　可见心脏增大、肺瘀血、肺水肿及原有肺部疾病信息。

（3）超声心动图　可以诊断心包、心肌或瓣膜疾病；区别舒张功能不全和收缩功能不全；定量或定性房室内径、心脏几何形状、室壁厚度、室壁运动，以及心包、瓣膜和血管结构；定量瓣膜狭窄、关闭不全程度，测量左心室射血分数（LVEF），左心室舒张末期和收缩末期容量；估测肺动脉压；为评价治疗效果提供客观指标。图 5-7 为一慢性左心衰竭患者的超声心动图，可见左心室舒张末期内径增大，E 峰 A 峰融合，心功能减退。

根据患者有冠心病、高血压等基础心血管病病史，有休息或运动时出现呼吸困难、乏力、下肢水肿的临床症状，有心动过速、呼吸急促、肺部啰音、胸腔积液、颈静脉压力增高、外周水肿、肝脏肿大的体征，有心腔扩大、第三心音、心脏杂音、超声心动图异常、利钠肽（BNP/NT-proBNP）水平升高等心脏结构或功能异常的客观证据，有收缩性心力衰竭或舒张性心力衰竭的特征，可作出诊断。

慢性心力衰竭的严重程度常以纽约心脏协会（NYHA）分级表示：Ⅰ级为日常活动无心力衰竭症状；Ⅱ级为日常活

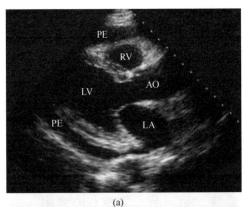

(a)

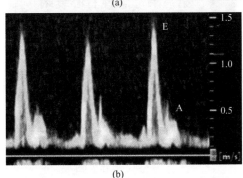

(b)

图 5-7　慢性左心衰竭患者的超声心动图

动出现心力衰竭症状（乏力、呼吸困难）；Ⅲ级为低于日常活动出现心力衰竭症状；Ⅳ级为在休息时出现心力衰竭症状。具体见表 5-1。

表 5-1　纽约心脏协会（NYHA）心功能分级

心功能分级	症状和表现
Ⅰ	日常活动量不受限制，一般活动不引起乏力、呼吸困难等心力衰竭症状
Ⅱ	体力活动轻度受限，休息时无自觉症状，一般活动下可出现心力衰竭症状

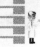

心功能分级	症状和表现
III	体力活动明显受限,低于一般活动即引起心力衰竭症状
IV	不能从事任何体力活动,休息时也存在心力衰竭症状,活动时加重

第三节　急性右心衰竭

长期医嘱	临时医嘱
内科护理常规	生化全套
一级护理	血常规
低盐饮食	尿常规
半卧位	粪常规＋潜血试验
病危通知	凝血功能(PT、APTT、ACT、INR)
持续吸氧(6～8L/min)	肌钙蛋白
心电、血压、血氧饱和度监测	BNP 或 NT-proBNP
阿托伐他汀　20mg　po　qn[1]	动脉血气分析
阿司匹林肠溶片(拜阿司匹林)　100mg　po　qd[1]	D-二聚体
100mg　po　qd[1]	心电图
依诺肝素　6000IU　ih　q12h[2]	胸部正侧位 X 线片
或 磺达肝癸钠　7.5mg　ih　qd[2]	超声心动图
ih　qd[2]	胸部螺旋CT
或 达比加群酯　110mg　po　bid[2]	放射性核素肺通气/血流灌注显像
po　bid[2]	胸部磁共振(CMR)成像
或 华法林　2.5mg　po　qd[2]	磁共振肺动脉成像
po　qd[2]	肺动脉造影

长 期 医 嘱	临 时 医 嘱	
重组人组织型纤溶酶原激活剂③	尿激酶 20万U 5%葡萄糖液 20ml	iv（10min内）
	或 链激酶25万U 5%葡萄糖液 20ml	iv（10min内）
	或 rt-PA② 10mg 5%葡萄糖液 20ml	iv（10min内）
	肝素 1万U iv 或 磺达肝癸钠 7.5mg ih qd 肺动脉导管碎解和抽取血栓 肺动脉血栓摘除术 下腔静脉滤器放置 经皮冠状动脉介入治疗	

① 右心室心肌梗死导致的右心衰竭应按照心肌梗死处理，给予降脂、抗血小板治疗。

② 右心室心肌梗死在急性期应给予低分子肝素或磺达肝癸钠抗凝。肺栓塞导致的右心衰竭也可用达比加群长期抗凝，也可以过度为华法林。

③ 重组人组织型纤溶酶原激活剂用于肺栓塞导致的右心衰竭中，用于溶栓。

注：1. 急性右心衰竭　是指由于某些原因，使右心室心肌收缩力急剧下降或右心室的前后负荷突然加重而引起的右心排血量急剧减低所致的临床综合征。

2. 急性右心衰竭的病理生理表现

（1）急性右心衰竭时的急性右心室扩张是由于右心室壁薄，顺应性大，当其收缩力急剧减低或急性右心室前后负荷增高时，右心室可扩张到原容量的2倍，以维持其正常的舒张末压。

（2）当右心室代偿不全时，可出现右心室舒张末压增高和周围静脉压增高，出现体循环静脉瘀血。急性右心衰竭可致左心室充盈不足，引起左心室排出量下降致低血压或休克；由于动脉压急剧下降，可反射性引起肺血管收缩，肺循环阻力增高，从而进一步降低左心室充盈压，形成恶性循环。

3. 急性右心衰竭的发病机制　肺循环的维持有赖于正常的左心室功能，右心室的主要功能不是维持肺循环，右心室仅起辅助泵作用。正常的左心室功能可保持较低的左心房压力，使血液在右心室的辅助泵作用下，通过低阻力、短路程、低压力的肺循环到达左心室，以保持较低的中心静脉压和体循环静脉系统的回流；与急性左心衰竭不同，急性右心衰竭的病因治疗十分重要。由于发病原因不同，尽管有相似的临床表现，但临床处理截然不同。临床上常见急性右心衰竭的原因包括急性右心室心肌梗死和急性肺梗死。

4. 引起急性右心衰竭的常见病因

（1）急性右室心肌损害　急性大面积右心室梗死。

（2）急性右室后负荷增高　如急性大片肺梗死。

（3）急性右室前负荷增高　如大量快速静脉输血、输液。本节内容讨论急性右心室梗死和急性肺梗死两种常见引起急性右心衰竭的诊治方法。

5. 急性右心室梗死　右心室心肌梗死一般是由右冠状动脉主干闭塞所致，往往在临床上同时合并有下壁或下后壁心肌梗死。右心室心肌梗死的急性缺血性改变通常是右冠状动脉急性闭塞的后果，尽管冠状回旋支闭塞也可产生右心室梗死，但发生比例远远低于右冠状动脉。

（1）急性右心室梗死可因病变轻重、单独或合并其他部位心肌梗死、就诊时间等因素而使临床表现不一。各种类型的心律失常均可出现，但以缓慢型心律失常为常见。这是由于窦房结功能障碍和房室传导阻滞。房室传导阻滞的发生率为48%，其阻滞部位多在希氏束以上，可能与绝大多数房室结动脉起源于右冠状动脉分支有关。

（2）发生急性心肌梗死时右心衰竭的征象

① Kussmaul 征阳性，由于右心室梗死，右心室顺应性和收缩功能降低所引起的右心室舒张末压、右心房压和静脉压增加所致；由于右心室舒张功能不全使静脉回流受阻，导致静脉压进一步增高。

② 颈静脉怒张、肝大，此为静脉系统瘀血所致。

③ 心脏三尖瓣区出现 S3 或 S4 奔马律，系右心室顺应性下降和右心房排血阻力增高之故。

④ 因右心室扩大，可出现相对三尖瓣关闭不全。

⑤ 严重者可出现低血压和休克。

（3）诊断急性右心室心肌梗死的辅助检查

① 血清心肌酶学增高：国外统计急性下壁梗死时血清 CK＞2000U/L 对合并右心室梗死诊断的预测值可达 94%。同时异常显著增高的 CK-MB、谷草转氨酶、乳酸脱氢酶也有预测右心室梗死的功能。

② 心房利钠因子分泌增高：急性下壁心肌梗死时血清心房利钠因子＞100pg/ml，是右心室受累的一项早期诊断指标。

③ 心电图：$V_3R \sim V_7R$ ST 段抬高≥1.0mm，尤以 V_4R、V_5R 改变更有意义。发病 2～3 天逐渐恢复后出现异常 Q 波或 QS 波。其右心导联诊断右心室梗死有以下优点：常人右心导联，$V_3R \sim V_7R$ 无病理性 Q 波；急性右心室梗死时右心导联 ST 段抬高较明显；陈旧性右心室梗死则右心导联在右胸可检出病理性 Q 波，见图 5-8。

④ 超声心动图：右心室内径扩张≥23mm，右心室舒张末期内径/左心室舒张末期内径≥0.63，室间隔与左心室后壁呈同向运动；右心室节段性运动障碍；右心室壁运动缺失或矛盾运动；右心室腔内可有附壁血栓。

⑤ 血流动力学特点：右心房压和右心室充盈压（RVFP）与左心室舒张压相比，有不成比例的升高，PVFP/LVFP≥0.65，静息时或容量负荷后，右心房压≥10mmHg（1.33kPa），右心房压与 PCWP 之比≥1.0；肺动

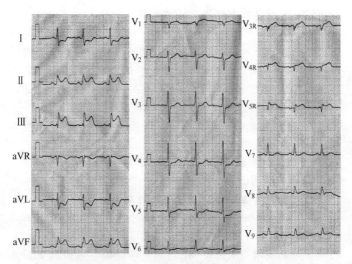

图 5-8 急性下壁、右心室心肌梗死的心电图改变

引自：许玉韵，胡大一主编. 心电图与冠状动脉造影.

北京：人民卫生出版社，2006；81.

脉舒张压和 PCWP 正常或略偏高；心排出量和周围动脉压降低。凡下壁、后壁和（或）前壁梗死后出现明显的右心衰竭或低血压状态而无左心衰竭征象时，多提示右心室梗死。

⑥ 胸部 X 线：右心室扩大而无肺瘀血。

⑦ 放射性核素心腔造影：有助于右心室梗死的诊断。

⑧ 冠状动脉造影：可确诊。

6. 急性肺栓塞 指由外界侵入血液循环的物体或折断的部分静脉血栓，被血流带往右心室，从而进入肺动脉，形成肺动脉较大分支闭塞，并由此发生肺动脉血管网，甚至心冠状动脉出现急剧的反射性痉挛，支气管痉挛，突发心力衰竭而猝死的一种疾病。其发病率仅次于冠心病及高血压，死亡率居第三位，仅次于肿瘤及心肌梗死。血流淤滞、静脉损伤和血液高凝状态等因素综合作用易引起血栓形成，血栓脱落后可导致肺栓塞。栓子的脱落，常与静脉血流突然改变有关，如久病术后卧床者突然活动或用力排便等。肺梗死栓子多来源于下肢深静脉，也可来自盆腔静脉或右心室。

（1）绝大多数急性肺栓塞患者都有诱因　如下肢或盆腔静脉血栓形成，长期卧床或不活动。慢性心肺疾病、手术、创伤、恶性肿瘤、妊娠及口服避孕药等，在询问病史时要特别注意。症状体征有无呼吸困难、剧烈胸痛、咯血、发热症状。体格检查时注意有无胸部干、湿啰音、胸膜摩擦音、胸腔积液征及休克、发绀等表现。

急性肺栓塞的重症程度决定于堵塞肺动脉的范围，堵塞血管床的范围愈大，病情愈重。合并休克或低血压的为临床高危病例。

（2）急性肺栓塞的辅助检查

① 急性肺栓塞的心电图变化的病理生理学基础是急性右心室扩张，其心电图改变常是一过性的、多变的，需动态观察，常见的心电图改变是 QRS 电轴右偏，$S_I Q_{III} T_{III}$（第 I 导联 S 波变深，>115mm，第 III 导联出现 Q 波和 T 波倒置），右心前导联 T 波倒置，顺钟向转位，完全性或不完全性右束支传导阻滞（图 5-9）。

② 肺栓塞患者胸部 X 平片可能正常，也可表现为区域性肺血流减少或肺血分布不均，患侧膈肌抬高，横膈上的外周楔形致密影（驼峰征），肺部阴影或伴胸腔积液。右下肺动脉增宽。

③ 动脉血气分析：如 $PaCO_2$ 下降，pH 值升高，伴或不伴 PaO_2 下降，均提示急性肺栓塞的可能。

④ 肺通气/灌注扫描：用放射性元素 ^{133}Xe 吸入扫描与肺灌注扫描同时进行，前者正常而后者显示缺损者，多为肺栓塞。

⑤ 肺血管造影：有确诊价值，以选择性肺动脉造影效果最好，有条件者可行数字减影血管造影，图像更清晰。但肺动脉压 >10.6kPa（80mmHg）者禁忌行肺血管造影。图 5-10 显示的是急性肺栓塞的肺血管造影影像。

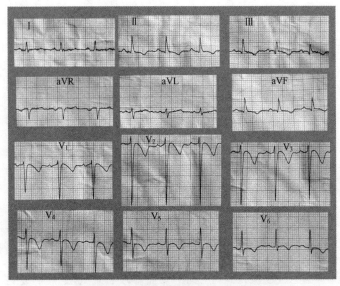

图 5-9　急性肺栓塞的心电图变化

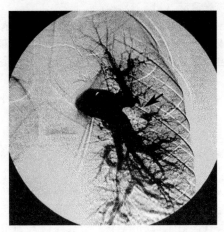

图 5-10　急性肺栓塞的肺血管造影影像（箭头所指）

第四节 慢性右心衰竭

长 期 医 嘱	临 时 医 嘱
内科护理常规	生化全套
一级护理①	凝血功能(PT、APTT、ACT、INR)
病重通知①	BNP
低盐饮食	或 NT-proBNP③
半卧位	动脉血气分析
持续吸氧(2L/min)②	血常规
心电、血压、血氧饱和度监测	尿常规
呋塞米 20mg po qd～tid④	粪常规＋潜血试验
地高辛 0.125～0.25mg po qd⑤	心电图
	胸部 X 线
依诺肝素钠 0.4ml ih qd⑥	超声心动图
华法林 2.5mg po qd⑥	放射性核素心室造影
	心脏磁共振成像(MRI)
	右心导管检查
	心-肺运动试验
	6min 步行距离试验(6MWT)
	请心外科会诊⑦

① 如患者生命体征平稳，水、电解质平衡，可停病重护理，改为二级护理。

② 氧疗可以改善全身重要脏器的缺氧，降低肺动脉阻力，减轻心脏负荷。建议对血氧饱和度低于 90％的患者常规进行氧疗，肺心病患者动脉血氧分压小于 60mmHg 时，每天要持续 15h 以上的低流量氧疗，维持动脉血氧分压在 60mmHg 以上。

③ BNP 和 NT-proBNP 水平升高与右心扩大和功能不全密切相关，并可用于急性肺栓塞的危险分层。

④ 右心衰竭可导致体循环液体潴留，加重患者心脏的前负荷，影响胃肠道的吸收和消化功能。患者出现颈静脉充盈、下肢水肿和胸腹腔水明显时，建议给予利尿药。但对于慢性阻塞性肺疾病（COPD）患者，应注意避免使用强效利尿药，以免出现代谢性碱中毒。使用利尿药治疗期间必须密切监测血气分析、血电解质，防止患者体内电解质紊乱和酸碱失衡。

⑤ 强心治疗：洋地黄类药物可以增强心肌收缩力，减慢心室率；右心衰竭合并窦性心率大于 100 次/min 或快速心房颤动是应用地高辛指征。缺氧和低血钾时容易发生洋地黄中毒，对于 COPD 患者使用洋地黄要慎重。

⑥ 抗凝治疗：右心衰竭患者因体循环瘀血，血流缓慢，加上活动减少，很容易合并静脉血栓形成，甚至发生肺栓塞，因此需要抗凝治疗，使用低分子肝素或口服华法林。

⑦ 在充分上述治疗的基础上考虑房间隔造口术、右心室辅助装置、肺移植或心肺联合移植术。

注：1. 右心衰竭是指任何原因引起的右心室收缩和（或）舒张功能障碍，不足以提供机体所需要的心排血量时所出现的临床综合征。右心衰竭的诊断至少具备两个特征：①与右心衰竭一致的症状和体征；②右侧心脏结构和（或）功能异常，或有右侧心内压增加的客观依据。右心衰竭主要表现为体循环瘀血为主的综合征。右心衰竭主要是右心室搏出功能障碍，见于肺心病、三尖瓣或肺动脉瓣的疾病，并常继发于左心衰竭。

2. 右心衰竭的常见病因　各种类型的肺动脉高压，如动脉型肺动脉高压（PAH）、左心疾病相关性肺动脉高压、肺部疾病和（或）低氧相关性肺动脉高压、慢性血栓栓塞性肺动脉高压以及机制不明和（或）多种机制所致的肺动脉高压；右心室心肌梗死、致心律失常性右心室心肌病、右心室心肌致密化不全、心肌浸润、心肌炎、代谢性疾病等均可导致右心衰竭。COPD 也是慢性右心衰竭的常见病因。另外，过度肥胖、阻塞性睡眠呼吸暂停综合征、结缔组织病、脓毒血症、心脏手术、正压机械通气、左心辅助装置的使用、心脏毒性药物（博来霉素、胺碘酮、甲氨蝶呤）等均可导致右心衰竭。

3. 右心衰竭的病理生理学　与急性右心衰竭过程类似，但病程进展较慢。

4. 右心室的解剖和生理学特点使其对容量负荷的变化适应性较强，对压力负荷的变化适应性较弱。慢性压力超负荷导致右心室进行性肥厚，右心室缺血和扩张，心肌收缩力下降；慢性容量超负荷导致右心室扩大，三尖瓣环扩张，三尖瓣关闭不全，同时右心室压力增高使室间隔向左偏移，右心室肥大挤压左心室，左心室舒张受限，导致左心室舒张末压和肺小动脉嵌顿压升高，加重右心室的后负荷，进一步使右心室功能恶化。右心室心肌自身病变可导致心肌收缩和（或）舒张功能障碍，右心室压力上升速度降低和右心室舒张末压力增加，导致右心衰竭。

5. 右心衰竭的发病机制

(1) 神经内分泌系统过度激活　神经内分泌系统过度激活在右心衰竭的发生发展过程中占有重要地位。目前有关神经内分泌系统过度激活导致右心衰竭具体机制的研究较少，推测与左心衰竭的发生机制相似，各种活化的神经内分泌因子作用于心血管系统，引起右心室心肌重构、水钠潴留等，继而导致右心衰竭。

(2) 心室重构　心室重构是心力衰竭发生发展中最主要的发病机制之一，包括结构、功能以及基因表型等一系列改变，引起右心室肥厚、右室心肌纤维化、右心室扩张等右心室重构表现，右心功能下降，最终导致右心衰竭。

（3）心肌细胞凋亡　右心室心肌细胞凋亡增加是右心衰竭的重要发病机制。右心室心肌细胞凋亡使心肌细胞大量丧失，当心肌细胞数量减少到一定程度，必然会导致右心衰竭。

（4）基因表达的异常　基因的选择性表达及表达异常可涉及心肌细胞结构和功能等方面，通过调控心肌重构、心肌细胞增殖与凋亡及心肌细胞功能等，影响右心衰竭的发生发展过程。

（5）细胞因子的作用　多种细胞因子以及细胞因子间相互作用，并与神经激素系统相互影响，促进右心衰竭的发生发展。

（6）炎症反应　炎症反应是右心衰竭的发病机制之一，贯穿右心衰竭的发生发展全过程。

（7）氧化应激　一定范围内的氧化应激对心肌细胞造成的损失是可以恢复的，但是超过一定限度，可导致心肌细胞凋亡或坏死，导致右心功能的下降，继而发生右心衰竭。

6. 慢性右心衰竭患者的临床症状和特征

（1）右心衰竭的临床表现以体循环静脉瘀血和右心的排血量减少为主要表现。

① 呼吸困难：较常见，由于右心功能障碍，右心排血量减少，导致氧合减少，血氧饱和度下降，运动耐量降低；继发于左心功能不全的右心衰竭患者，因肺瘀血减轻，呼吸困难可能会减轻；右心衰竭为分流性先心病或肺部疾病所致，也均有明显的呼吸困难。

② 消化道症状：因胃肠道和肝脏瘀血可引起上腹饱胀、食欲缺乏、恶心、呕吐及便秘等常见症状。长期肝瘀血可以引起黄疸、心源性肝硬化的相应表现。

③ 下肢水肿、胸腔积液、腹腔积液：右心衰竭时静脉血回流障碍所致。

④ 心悸：右心衰竭患者，由于交感神经系统过度兴奋、

缺氧、心肌重构等，导致心室自主节律紊乱，表现为心率加快和各种心律失常。致心律失常性右心室心肌病可引起严重的室性心律失常。

（2）体征　原有心脏病的体征。

① 右心室增大：心前区抬举性搏动；心率增快；胸骨左缘第三、第四肋间听到舒张早期奔马律；三尖瓣区收缩期反流性杂音，吸气时增强。肺动脉高压时可有肺动脉瓣区第二心音亢进、分裂，并可出现胸骨左缘第二、第三肋间的舒张期杂音（Graham-Stell 杂音）。

② 肝脏肿大：重度三尖瓣关闭不全时，可发生肝脏收缩期扩张性搏动。持续慢性右心衰竭可致心源性肝硬化，此时肝脏触诊质地较硬，压痛可不明显。

③ 颈静脉征：颈静脉压升高，反映右心房压力升高。颈静脉充盈、怒张、搏动是右心衰竭的主要体征，肝颈静脉反流征阳性则更具特征性。

④ 水肿：先有皮下组织水分积聚，体重增加，到一定程度后才出现凹陷性水肿，常为对称性。水肿最早出现在身体最低垂部位，病情严重者可发展到全身水肿。

⑤ 胸腔积液和腹腔积液：系体静脉压力增高所致。大量腹水多见于三尖瓣狭窄、三尖瓣下移和缩窄性心包炎，亦可见于晚期心力衰竭和右心房血栓堵塞下腔静脉入口时。

⑥ 心包积液：少量心包积液在右心或全心衰竭时并不少见。晚期患者可有明显的营养不良、消瘦甚至恶病质。

7. 右心衰竭的临床分期　右心衰竭可依据类似左心衰竭的分期划分为四个阶段。

阶段 A：有右心衰竭高危因素，无心脏结构性变化及心力衰竭症状和体征。

阶段 B：出现可导致右心衰竭的心脏结构性变化，但无心力衰竭症状。

阶段 C：出现右心功能不全或结构性变化，伴有体液潴留、运动耐量下降、疲劳、心悸等右心衰竭的症状和（或）体征。

阶段D：难治性右心衰竭，虽积极治疗，休息时也出现严重症状。

8. 右心衰竭的临床诊断　目前尚无国际统一公认的右心衰竭诊断标准。国内外专家提出下述标准。

（1）存在可能导致右心衰竭的病因　其中最重要的是存在左心衰竭，肺动脉高压（包括慢性阻塞性肺部疾病所致），右心室心肌病变（包括右心室梗死，限制性病变和致心律失常性右心室心肌病等），右侧瓣膜病变和某些先天性心脏病。

（2）存在右心衰竭的症状和体征　症状主要是活动耐量下降，乏力以及呼吸困难。体征主要包括颈静脉压增高的征象，肝脏扩大，外周水肿，以及这些体征的组合。

（3）存在右心结构、功能和心腔内压力增高的客观证据　这些证据主要来自影像学检查，包括超声心动图、核素、磁共振等。

9. 检查影像特点　同急性右心衰竭。

10. 鉴于相当多数的右心衰竭并发于左心衰竭，所以目前用于心功能不全的评价方法，除专门针对左心衰竭者外，基本都可以用于右心衰竭的评价，如患者日常活动能力的评价；容量状态、体位血压改变、身高体重和体表面积；常规血液和生化检验；心电图；彩色多普勒超声心动图等影像学检查；心-肺运动检查；动脉血气分析；呼吸睡眠监测；风湿免疫系统疾病诊断检查；怀疑急性心力衰竭但诊断不明确时检测 BNP 或 NT-proBNP。不推荐常规使用心内膜心肌活检或测定循环儿茶酚胺。

11. 针对右心衰竭应给予相应的措施积极预防和治疗，首先应考虑积极治疗导致右心衰竭的原发疾病，减轻右心的前、后负荷和增强心肌收缩力，维持窦性节律、房室同步和左右心室同步。

不同阶段的治疗。

阶段 A：积极控制危险因素，改善生活方式，戒烟酒，加强锻炼。

阶段 B：在阶段 A 的基础上强化原发疾病的治疗，如行瓣膜置换术、先心病修补或矫正术、积极治疗肺动脉高压等。与左心衰竭不同，肺动脉高压所致的右心衰竭，目前研究还没有证实血管紧张素转换酶抑制药（ACEI）、血管紧张素受体拮抗剂（ARB）和 β 受体阻滞药能够降低肺动脉压力，改善右心功能，这些药物还可能使体循环压力明显下降，从而出现矛盾性肺动脉压力升高、心功能衰竭加重、诱发肺水肿等危险，因此不建议使用这些药物。

阶段 C：在阶段 B 的基础上加用强心、利尿治疗，多巴酚丁胺主要是增强心肌收缩力，增加心排血量，不影响心脏前负荷，大剂量时还有血管扩张作用，对心率影响小。小剂量多巴胺可以扩张肾动脉，改善肾血流量，增加尿量，中等剂量多巴胺可以起到正性肌力作用，增强心肌的收缩，随剂量增加还可以收缩动脉，提高血压，因此对于血压偏低患者首选多巴胺；两种药物的推荐起始剂量为 $2\mu g/(kg \cdot min)$，可逐渐加量至 $8\mu g/(kg \cdot min)$ 左右。根据临床情况可考虑使用起搏器治疗，包括心室同步化起搏治疗、除颤起搏器置入。对于部分先心病、瓣膜病和慢性血栓栓塞性肺动脉高压患者可选择性手术治疗。

阶段 D：在阶段 A、B、C 的基础上考虑房间隔造口术、右心室辅助装置、肺移植或心肺联合移植。

12. 慢性右心衰竭的一般治疗

（1）去除诱发因素　右心衰竭常见的诱因有感染、发热、劳累、情绪激动、妊娠、分娩、乘飞机或高原旅行等。因此，右心衰竭患者应注意避免受凉感冒；在病毒流行季节应少去人流密集的场所，注射流感疫苗预防流感；出现感染、发热时应及早治疗；避免劳累和情绪激动；避免妊娠，右心衰竭患者在妊娠和分娩时病死率达 30％～50％，如果患者意外妊娠，建议及早终止妊娠。对于妊娠晚期和即将分娩的右心衰竭患者应及早行剖宫产术。因手术病死率很高，应告知患者及家属，并积极控制围术期的右心衰竭，建议手术麻醉方式选用硬膜外麻醉，不宜选用全身麻醉。对于乘飞机前氧饱和度低于 92％ 的右心衰竭患者，在乘飞机时应给予氧气治疗。应避免高原旅行，因其会加重右心衰竭患者的缺氧。

（2）调整生活方式　严格限制盐的摄取，每天摄入盐的总量控制在 2g 以内；戒烟戒酒；病情稳定时可以继续学习或从事轻体力工作；育龄期女性采取避孕措施，因含雌激素的避孕药可能会增加发生静脉血栓的风险，建议采取避孕用具。

（3）心理与精神治疗　右心衰竭的患者因病情反复，往往存在悲观情绪，容易出现失眠、焦虑和抑郁等，家属和医护人员应积极对患者进行心理疏导，患者出现失眠、焦虑、抑郁等症状时，建议患者去心理或精神门诊咨询，并接受治疗。

（4）康复治疗　建议患者参加专业的康复治疗，包括呼吸锻炼和运动治疗，可以增加患者的运动耐量和生活信心，提高患者的生活质量。

（5）健康教育　定期进行教育和成立患者俱乐部，让患者和家属了解右心衰竭的预防和治疗措施，正确认识疾病的发生发展过程，加强医师与患者以及患者之间的交流，增强患者的生活信心，积极配合治疗。

第六章　心律失常

第一节　窦性心动过速

长 期 医 嘱	临 时 医 嘱
内科护理常规 二级护理 琥珀酸美托洛尔缓释片 23.75～ 　95mg　po　qd① 或 地尔硫䓬　30mg　po　tid	生化全套 甲状腺功能（FT₃、FT₄、TT₃、TT₄、 　TSH） 血常规 尿常规 粪常规 心电图 24h 动态心电图 胸部 X 线片 超声心动图

① 窦性心动过速发病时首先应尽量避免诱因，如饮浓茶、喝酒及应用兴奋心脏加快心率的药物。保持心情愉快，防止过度激动与焦虑。症状明显时可给 β 受体阻滞药等药对症处理，根据心率、血压调整药物剂量。

注：1. 窦性心动过速是指成人窦房结冲动形成的速率超过每分钟 100 次，常在每分钟 100～160 次。窦性心动过速开始和终止时，其心率逐渐增快和减慢。窦性心动过速是常见的心律失常。

2. 本病无特殊的症状，常是由于其他疾病所引起，其临床症状与心率增快影响血流动力学障碍的程度有关，与基础心脏状态亦有关，当心率轻度增快时，心排血量增大，心脏工作效率增加，患者可无任何症状。当心率过快时，患者可出现心悸、气短、胸闷、烦躁等症状，甚至可出现胸痛。症状的个体差异也较大。窦性心动过速的体征：心率增快至 100～150 次/min，少数人可达 160～180 次/min。生理性者大多为一过性；系器质性心脏病所致者，则心动过速持续较久。心尖搏动有力，心音增强，颈动脉搏动明显。

3. 正常人的体力活动、情绪激动、饱餐、饮浓茶、饮咖啡、吸烟、饮酒等，使交感神经兴奋，或休息不好，身体疲劳，都会使心率加快。属于生理情况，无需担心，可自然恢复。

4. 常见的病理因素

① 心力衰竭：尤其在心力衰竭的早期，心率常增快。

② 甲状腺功能亢进：大多数甲亢患者有窦性心动过速，心率一般在 100～120 次/min，严重者心率可达 120～140 次/min。

③ 急性心肌梗死：急性心肌梗死时窦性心动过速的发生率可达 30%～40%。

④ 休克：休克可引起窦性心动过速，在轻度休克时心率可达 100 次/min 以上，重度休克时心率更快，可超过 120 次/min。

⑤ 急性心肌炎：多数患者可出现与体温升高不成比例的窦性心动过速。

⑥ 其他器质性心脏病：均可出现窦性心动过速。

⑦ 贫血、发热、感染、缺氧、自主神经功能紊乱及心脏手术后：均可出现窦性心动过速。

⑧ 药物：如肾上腺素类、阿托品也能引起窦性心动过速。

5. 诊断主要依靠心电图检查

心电图的特征：心动过速发作时的 P 波形态与正常窦性心律的 P 波形态、时限、振幅完全相同。P 波频率大于 100 次/min，多在 130 次/min 左右，见图 6-1。

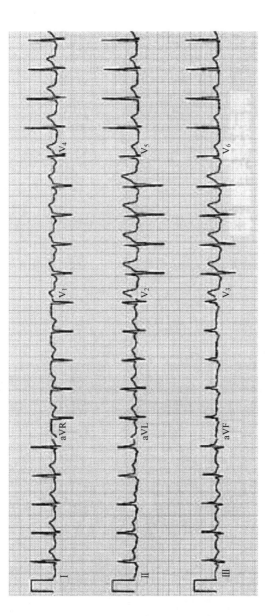

图 6-1 窦性心动过速心电图表现

⊕ 第二节 窦性心动过缓

长 期 医 嘱	临 时 医 嘱
内科护理常规	生化全套
二级护理	血常规
普通饮食	尿常规
阿托品片　0.5～1mg　po　qd[①]	粪常规
	甲状腺功能(FT_3、FT_4、TT_3、TT_4、TSH)
	胸部 X 线片
	超声心动图
	24h 动态心电图
	5%葡萄糖液　500ml
	异丙肾上腺素　1mg ⎱ iv（慢）[①]

　　① 窦性心动过缓的治疗方式取决于疾病的严重程度，如心率不低于 50 次/min、无症状者，无需治疗，出现症状者可用提高心率药物（如阿托品、麻黄素或异丙肾上腺素）。窦性心动过缓需要进行病因的检查和治疗，很多疾病可引起窦性心动过缓，器质性心脏病是引起窦性心动过缓的主要原因，可以使用阿托品（注射或口服），甚至可用异丙肾上腺素静脉滴注，以提高心率。对于窦性心动过缓还需要进行日常的预防，慎用减慢心率和心脏传导的药物，对此类药物的应用要严格掌握适应证和剂量，注意情绪调理，应饮食有节，起居有常，不妄作劳。

　　注：1. 窦性心律慢于 60 次/min 称为窦性心动过缓。可见于健康的成人，尤其是运动员、老年人和睡眠时。可见于

器质性心脏病中，其他原因为颅内压增高、血钾过高、甲状腺功能减退、低温以及使用洋地黄、β受体阻滞药、利血平、胍乙啶、甲基多巴等药物。

2. 窦性心动过缓的常见病因

（1）迷走神经兴奋　大多通过神经（主要为迷走神经兴奋）、体液机制经心脏外神经而起作用，或是直接作用于窦房结而引起窦性心动过缓。

（2）窦房结功能受损　指由窦房结受损（如炎症、缺血、中毒或退行性变的损害等）而引起的窦性心动过缓。此外，可见于心肌受损如心肌炎、心包炎、心肌硬化等。也可能为一过性的窦房结炎症、缺血及中毒性损害所致。

（3）急性心肌梗死　主要见于下壁梗死，窦性心动过缓的发生率为20%～40%。

（4）心外因素所致的窦性心动过缓，绝大多数伴有迷走神经亢进现象，心率不甚稳定。当自主神经张力改变时，如深呼吸、运动、注射阿托品等后常有心率的变化，P-R间期可略有延长。

3. 窦性心动过缓的临床症状轻重不一，可呈间歇性发作。多以心率缓慢所致心、脑、肾等脏器血供不足症状为主。轻者乏力、头晕、记忆力差、反应迟钝等，严重者可有黑矇、晕厥或阿-斯综合征发作。部分严重患者除可引起心悸外，还可加重原有心脏病症状，引起心力衰竭或心绞痛。心排血量过低严重影响肾脏等脏器灌注，还可致少尿等。

4. 心电图检查特点　成人窦性P波的频率<60次/min，通常为40～59次/min，多在45次/min以上。亦有慢至35次/min左右者，甚至有20次/min的报告，<45次/min为严重的窦性心动过缓。见图6-2。

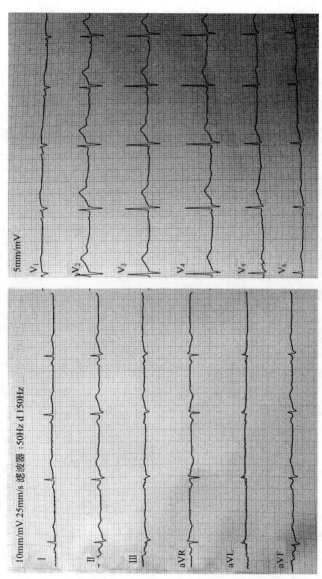

图 6-2 窦性心动过缓心电图

第三节 病窦综合征，不伴阿-斯发作

长 期 医 嘱	临 时 医 嘱
内科护理常规	生化全套
一级护理	血常规
低盐饮食	尿常规
病重通知	粪常规＋潜血试验
心电、血压、血氧饱和度监测	凝血功能(PT、APTT、ACT、INR)
阿托品　1mg　po　qd[1]	甲状腺功能(FT$_3$、FT$_4$、TT$_3$、TT$_4$、TSH)
	心电图
	胸部 X 线片
	超声心动图
	阿托品　0.5～1mg　iv（慢，2min内）
	5% GS　500ml
	异丙肾上腺素　1mg　}　iv(泵入，慢)[1]
	经食管心房调搏术[2]
	心脏起搏器置入[3]

① 治疗应包括病因治疗和对症治疗两个方面。病因治疗主要是针对原发基础疾病的治疗，如对心肌缺血、炎症等的治疗。对症治疗主要指提高基础心率，减少快速型心律失常的发生，预防晕厥、阿-斯综合征的发作，避免使用减慢心率的药物。无症状者可定期随访，密切观察病情。心率缓慢显著或伴自觉症状者可试用阿托品、舒喘灵口服。病窦综合征患者禁用可能减慢心率的药物，如β-肾上腺素能受体阻滞药、地高辛、非二氢吡啶类钙通道阻滞药等，心房颤动或心房扑动发作时，不宜进行电复律。

② 测定窦房结功能，主要测定窦房结恢复时间、窦房结传导时间、窦房结不应期。也可测定全传导系统的不应期，包括心房、房室结、希-蒲系及心室的不应期。

③ 置入人工心脏起搏器的适应证

a. 症状较重，影响生活与工作，甚至发生晕厥、阿-斯综合征者。

b. 心率显著缓慢，有症状，药物治疗无效者。

c. 心动过缓-心动过速综合征，如在心室率慢的基础上屡次发作快速型心律失常，药物治疗有困难者；快慢交替，快转为慢时停搏时间长，有生命危险者。图 6-3 为双腔起搏器置入示意。

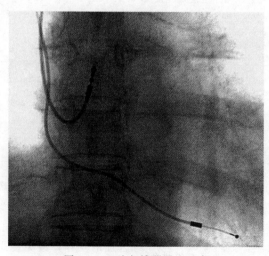

图 6-3 双腔起搏器置入示意

注：1. 病态窦房结综合征简称病窦综合征，又称窦房结功能不全，是由窦房结及其邻近组织病变引起的窦房结起搏功能和（或）窦房传导功能障碍，从而产生多种心律失常和临床症状的一组综合征。病窦综合征时，除窦房结的病理

改变外，还可合并心房、房室交界处及心脏全传导系统的病理改变。

2. 常见病因为心肌病、冠心病、心肌炎，亦见于结缔组织病、代谢或浸润性疾病，不少病例病因不明。除窦房结及其邻近组织外，心脏传导系统其余部分，也可能受累，引起多处潜在起搏点和传导功能障碍。当合并房室交界处起搏或传导功能障碍时，称为双结病变。如同时累及左、右束支时，称为全传导系统病变。

3. 病窦综合征中大多数的病程发展缓慢，从出现症状到症状严重可长达5~10年或更长。少数急性发作，见于急性心肌梗死和急性心肌炎。

4. 病窦综合征的临床表现轻重不一，可呈间歇发作。多以心率缓慢所致的脑、心、肾等脏器供血不足引起的症状，尤其是脑供血不足引起的症状为主。

（1）轻者可出现乏力、头昏、眼花、失眠、记忆力差、反应迟钝或易激动等，常易被误诊为神经官能症，特别是老年人还易被误诊为脑卒中或衰老综合征。

（2）严重者可引起短暂黑矇、先兆晕厥、晕厥或阿-斯综合征发作。

5. 诊断病窦综合征的辅助检查

（1）心电图　可记录到病窦综合征的多种特征性心电图表现，严重的窦性心动过缓，心率低于50次/min；窦性停搏和（或）窦房阻滞；心动过缓与心动过速交替出现（图6-4）。若结果阴性时可于短期内重复检查。为排除自主神经张力改变的影响，可做阿托品试验和异丙肾上腺素试验，若注射后心率不能增快达90次/min者提示窦房结功能低下。但阴性结果不能排除本征。对有青光眼或明显前列腺肥大的患者慎用。

（2）经食管或直接心房调搏检测窦房结功能是诊断病窦综合征较可靠的诊断方法，心房调搏方法测定的窦房结恢复时间（SNRI）和窦房传导时间（SACT）常显著延长超过正常高限（2000ms），见图6-5。

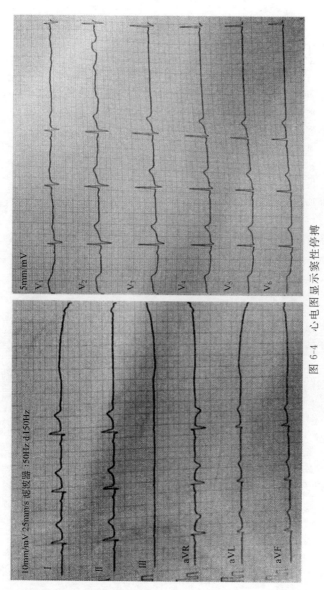

图 6-4 心电图显示窦性停搏

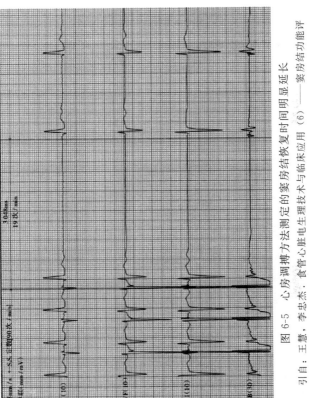

图 6-5 心房调搏方法测定的窦房结恢复时间明显延长

引自：王慧，李忠杰．食管心脏电生理技术与临床应用（6）——窦房结功能评定的方法和价值．心电与循环，2014，6（33）：498-501.

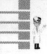

第四节　病窦综合征，伴有阿-斯发作

长期医嘱	临时医嘱
内科护理常规 一级护理 低盐饮食 病危通知 持续吸氧(2L/min) 心电、血压、血氧饱和度监测	生化全套 血常规 尿常规 粪常规＋潜血试验 凝血功能(PT、APTT、ACT、INR) 甲状腺功能(FT₃、FT₄、TT₃、TT₄、TSH) 心电图 胸部 X 线片 超声心动图 阿托品　0.5～1mg　iv（慢,2min 内） 或 5% GS 释到　500ml 　　异丙肾上腺素 1mg ⎱ iv（泵入） 置入心脏起搏器①

① 择期置入人工心脏起搏器，房室顺序按需起搏器较心室按需型起搏器（VVI）更符合生理要求，合并快速型心律失常的，安装起搏器后再加用药物控制快速型心律失常发作。余参见上节内容。

注：1. 阿-斯综合征（Adams-Stokes 综合征）即心源性脑缺血综合征，是指突然发作的严重的、致命性缓慢型或快速型心律失常，使心排血量在短时间内锐减，产生严重脑缺血、神志丧失和晕厥等症状。该综合征与体位变化无关，常由于心率突然严重过速或过缓引起晕厥。见图 6-6。

2. 阿-斯综合征最突出的表现为突然晕厥，轻者只有眩晕、意识障碍，重者意识完全丧失，常伴有抽搐及大小便失禁、面色苍白，进而青紫，可有鼾声及喘息性呼吸，有时可见陈施呼吸（又称潮式呼吸及陈-施呼吸，是一种由浅慢逐渐变成深快，然后再由深快转为浅慢，随之出现一段呼吸暂

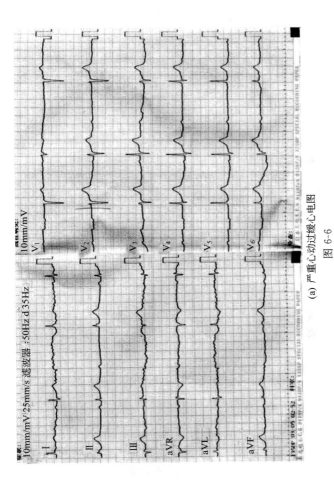

(a) 严重心动过缓心电图

图 6-6

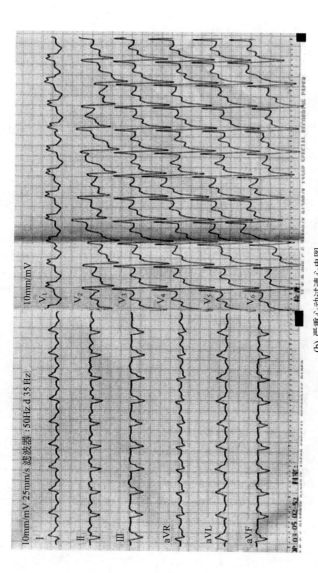

(b) 严重心动过速心电图

图 6-6 阿-斯综合征的心电图

停后，又开始如上变化的周期性呼吸）。

3. 阿-斯综合征威胁生命，发作时应立即进行心肺复苏，维持生命体征平稳。有条件时置入临时心脏起搏器或静脉应用异丙肾上腺素，并密切观察病情。

第五节 房性期前收缩

长 期 医 嘱	临 时 医 嘱
内科护理常规	生化全套
二级护理	甲状腺功能（FT_3、FT_4、TT_3、TT_4、
普通饮食	TSH）
地西泮　5mg　po　qn[1]	血常规
琥珀酸美托洛尔缓释片[2]11.875～	尿常规
95mg　po　qd	粪常规＋潜血试验
或 维拉帕米[2]　40～80mg　po　tid	心电图
或 地尔硫䓬[2]　30mg　po　tid	胸部 X 线片
或 普罗帕酮[2]　150mg　po　tid	超声心动图
	24h 动态心电图

[1] 镇静是消除期前收缩的一个良好方法，可适当选用地西泮等镇静药。

[2] 对器质性心脏病伴发房性期前收缩患者可选用下列药物治疗。

a. β受体阻滞药常为首选药物，症状明显的患者可选用普罗帕酮。根据患者基础心率、房早频率、治疗效果调整药物用量。

b. 钙通道阻滞药对房性期前收缩也有明显疗效，如维拉帕米 40～80mg/次，3～4 次/d；地尔硫䓬 30～60mg/次，3～4 次/d。

注：1. 房性期前收缩，起源于窦房结以外心房的任何部位。正常成人进行 24h 动态心电图检测，约 60％ 的人有房性期前收缩发生。各种器质性心脏病患者均可发生房性期前收缩，并经常是快速型房性心律失常出现的先兆。

2. 房性早搏的病因

（1）器质性心脏病　任何器质性心脏病均可发生，多见于冠心病、风湿性心脏病、肺心病（尤其是多源性房性期前收缩）、心肌炎、高血压性心脏病、心力衰竭等。

（2）药物及电解质　洋地黄、普鲁卡因胺、肾上腺素、异丙肾上腺素、锑剂及各种麻醉剂等的应用均可出现房性期前收缩。在酸碱平衡失调、电解质紊乱时，如低血钾、低血钙、低血镁、酸碱中毒等亦可出现房性期前收缩。

（3）神经异常状态　房性期前收缩的出现可无明显诱因，但与情绪激动、血压突然升高、过多饮酒、吸烟、喝浓茶、咖啡、便秘、腹胀、消化不良、失眠、体位突然改变等因素有关。此原因所致的早搏在睡眠前或静止时较易出现，在运动后或心率增快后减少或消失。

（4）内分泌疾病　甲状腺功能亢进症、肾上腺疾病等。

（5）还可因心脏的直接机械性刺激（如心脏手术或心导管检查等）引起房性期前收缩。

3. 房性早搏的主要症状为心悸、心脏"停跳"感，早搏次数过多时自觉"心跳很乱"，可有胸闷、心前区不适、头昏、乏力、脉搏有间歇等。也有无症状者。早搏的症状与患者的精神状态有密切关系，很多症状是由于对期前收缩不正确的理解和恐惧、焦虑等情绪所致。

4. 典型房性期前收缩的心电图特点　房性期前收缩的 P 波提前发生，与窦性 P 波形态各异。发生很早的房性期前收缩的 P 波可重叠于前面的 T 波之上，且不能下传心室，故无 QRS 波发生，易误认为窦性停搏或窦房传导阻滞。房性期前收缩发生不完全性代偿间歇居多。房性期前收缩下传的 QRS 波群形态通常正常。房性早搏的心电图变化见图 6-7。

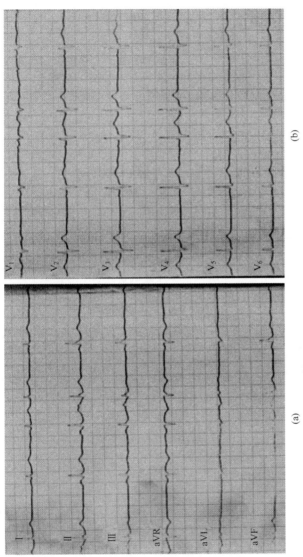

图 6-7　房性早搏的心电图

(a)　　　　　　　　　　　　　　(b)

5. 通常房性期前收缩患者的预后好。房性期前收缩如发生在健康人或无明显其他症状的人群，一般不需要特殊治疗。应消除各种诱因，如精神紧张、情绪激动、吸烟、饮酒、过度疲乏、焦虑、消化不良、腹胀等，避免服用咖啡或浓茶等。有些有特定病因者，如甲状腺功能亢进、肺部疾病缺氧所致的房性期前收缩、洋地黄中毒、电解质紊乱者，应积极治疗病因。

✚ 第六节 阵发性心房颤动

长 期 医 嘱	临 时 医 嘱
内科护理常规	生化全套
二级护理	凝血功能(PT、APTT、ACT、INR)
普通饮食	甲状腺功能(FT$_3$、FT$_4$、TT$_3$、TT$_4$、TSH)
琥珀酸美托洛尔缓释片	血常规
23.75～95mg po qd[1]	尿常规
依诺肝素钠 4000～6000IU	粪常规＋潜血试验
ih q12h	心电图
华法林 2.5mg po qd(下	24h动态心电图
午4时)	胸部X线片
地高辛 0.125～0.25mg po	超声心动图
qd[1]	经食管超声心动图
胺碘酮 200mg po tid[1]	5%GS 50ml ⎫
或 普罗帕酮 150mg po	胺碘酮 150mg ⎬ iv(泵入)[2]
tid[1]	⎭
	或 NS 50ml ⎫
	普罗帕酮 140mg ⎬ iv(泵入)[1]
	或 NS 50ml ⎫
	伊布利特 1mg ⎬ iv(10min内)[3]
	心脏电复律[4]
	导管射频消融术[5]

① 发作时心室率快的房颤患者，宜按心率增快和影响循环功能的程度，选用 β 受体阻滞药、维拉帕米或洋地黄制剂。根据患者基础心率、房颤发生频率、治疗效果调整药物用量。阵发性房颤反复发作，用药物或电转复后，需长期口服奎尼丁、普罗帕酮、胺碘酮等药物维持。

② 应用胺碘酮时注意按第 1 周 200mg，tid；第 2 周 200mg，bid；第 3 周 200mg，qd；每周进行递减，然后以 200mg/d 维持。注意定期查肝功能、甲状腺功能、胸部 X 线片，及时发现胺碘酮可能导致的不良反应。

③ 合并预激综合征的房颤，尤其是 QRS 综合波增宽畸形的不宜用上述药物治疗，宜进行电复律或应用胺碘酮或伊布利特治疗。择期接受导管消融治疗。

④ 下列情况可考虑复律：基本病因去除后房颤持续存在，如甲状腺功能亢进、二尖瓣病变手术后；由于房颤的出现使心力衰竭加重而用洋地黄类制剂疗效欠佳者；有动脉栓塞史者；房颤伴肥厚型心肌病者。

⑤ 目前射频消融技术对根治阵发性房颤具有较高的成功率，可以作为治疗的重要手段。手术可以在三维标测系统指导下进行（图 6-8）。

注：1. 阵发性心房颤动是由于多重折返小波引起间歇性快速而不规则的心房节律，是起搏点在心房的异位性心动过速。发作时心房发生 350～600 次/min 不规则的冲动，引起不协调的心房乱颤。房室传导系统仅能接受部分心房兴奋的传导。阵发性心房颤动指房颤能在 7d 内自行转复为窦性心律者，一般持续时间小于 48h。阵发性房颤是成人最常见的心律失常之一，阵发性房颤经过反复发作可转变为持久性的。

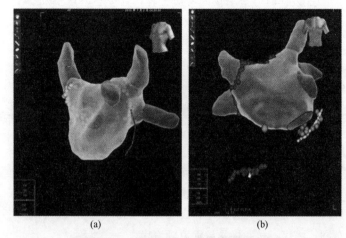

(a)   (b)

图 6-8 　三维指导下房颤导管消融示意

2. 阵发性房颤的症状可有心悸、胸闷与惊慌。心室率接近正常且无器质性心脏病的患者，可无明显症状。但发生在有器质性心脏病的患者，尤其是心室率快而心功能较差时，可使心排血量明显降低、冠状循环及脑部血供减少，导致急性心力衰竭、休克、昏厥或心绞痛发作。风心病二尖瓣狭窄患者，大多在并发房扑或房颤后，劳动耐量明显降低，并发生心力衰竭，严重者可引起急性肺水肿。房扑或房颤发生后还易引起房内血栓形成，部分血栓脱落可引起体循环动脉栓塞，临床上以脑栓塞最为常见，常导致死亡或病残。

3. 房颤的体征主要是心律完全不规则，心音强弱不等；心室率多快速，120～180 次/min。当心室率低于 90 次/min 或高于 150 次/min 时，节律不规则可不明显。排血量少的心搏不能引起桡动脉搏动，因而产生脉搏短绌，心率愈快则脉短绌愈明显。

4. 绝大多数发生在有器质性心脏病的患者,其中以风湿性二尖瓣病变、冠心病和高血压性心脏病最为常见。亦可见于原发性心肌病、甲状腺功能亢进、慢性缩窄性心包炎和其他病因的心脏病。部分长时间阵发或持久性房颤患者,并无器质性心脏病的证据。又称为特发性房颤。

5. 心房内一个异位起搏点以高频率反复发出冲动,发出的冲动如有规律,即形成房扑;如发出的冲动不规则,或心房内多个异位起搏点同时活动,互相竞争,则形成房颤。房颤发生的另一个病因学说为环行运动或多处微型折返学说:由于生理或病理原因使心房肌不应期长短差别显著时,冲动在房内传导可呈规则或不规则的微型环形折返,分别引起房扑和房颤。目前多数学者认为,上述两种可能都不能单独圆满解释房颤的发生机制。最可能的原因是,心房内一个或几个异位起搏点产生的冲动,在心房内传布过程中发生多处微型折返所致。也有人认为在心房的任何部位有多源的大折返环分裂成子环,不规则传向心室所致。

6. 心房颤动的心电图特点 P波消失,代之以连续、规则的房扑波或连续、不规则的房颤波。心房冲动接连多次在房室交界处组织内隐匿性传导(心房冲动受阻于房室交界处组织,下一次冲动到达时交界处组织仍处于不应期,发生一次传导障碍),使心室律绝对不规则(图6-9)。

房颤发生在预激综合征患者时,QRS波群可畸形、增宽,且心室率常增快达200次/min以上。原有束支传导阻滞的患者,QRS波群与窦性心律时的一样增宽(图6-10)。

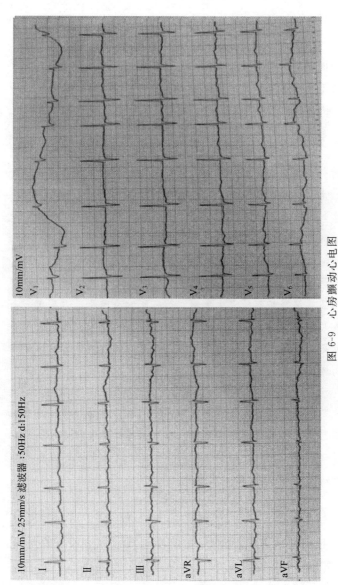

图 6-9 心房颤动心电图

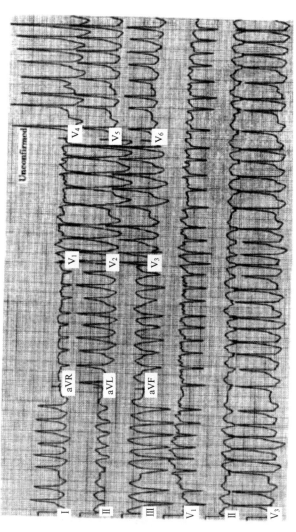

图 6-10 心房颤动伴预激前传的心电图

引自：陈新主编·黄宛临床心电图学·第 6 版·北京：人民卫生出版社，2008：306.

第七节　慢性心房颤动

长 期 医 嘱	临 时 医 嘱
内科护理常规	生化全套
二级护理	凝血功能(PT、APTT、ACT、INR)
普通饮食	甲状腺功能(FT$_3$、FT$_4$、TT$_3$、TT$_4$、TSH)
琥珀酸美托洛尔缓释片	血常规
23.75~95mg po qd①	尿常规
地高辛 0.125~0.25mg po	粪常规＋潜血试验
qd①	心电图
依诺肝素钠 4000~6000IU	胸部 X 线片
ih q12h②	超声心动图
华法林 2.5mg po qd(下	24h 动态心电图
午 4 时)	经食管超声心动图
或 达比加群酯 110mg po	5％ GS 50ml ┐
bid②	胺碘酮 150mg ┘ iv(泵入)③
胺碘酮 200mg po bid~tid	或 NS 50ml ┐
或 普罗帕酮 150mg po tid③	普罗帕酮 140mg ┘ iv(泵入)③
	或 NS 50ml ┐
	或 伊布利特 1mg ┘ iv(10min 内)
	NS 40ml ┐
	毛花苷丙(西地兰) 0.2~0.8mg ┘ iv(慢)
	心脏电复律
	导管射频消融术④
	左心耳封堵术⑤
	请心外科会诊⑥

① 用于减慢心室率，根据患者心率、治疗效果调整药物用量。

② 抗凝治疗，预防心房血栓形成和栓塞事件。

③ 用于恢复和维持窦性心律。

④ 房颤射频消融治疗适用于绝大多数房颤患者，但对于持续时间长，心房扩大的患者手术成功率低于阵发性房颤。

⑤ 对于部分出血风险高，不能耐受抗凝治疗/不宜接受导管消融治疗的患者可以采取左心耳封堵的方法预防脑卒中的发生。图 6-11 显示左心耳封堵术后 X 线影像图。

⑥ 目前外科改良迷宫手术对房颤的治疗效果是最好的。

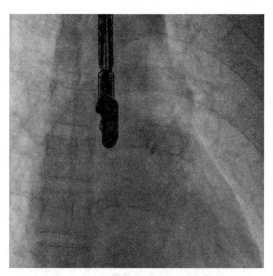

图 6-11　左心耳封堵术后 X 线影像

注：1. 慢性心房颤动包括持续房颤（持续 7d 以上，非自限性）；长程持续房颤（房颤持续时间≥12 个月，有转复

愿望并能转复为窦性心律者）；永久性房颤（房颤持续时间＞12个月，无愿望转复或指不能转复为窦性心律者）。几种房颤的临床处理原则是一致的。

2. 房颤患者感觉心悸、气短，尤其是活动后心室率明显增快。持续性房颤者易发生心力衰竭。房颤时因心房无收缩力，血流动力学紊乱，易发生附壁血栓，导致体、肺循环栓塞，其中以脑栓塞和肢体动脉栓塞为多见。

3. 慢性房颤的治疗目的

（1）恢复窦性心律　是房颤治疗的最佳结果，只有恢复窦性心律（正常心律），才能达到完全治疗房颤的目的，所以对于任何房颤患者均应该尝试恢复窦性心律的治疗方法。

（2）控制快速型心室率　对于不能恢复窦性心律的房颤患者，可以应用洋地黄或β受体阻滞药减慢较快的心室率。

（3）防止血栓形成和脑卒中　在房颤时如果不能恢复窦性心律，可以应用抗凝药物预防血栓形成和脑卒中的发生。抗凝治疗是预防房颤患者血栓形成和栓塞的必要手段，应用华法林抗凝治疗一定要有专科医生指导，抗凝过度可能导致出血，抗凝强度不够则没有预防作用，长期应用华法林需长期检测国际标准化比值（INR）。华法林的作用很容易受到其他药物或饮食的影响，使剂量的调整不好掌握。对于一些不能耐受华法林的患者可以用新型抗凝药物达比加群酯或利伐沙班或阿哌沙班等治疗。

4. 目前药物治疗依然是房颤治疗的重要方法，药物能恢复和维持窦性心律，控制心室率以及预防血栓栓塞并发症。对于某些疾病如甲亢、急性酒精中毒、药物所致的房颤，在祛除病因之后，房颤可能自行消失，也可能持续存在。

🏥 第八节 心房扑动

长 期 医 嘱	临 时 医 嘱
内科护理常规	生化全套
二级护理	凝血功能(PT、APTT、ACT、INR)
普通饮食	甲状腺功能(FT$_3$、FT$_4$、TT$_3$、TT$_4$、TSH)
琥珀酸美托洛尔缓释片	血常规
23.75～95mg po qd	尿常规
依诺肝素钠　4000～6000IU	粪常规＋潜血试验
ih q12h	心电图
华法林　2.5mg po qd	24h 动态心电图
(下午 4 时)	胸部 X 线片
	超声心动图
	经食管超声心动图
	5% GS 50ml $\Big|$ iv(泵入)[1]
	胺碘酮 150mg
	或 NS 50ml $\Big|$ iv(泵入)[1]
	普罗帕酮 140mg
	NS 40ml $\Big|$ iv(慢)
	毛花苷丙 0.2～0.8mg
	心脏电复律[1]
	经食管心房调搏术[2]
	导管射频消融术[3]
	请心外科会诊[3]

① 胺碘酮、普罗帕酮可用于终止房扑的发作并维持窦性心律。

② 经食管心房调搏术：经食管程序电刺激转复心房扑动的成功率达 70％～80％，为较为有效的方法之一。

③ 采用导管射频消融术或外科手术可达根治目的。

a. 外科手术：手术分隔心房病灶，维持窦性心律下传心室，或造成完全性房室传导阻滞之后安装心脏起搏器，以达到控制心室率的目的，此方法已极少用于心房扑动。

b. 导管射频消融术：典型心房扑动（Ⅰ型心房扑动、峡部依赖性心房扑动）消融成功率＞90%，复发率为10%左右。消融靶点在下腔静脉开口和三尖瓣环之间的峡部，即是心房扑动折返环的解剖关键部位，行线性消融。实现峡部双向性传导阻滞。非典型心房扑动（Ⅱ型心房扑动、非峡部依赖性心房扑动）消融成功率低，常需新型的三维标测系统进行标测（图6-12）。

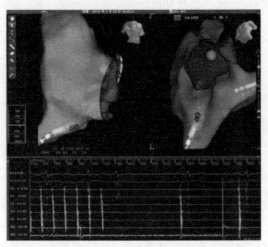

图6-12 三维标测系统指导下消融终止三尖瓣峡部房扑

注：1. 心房扑动可以认为是在房性心动过速与心房颤动之间的中间型。当心房异位起搏点频率达到250～350次/

min 且呈规则时，引起心房快而协调的收缩称为心房扑动。

2. 患者可出现低血压、头晕、心悸、心绞痛，甚至心源性休克。房扑的病因多为器质性心脏病，常见于冠心病、高血压、肺心病、肺栓塞、病态窦房结等。心房扑动呈1∶1下传时（多在婴幼儿发生）可使心室率快达 250 次/min 左右，可出现低血压、头晕、心悸、心绞痛，甚至心源性休克。颈静脉搏动快于心室率。心脏听诊可以听到快而规则的心率，150 次/min 左右，房室比例为 2∶1 下传。当房室比例呈 3∶1 或 4∶1 下传时，则心率减慢，此时仔细听诊可听到快而低的心房收缩音。

3. 房扑确诊主要依靠心电图，其特征为：P 波消失，代以形态、间距及振幅均绝对整齐呈锯齿状 F 波，频率 250～350 次/min，常见的房扑以心电图特征可分为 2 型：Ⅰ型房扑扑动波频率 300 次/min 左右，Ⅱ、Ⅲ、aVF 导联 F 波为负向（图 6-13）。

Ⅱ型房扑扑动波频率为 250 次/min，Ⅱ、Ⅲ、aVF 导联 F 波直立（图 6-14），起搏治疗可终止Ⅰ型，对Ⅱ型无效。

4. 房扑是一种有害的心律失常，心房扑动的临床症状主要由心室率过快引起。如果心室率过快持续时间过长，将产生心室扩大和充血性心力衰竭。心房扑动时心房内有形成血栓的可能性，引起体循环栓塞。脑梗死的发生率与心房颤动相同。

5. 房扑可导致快速型心室率发展为心房颤动，并可能引起心房扩大。故而，房扑需要治疗。首先要针对病因治疗。终止房扑的发作可以采用直流电转复、食管心房调搏术、抗心律失常药（胺碘酮、伊布利特、普罗帕酮等）。当药物或电转复为窦性心律时，需服胺碘酮、普罗帕酮（心律平）等药物以维持疗效。

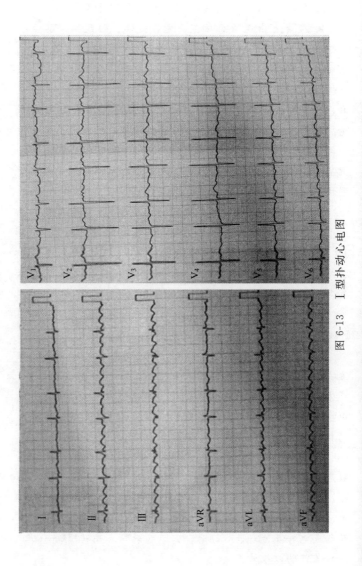

图 6-13　I 型扑动心电图

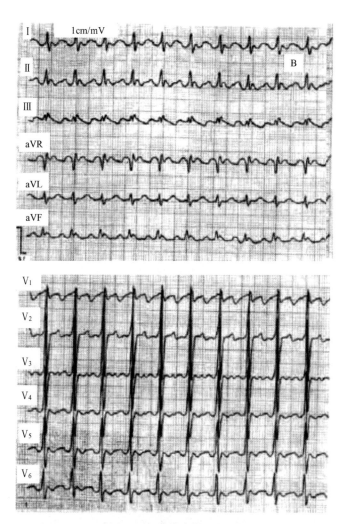

图 6-14　Ⅱ型房扑心电图

引自：陈新主编．黄宛临床心电图学．第 6 版．

北京：人民卫生出版社，2008：290.

第九节 阵发性室上性心动过速

长期医嘱	临时医嘱
内科护理常规	生化全套
二级护理	甲状腺功能(FT_3、FT_4、TT_3、TT_4、TSH)
普通饮食	血常规
琥珀酸美托洛尔缓释片	尿常规
23.75~95mg po qd	粪常规
	凝血功能(PT、APTT、ACT、INR)
	心电图
	24h动态心电图
	胸部X线片
	超声心动图
	NS 50ml
	维拉帕米 10mg ｜ iv(泵入)
	或 5% GS 50ml
	胺碘酮 150mg ｜ iv(泵入)
	或 NS 50ml
	普罗帕酮 140mg ｜ iv(泵入)
	或 NS 5ml
	三磷腺苷 20mg ｜ iv(快速)
	或 NS 50ml
	伊布利特 1mg ｜ iv(10min内)
	导管射频消融术[1]
	经食管心房调搏术
	心脏电复律[2]

① 经导管射频消融术安全有效，并发症少，可有效治疗大多数患者（图6-15）。

② 紧急情况时，如急性心力衰竭、休克等，可用同步直流电复律。

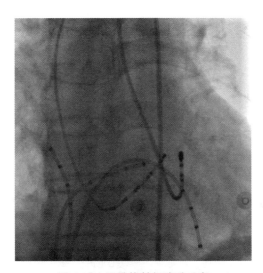

图 6-15　经导管射频消融示意
消融导管到达左侧游离壁旁道后进行
射频消融治疗能够消除左侧旁道

注：1. 阵发性室上性心动过速简称室上速，是一种阵发性快速而规则的异位心律。其特点是突然发作突然停止。发作时，患者感觉心跳得非常快，好像要跳出来似的，很难受。发作时心率 150～250 次/min，发作持续时间长短不一，短则几秒，长则几天，多数患者发病后可自行终止。有时当医生赶到时，患者已终止发作了。心慌可能是唯一的表现，但如果有冠心病或其他心脏病病史，就可能出现头晕、乏力、呼吸困难、心绞痛、晕厥，心电图检查有心肌缺血的改变。多数情况下，房室旁道的存在，或房室结的传导性和不应期的差异是其发生的基础（图 6-16）。

2. 室上性心动过速常见于无器质性心脏病者，年轻人多于老年人，女性稍多于男性。亦可见于风心病、二尖瓣狭窄、冠心病、高血压性心脏病、甲状腺功能亢进、心肌病及

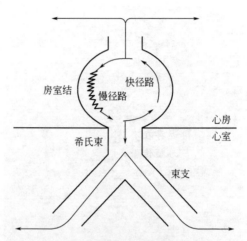

图 6-16　室上速折返机制示意图

引自：陈新主编．黄宛临床心电图学．第 6 版．

北京：人民卫生出版社，2008：265.

预激综合征者。伴有房室传导阻滞的阵发性室上性心动过速多见于洋地黄过量、肺心病缺氧、低钾时。扭转型室性心动过速常呈短阵反复发作，可引起反复晕厥或抽搐。

3. 发病机制

（1）折返性 SVT

① 房室结折返性心动过速（AVNRT）：是由于房室结具有快慢两条或多条传导通路所引起的折返。

② 房室折返性心动过速（AVRT）：是由于房室之间除有正常的传导通路之外，还存在旁道而引起折返。

a. 典型预激综合征：位于房室沟的 Kent 束参与的折返环引起的心动过速。其中有 90% 为由房室结顺传，而由旁道逆传，有 10% 为相反的方向，出现宽大的 QRS 波。

b. 隐匿性预激综合征：是指房室旁道只有逆传功能而无前传功能。

c. 短 PR 综合征：是由连接窦房结与房室束远端的旁道

即 James 束参与的折返环引起的心动过速。由于窦房结的激动越过房室结的下端与房室束相连，故 PR 间期短。

d. 异型预激综合征：是由连接房室结或房室束与心室的旁道即 Mahaim 束参与的折返环引起的心动过速。电生理研究发现，在右心房侧壁与右束支之间有一旁道，称房束支，亦属于此种类型。

e. 持久性交界性心动过速（PJRT）：在室间隔右后部与心房下部冠状窦附近存在有递减性逆向传导的隐匿旁道而引起的心动过速。多为顺传型折返，激动在旁道逆传非常缓慢，RP 间期明显延长，又称长 RP 心动过速，多呈持续性发作，故又称持久性交界性心动过速。

③ 窦房结折返性心动过速：激动在窦房结或窦房结与心房连接处折返形成心动过速。其在儿童中非常少见，发作时类似于窦性心动过速，但具有突发突止的特点。应用 β 受体阻滞药可有效终止发作。

④ 房内折返性心动过速：是房内传导束或心房肌纵向功能分为两条途径，构成房内折返途径。异位的 P 波易见，频率 110～170 次/min。

（2）自律性增高性阵发性室上速

① 房性异位性心动过速：是由于心房潜在的异位节律点自律性增高所致。

② 交接性异位心动过速：房室交界区异位起搏点自律性增高，频率超过交界区自身固有频率而形成。

③ 非阵发性房室交界性心动过速（PJRT）：交界区内起搏点自律性增高所致，又称交界性自律性心动过速，较为少见。

④ 并行心律性室上性心动过速：心脏内存在与主导节律点并存的异位节律点，当其外出阻滞消失和自身固有频率高于主导节律的频率时，异位搏动即可连续出现形成并行心律性心动过速。

（3）其他类型的室上性心动过速。

① 慢性房性心动过速：产生机制为激动在房内折返，

也可能为房性异位灶，较少见。

②紊乱性房性心律：又称多源性房性心动过速。发病机制可能为心房内多个异位节律点自律性增高，或由于心房肌生理性或病理性的不应期不均衡致激动在心房内形成微折返。很少见。

③短阵性室上性心动过速：指早搏连续出现三次以上或短阵发作持续20s以上。其发病机制同早搏，依起源不同分为房性及交界性。

4. 不同类型的室上速其心电图有不同的电生理特点，可以将常见的室上速区别开来。常见室上速的分类方法见图6-17。

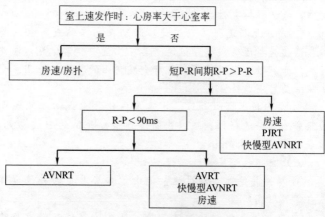

图6-17 室上速的分类方法

5. 室上速的诊断方法 根据发病时心电图可做出诊断。不发病时心电图可能正常，到医院做诱发试验，诱发后做心电图确诊。有些患者不发病时心电图为预激综合征或短PR征，有助于诊断。心电图为预激综合征或短PR征，但并不发病者就不用治疗。室上速发作时心电图的特点为QRS波群正常，心律规整，P'波形态异常，多数情况下因心率过快，P'波与T波融合，无法辨认，故统称为阵发性室上性心动过速（图6-18）。

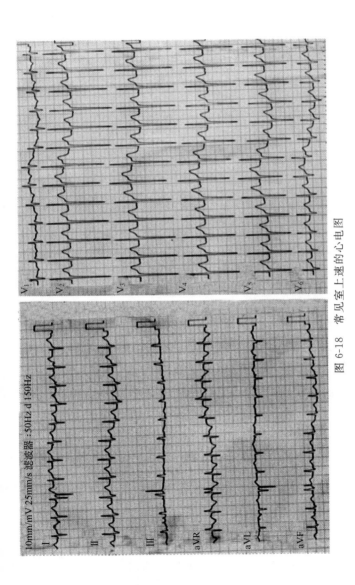

图 6-18　常见室上速的心电图

第十节 室性期前收缩

长期医嘱	临时医嘱
内科护理常规	生化全套
二级护理	甲状腺功能(FT_3、FT_4、TT_3、TT_4、TSH)
普通饮食	血常规
琥珀酸美托洛尔缓释片①	尿常规
23.75~95mg po qd	粪常规＋潜血试验
或 普罗帕酮 150mg po	心电图
tid	24h 动态心电图
美西律 50mg po tid	胸部 X 线片
	超声心动图
	导管射频消融术②

① 有明显不适症状者，可首先选用 β 受体阻滞药治疗，根据患者心率、血压、治疗效果调整药物用量。也可选用美西律、普罗帕酮，不应选用器官毒性较大的胺碘酮。对于无心力衰竭、无传导阻滞且心率快者，宜选用 β 受体阻滞药、美西律、普罗帕酮；心率较慢者，宜选用阿托品等提高心率药，如无效再加用心律平等药。对于伴有心力衰竭或由折返机制引起的室性期前收缩，应积极治疗心力衰竭，可同时选用胺碘酮治疗。对于冠心病伴室性期前收缩，应首选 β 受体阻滞药。对于洋地黄中毒时发生的室性期前收缩，应首选苯妥英钠治疗。对于发生在病窦综合征的室性期前收缩，应首

选人工起搏治疗。

②用于发作频繁、症状明显影响患者生活质量的室性期前收缩。图 6-19、图 6-20 为导管消融治疗右心室流出道室性期前收缩的三维电生理标测及 X 线。

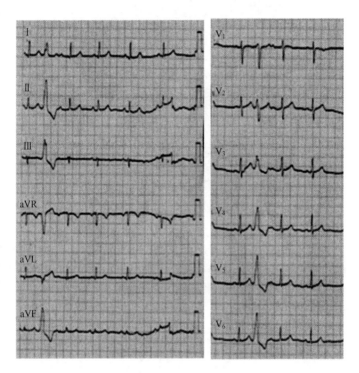

图 6-19 消融右室流出道室性期前收缩的心电图

注：1. 室性期前收缩简称室早，是指希氏束以下的异位起搏点发出的过早冲动引起的心脏搏动，为最常见的心律失常。可发生在窦性或异位性（如心房颤动）心律的基础

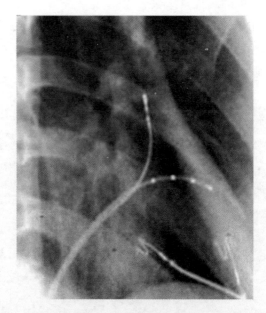

图 6-20 右心室流出道室性期前收缩的消融靶点 X 线

上。可偶发或频发，可以不规则或规则地在每一个或每数个正常搏动后发生，形成二联律或联律性过早搏动。临床症状有很大的变异性，从无症状，轻微心悸不适，到早搏触发恶性室性心律失常致晕厥或黑矇，且其临床症状与预后并无平行关系。

2. 室早可见于正常人，或见于器质性心脏病患者，常见于冠心病、风湿性心脏病、高血压性心脏病、心肌病等。室早亦可见于奎尼丁、普鲁卡因胺、洋地黄或锑剂中毒；血钾过低；心脏手术或心导管检查时对心脏的机械刺激等。

3. 正常健康人群以及各种不同心脏病患者的室早，其临床预后各不相同。因此临床医生在处理室性早搏时，必须立足于患者本身，即什么样的室早需要处理，怎样去规范化处理，怎样客观地去评估治疗效果是十分重要的。

4. 心电图的特征　提前发生的 QRS 波群，时限通常超过 0.12s、宽阔畸形，ST 段与 T 波的方向与 QRS 波群主波方向相反。同一导联内，室早形态相同者为单形性室早；形态不同者称多形或多源性室早。室早与其前面的窦性搏动之间期（称为配对间期）恒定（图 6-21）。

室早很少能逆传心房，提前激动窦房结，故窦房结冲动发放未受干扰，室早后出现完全性代偿间歇，即包含室早在内的两个下传的窦性搏动之间期等于两个窦性 RR 间期之和。如果室早刚好插入两个窦性搏动之间，不产生室早后停顿，称为间位性室早（图 6-22）。

室早可孤立或规律出现。二联律是指每个窦性搏动后跟随一个室早（图 6-23）。连续发生两个室早称成对室早。

三联律是每两个正常搏动后出现一个室早，图 6-24。

5. 室性早搏是否需要治疗，可以根据进一步的检查来确定处理方案。对无明确器质性心脏病的偶发室早，一般可不必治疗，予以定期观察。对有明确原因者（如心力衰竭、电解质紊乱、缺氧、心肌缺血、心肌炎、药物中毒等），应以治疗病因为主，不宜盲目使用抗心律失常药。

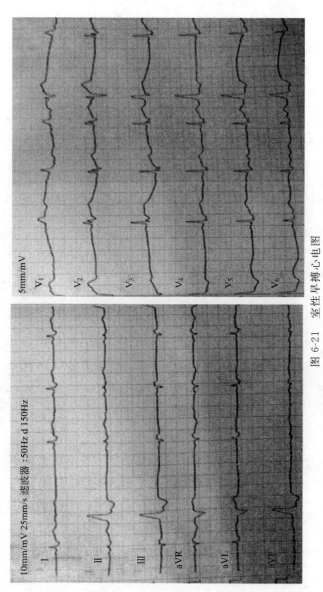

图 6-21　室性早搏心电图

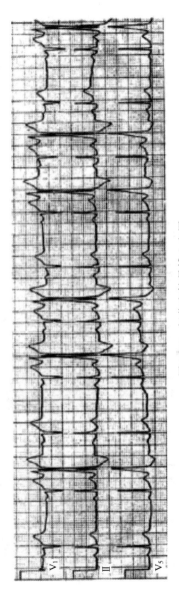

图 6-22　同位室性早搏心电图

引自：陈新主编．黄宛临床心电图学．第 6 版．
北京：人民卫生出版社，2008：283.

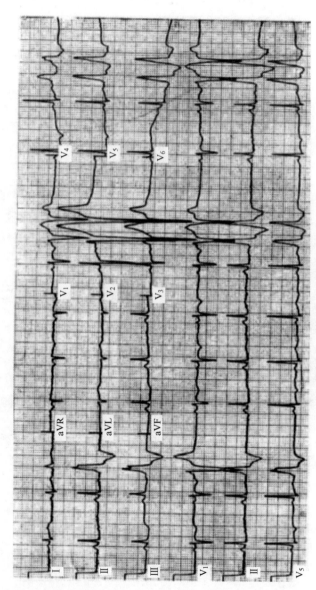

图 6-23　成对室性早搏心电图

引自：陈新主编．黄宛临床心电图学．第 6 版．北京：人民卫生出版社，2008：282.

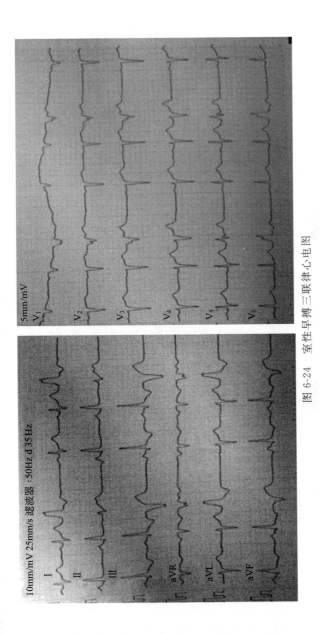

图 6-24 室性早搏三联律心电图

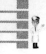

第十一节　室性心动过速

长期医嘱	临时医嘱
内科护理常规	生化全套
一级护理①	甲状腺功能(FT$_3$、FT$_4$、TT$_3$、TT$_4$、TSH)
病重通知①	血常规
普通饮食	尿常规
心电、血压监测	粪常规＋潜血试验
吸氧	凝血功能(PT、APTT、ACT、INR)
琥珀酸美托洛尔缓释片	心电图
23.75～95mg po qd	24h 动态心电图
门冬氨酸钾镁(潘南金)　3 片	胸部 X 线片
po　tid	超声心动图
普罗帕酮 150mg po tid	NS 50ml ∣ iv(泵入)②
或 胺碘酮 200mg po tid	普罗帕酮(心律平) 140mg ∣
	或 NS 50ml ∣ iv(泵入)②
	利多卡因 100mg ∣
	或 5% GS 50ml ∣ iv(慢)②
	胺碘酮 150mg ∣
	心脏电复律③
	导管射频消融术④
	心脏自动转复除颤器置入术⑤

① 室速终止后可以停止病重通知，改为二级护理。

② 终止持续性室性心动过速首选的方法是立即静脉注射抗心律失常药物，对于单形型室性心动过速或 Q-T 间期正常的多形型室性心动过速，一般采用药物治疗，静脉注射。利多卡因、胺碘酮、普罗帕酮，选择其中之一，有效则

可继续滴注上述药物。多形型室性心动过速的处理方法类似于单形型，但要仔细寻找可能存在可逆性原因，例如药物副作用和电解质紊乱。特别是尖端扭转型室性心动过速，多发生在 Q-T 间期延长时，治疗除针对病因外，可采用异丙肾上腺素、阿托品静注，或快速人工心脏起搏，忌用Ⅲ类抗心律失常药物，如胺碘酮等。静脉给予大剂量硫酸镁，对低血镁及血镁正常的难治性室速和室颤、尖端扭转型室速、洋地黄中毒患者均有效。对没有洋地黄中毒的患者使用镁制剂可能产生低血钾，所以同时需要补钾。

③ 直流电复律是终止室性心动过速十分安全有效的治疗措施，在有血流动力学障碍时应作为首选措施，方便且效率高。

④ 射频消融术主要用于治疗特发性室速、束支折返性室速等，手术并发症少，并可以根治室速。对于并发心脏结构性病变，如扩张型心肌病，心动过速的起源点常是较弥漫性的病变，射频消融比较困难，对于心肌梗死后的室性心动过速，射频消融治疗有一定效果。

⑤ 置入埋藏式心脏复律除颤器能立即有效地终止室性心动过速的发作，而且是迄今为止降低心脏性猝死的最有效手段。

注：1. 室性心动过速（室速）是指发生在希氏束分叉以下的束支、心肌传导纤维、心室肌的快速型心律失常，其定义为：频率超过100次/min，连续3个或3个以上的自发性室性电除极活动，包括单形非持续性和持续性室性心动过速以及多形室性心动过速，如果是心脏电生理检查中心脏电刺激所诱发的室性心动过速，则必须是持续6个或6个以上的快速型心室搏动（频率＞100次/min）。室性心动过速可以起源于左心室及右心室，持续性发作时的频率常常超过100次/min，并可发生血流动力学状态的恶化，可能蜕变为室扑、室颤，导致心脏性猝死，需要积极治疗。

2. 室速的分类　可以根据持续时间分为持续性室速（持续时间＞30s）及非持续性室速（持续时间＜30s）。另外还可根据有无器质性心脏病、室速的心电图形态、室速的起源部位及愈后分类。

3. 室性心动过速发作时的临床表现并不一致。患者可出现心慌、胸闷、胸痛、黑矇、晕厥，其临床特征是发病突然，经治疗或自限性突然消失，发作时患者突感心悸、心率加快、精神不安、恐惧、心前区不适，头或颈部发胀及跳动感。非持续性室速的患者通常无症状，仅在体检或24h动态心电图中发现。

4. 诊断室速最简便的方法是根据心电图的特点来进行确诊。

5. 典型室速的特征为3个或3个以上连续出现的畸形、增宽的QRS波群，QRS间期＞0.12s，其前无固定P波，心室率为120～200次/min，节律略不规则，心房率少于心室率（图6-25）。

6. 如果能见到房室分离、心室夺获或心室融合波就可以确诊为室性心动过速（图6-26）。

7. 室速大多发生在器质性心脏病患者中，可造成严重后果，增加病死率。需要采取积极治疗措施，立即终止室性心动过速的发作。对于一些顽固性室性心动过速可行外科手术治疗，如室壁瘤切除术，部分切除扩大的左心室等。

室速是十分严重的心律失常，必须进行预防。应努力寻找及治疗诱发与维持室速的各种可逆性病变，例如心肌缺血、低血压与低血钾等。治疗心力衰竭有助于减少室速发作的次数，窦性心动过缓或房室阻滞时，心室率慢，易发生室性心动过速，可给予阿托品治疗，或应用人工心脏起搏。

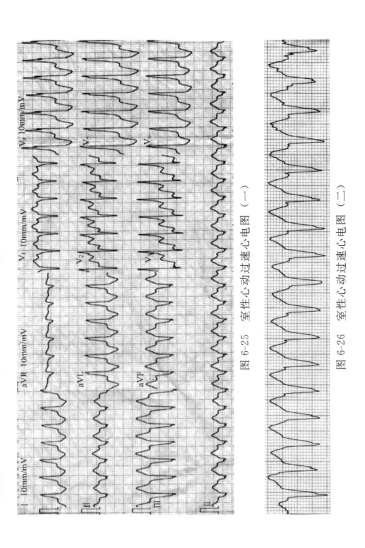

图 6-25 室性心动过速心电图（一）

图 6-26 室性心动过速心电图（二）

第十二节 心室扑动与心室颤动

长 期 医 嘱	临 时 医 嘱
内科护理常规	心脏电复律①
一级护理	心肺复苏②
病危通知	心电图
禁食水	肾上腺素 1mg iv st
心电、血压监测	5% GS 20ml
吸氧	胺碘酮 150mg iv(慢) 或者
	NS 20ml
	利多卡因 100mg iv(慢)
	5%碳酸氢钠 125ml iv（慢）
	生化全套
	甲状腺功能(FT$_3$、FT$_4$、TT$_3$、TT$_4$、TSH)
	血常规
	尿常规
	粪常规＋潜血试验
	动脉血气分析
	凝血功能(PT、APTT、ACT、INR)
	胸部 X 线片
	超声心动图
	24h 动态心电图
	射频消融③
	心脏自动转复除颤器置入术④

① 心室扑动和心室颤动一旦发生即有效循环停止，应立即进行心肺脑复苏术。

② 立即实施心肺复苏，见"心脏性猝死"一节。

③ 预激综合征合并心房颤动者，应及时采用射频消融术等方法阻断房室旁路，使快速心房颤动（或心房扑动）不能下传心室，消除了产生心室颤动的病理基础。

④置入埋藏式心脏复律除颤器能立即有效地预防室扑、室颤导致的猝死，而且是迄今为止降低心脏性猝死的最有效手段。

注：1. 心室扑动持续的时间常很短，很快转为心室颤动，故心室扑动是心室颤动的前驱。心室扑动是室性心动过速和心室颤动之间的过渡型，也可与心室颤动先后或掺杂出现，在短时间内反复发作，持续几秒钟至1～2min或更长。心室颤动时心室已无有效的收缩，心排血量极少或无排血，可迅速发生脑缺血，表现为阿-斯综合征，患者突然抽搐，常为全身抽搐，持续时间长短不一，可达数分钟，多发生在心室颤动后10s内，意识丧失，昏迷常发生在心室颤动30s后，随几次缓慢的叹息状呼吸后，呼吸逐渐变浅而停止，此常发生在心室颤动后20～30s，面色由苍白变暗紫，心音、脉搏、血压均消失，瞳孔散大多在心室颤动30～60s出现。

2. 心室扑动和颤动是快速导致患者死亡的心律失常，而且极少能自行中止，因此应尽快做出诊断，使患者能得到及时的救治。R-on-T型室性期前收缩：在急性心肌梗死时由R-on-T室性期前收缩促发为室性心动过速与心室颤动分别仅占11％和6％，但亦应高度重视，及早用药物消除。此外，在病理性阵发性室性心动过速、长Q-T间期综合征、极短联律间期型多形性室性心动过速、Brugada综合征等恶性心律失常时均系R-on-T室性期前收缩所促发，在发作间歇期时亦可见到，应及早消除。

3. 心室扑动和心室颤动的检查方法

主要依靠心电图诊断。

①心室扑动典型的心电图特点：连续而规则、宽大、畸形的QRS波，即心室扑动波，QRS波的时限长，在0.12s以上，QRS波呈向上向下的波幅似正弦样曲线，与T波无法分开，QRS波之间无等电线，QRS波频率多在180～250次/min，有时可低达150次/min或高达300次/min，P波消失（图6-27）。

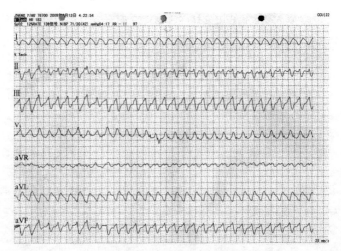

图 6-27　心室扑动心电图

② 心室颤动典型的心电图特点：QRS-T 波群完全消失，代之以形态不同、大小各异、间距极不匀齐的颤动波（f 波），频率为 250～500 次/min，颤动波之间无等电线（图 6-28）。

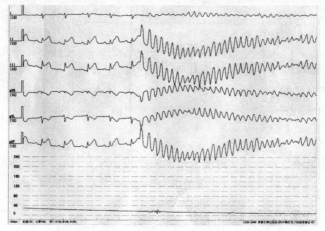

图 6-28　室性早搏诱发心室颤动心电图

长　期　医　嘱	临　时　医　嘱
内科护理常规	生化全套
一级护理	甲状腺功能(FT₃、FT₄、TT₃、TT₄、TSH)
病重通知	血常规
低盐饮食	尿常规
心电、血压、血氧饱和度监测	粪常规
	凝血功能(PT、APTT、ACT、INR)
	心电图
	胸部 X 线片
	超声心动图
	5% GS　500ml
	异丙肾上腺素　1mg ╎ iv(泵入,慢)
	置入心脏起搏器①

① 安置人工心脏起搏器的适应证

a. 伴有临床症状的任何水平的高度或完全性房室传导阻滞。

b. 束支-分支水平阻滞，间歇发生二度Ⅱ型房室传导阻滞，且有症状者。

c. 房室传导阻滞，心室率经常低于 50 次/min，有明显的临床症状，或是间歇发生心室率低于 40 次/min，或由动态心电图显示有长达 3s 的 RR 间期（房颤患者长间歇可放宽至 5s），虽无症状，也应考虑。

d. 房室传导阻滞患者因其他情况必须使用减慢心率药物时，为保证适当的心室率，应置入起搏器。

注：1. 心脏电激动传导过程中，发生在心房和心室之间的电激动传导异常，可导致心律失常，使心脏不能正常收缩和泵血，称为房室传导阻滞。房室传导阻滞可发生在房室结、希氏束以及束支等不同的部位。根据阻滞程度的不同，可分为一度、二度和三度房室传导阻滞。连续出现2次或2次以上QRS波群脱漏者成为高度房室传导阻滞。三种类型的房室传导阻滞其临床表现、预后和治疗有所不同。

（1）一度房室传导阻滞是指从心房到心室的电激动传导速度减慢，心电图表现为PR间期延长超过0.20s，但是每个心房激动都能传导至心室（图6-29）。

（2）二度房室传导阻滞　又分为Ⅰ型（文氏或称莫氏Ⅰ型）和Ⅱ型（莫氏Ⅱ型）。

①二度Ⅰ型房室传导阻滞：是最常见的二度房室传导阻滞类型，是指从心房到心室的传导时间逐渐延长，直到有一个心房的激动不能传递到心室（图6-30）。

②二度Ⅱ型房室传导阻滞：是指心房的激动突然阻滞不能下传至心室，心电图表现为QRS波群有间歇性脱漏（图6-31）。

（3）三度房室传导阻滞　又称完全性房室传导阻滞，是指全部的心房激动都不能传导至心室，其特征为心房与心室的活动各自独立、互不相干；且心房率快于心室率（图6-32）。

2. 引起房室传导阻滞的病因　包括各种原因的心肌炎症，如风湿性、病毒性心肌炎和其他感染；迷走神经兴奋，常表现为短暂性房室传导阻滞；地高辛、胺碘酮、心律平等药物不良反应可能导致传导阻滞，多数房室传导阻滞在停药后消失；各种器质性心脏病，如冠心病、风湿性心脏病及心肌病；高钾血症、尿毒症等；特发性传导系统纤维化、退行性变（即老化）等；外伤、心脏外科手术或介入手术及导管消融时误伤或波及房室传导组织时可引起房室传导阻滞。

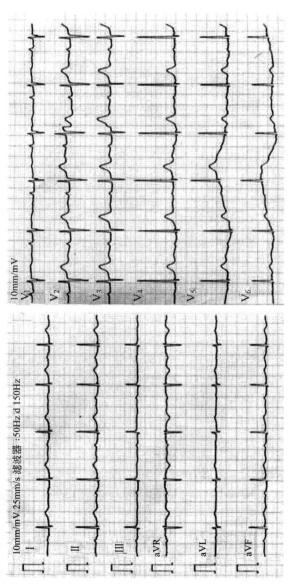

图 6-29 一度房室传导阻滞心电图

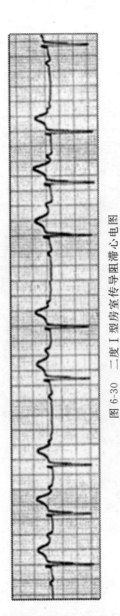

图 6-30　二度 I 型房室传导阻滞心电图

图 6-31　二度 II 型房室传导阻滞心电图

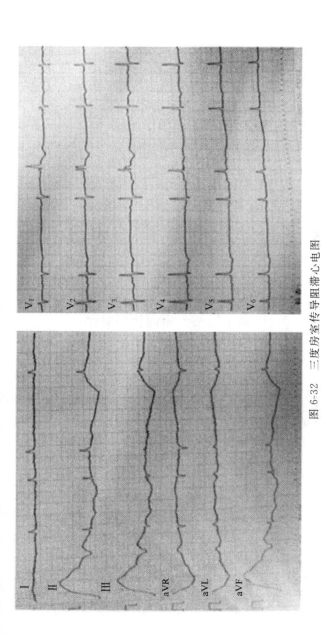

图 6-32 三度房室传导阻滞心电图

3. 房室传导阻滞的症状

（1）一度房室传导阻滞的患者通常无症状。

（2）二度Ⅰ型房室传导阻滞的患者可以无症状，如有症状多为心悸或是心搏暂停的感觉。

（3）三度房室传导阻滞的患者其症状与心室率的快慢和伴随疾病相关，患者可感到疲倦、乏力、头晕、晕厥、心绞痛等，如并发心力衰竭时会有胸闷、气促及活动受限。

（4）以上三种类型的房室传导阻滞可以随着病情的进展发生转化。当一、二度房室传导阻滞突然进展为三度房室传导阻滞时，因心室率突然减慢导致脑缺血，患者可能出现意识丧失、抽搐，严重者可致猝死。只有二度Ⅰ型房室传导阻滞较少发展为三度房室传导阻滞。

✚ 第十四节　室内传导阻滞

长 期 医 嘱	临 时 医 嘱
内科护理常规 一级护理 普通饮食 心电、血压、血氧饱和度监测	生化全套 血常规 尿常规 粪常规 甲状腺功能（FT_3、FT_4、TT_3、TT_4、TSH） 心电图 24h 动态心电图 胸部 X 线片 超声心动图 置入心脏起搏器[1]

[1] 易致阿-斯综合征发作，应考虑及早安装人工心脏起

搏器。

注：1. 心室内传导阻滞指的是希氏束分支以下部位的传导阻滞，其共同特征是 QRS 时限延长，一般分为左、右束支传导阻滞及左前分支、左后分支传导阻滞。

2. 临床上除心音分裂外无其他特殊表现，诊断主要依靠心电图。

3. 心室内传导阻滞常见的病因包括冠心病、高血压病、风湿性心脏病、急性和慢性肺源性心脏病、心肌炎、心肌病及传导系统的退行性病等。

4. 从心室内传导束的解剖特点分析右束支较粗分支较晚。右束支阻滞远较左束支阻滞常见，其最常见的病因为冠心病，也见于高血压病、风湿性心脏病、急性及慢性肺源性心脏病、心肌炎、心肌病、传导系统的退行性疾病等。很多右束支传导阻滞者无心脏病的证据，这种孤立的右束支传导阻滞常见，其发生率随年龄而增加。

5. 正常冲动经希氏束及三分支系统几乎同时到达心室肌，室内传导时间为 0.08s 左右，不超过 0.10s。

（1）近端束支阻滞累及束支近端（希氏束分支部分和假分支部分）的，范围较小的病变可引起三分支阻滞或右束支与左前分支合并阻滞。

（2）远端束支阻滞累及三分支远端的病变，可引起：左束支分支前阻滞，即左束支阻滞；左束支分支后阻滞，即由左束支前、后分支共同阻滞形成的左束支阻滞；左束支前分支阻滞；左束支后分支阻滞；右束支阻滞合并左束支前分支阻滞；右束支阻滞合并左束支后分支阻滞；两侧束支主干阻滞（双侧束支阻滞）；三分支阻滞。

既往一般按 QRS 时限是否长达 0.12s 将束支传导阻滞分为不完全性和完全性。实则可分为 I、II、III 度阻滞。I

度 QRS 时限略延长，相当于不完全性束支传导阻滞。Ⅱ度部分 QRS 时限明显延长，相当于间歇性束支传导阻滞。Ⅲ度所有 QRS 时限明显延长，相当于持续的完全性束支传导阻滞。两支或三支合并阻滞时，各支阻滞的程度可不相同，冲动一般经阻滞程度较轻的一支传导，而形成的 QRS 波群呈另两支合并阻滞的形态。三支同时完全阻滞，可造成一次或多次心室脱漏。因此，不完全性三支阻滞的心电图表现可以极为错综复杂。

(3) 心室内传导阻滞浦肯野纤维或心室内传导阻滞 QRS 时限延长，无束支传导阻滞的特征表现。

6. 明确诊断室内传导阻滞主要依靠心电图检查。

(1) 完全性右束支传导阻滞的心电图特点　包括：V_1 导联呈 rsR′ 型，r 波狭小，R′ 波高宽；V_5、V_6 导联呈 qRs 或 Rs 型，S 波宽；Ⅰ导联有明显增宽的 S 波、aVR 导联有宽 R 波。QRS≥0.12s；T 波与 QRS 波群主方向相反（图 6-33）。

(2) 完全性左束支传导阻滞的心电图特点　V_5、V_6 导联出现增宽的 R 波，其顶端平坦、模糊或带切迹（M 形 R 波），其前无 q 波；V_1 导联多呈 rS 或 QS 型，S 波宽大；Ⅰ导联 R 波宽大或有切迹；QRS≥0.12s；T 波与 QRS 波群主波方向相反（图 6-34）。

(3) 左前分支传导阻滞的心电图特点　为电轴左偏 $-45° \sim -90°$；Ⅰ、aVL 导联为 qR 型，R 波在 aVL 大于 Ⅰ导联；Ⅱ、Ⅲ、aVF 导联为 rS 型，S 波在 Ⅲ导联＞Ⅱ导联；QRS＜0.11s（图 6-35）。

(4) 左后分支较粗，血供也丰富，不易出现传导阻滞，如发生表示病变严重，右束支如同时发生传导阻滞，很容易发展成完全性房室传导阻滞。左后分支阻滞的心电图特点为：电轴右偏（达＋120°或以上）；Ⅰ、aVL 导联为 rS 型，Ⅱ、Ⅲ、aVL 导联为 qR 型；QRS＜0.11s（图 6-36）。

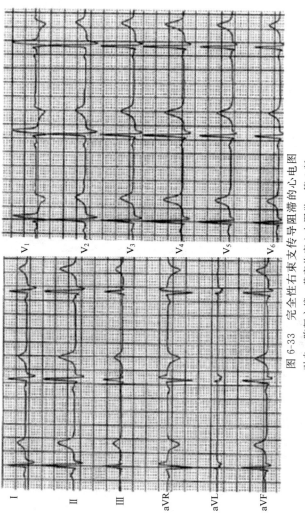

图 6-33 完全性右束支传导阻滞的心电图

引自：陈新主编．黄宛临床心电图学．第 6 版．北京：人民卫生出版社，2008：433.

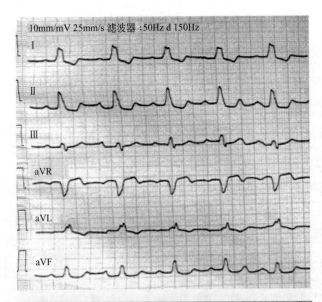

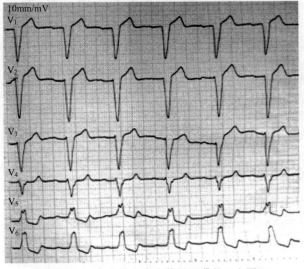

图 6-34　完全性左束支传导阻滞的心电图

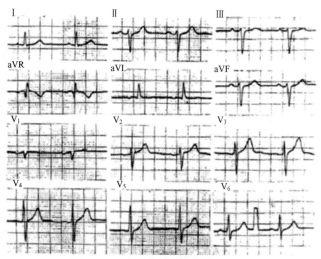

图 6-35　左前分支传导阻滞的心电图

引自：陈新主编．黄宛临床心电图学．第 6 版．

北京：人民卫生出版社，2008：425.

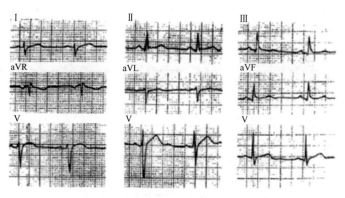

图 6-36　左后分支传导阻滞的心电图

引自：陈新主编．黄宛临床心电图学．第 6 版．

北京：人民卫生出版社，2008：429.

（5）双束支传导阻滞是指左、右束支主干部位传导同时发生障碍引起的室内传导阻滞。每一侧束支传导阻滞有一、二度之分。若两侧阻滞程度不一致，必然造成许多形式的组合，出现间歇性，规则或不规则的左、右束支传导阻滞，同时伴有房室传导阻滞。较常见的有右束支传导阻滞伴左前分支传导阻滞；心电图上同时具备右束支和左前分支传导阻滞的特征（图 6-37）。

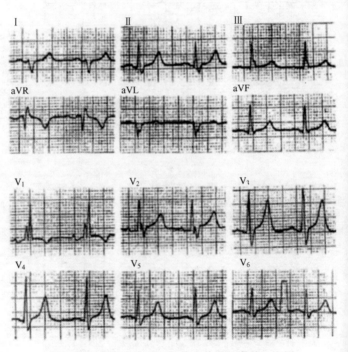

图 6-37　右束支合并左前分支传导阻滞的心电图

引自：陈新主编．黄宛临床心电图学．第 6 版．

北京：人民卫生出版社，2008：431.

⊕ 第十五节　预激综合征

长 期 医 嘱	临 时 医 嘱
内科护理常规	生化全套
二级护理	血常规
普通饮食	尿常规
胺碘酮　200mg　po　tid	粪常规
或 普罗帕酮　150mg	凝血功能(PT、APTT、ACT、INR)
po　tid[①]	甲状腺功能(FT_3、FT_4、TT_3、TT_4、TSH)
	心电图
	24h 动态心电图
	胸部 X 线片
	超声心动图
	NS　50ml 普罗帕酮　140mg ｜ iv(泵入)[①]
	或 NS　50ml 　　维拉帕米　10mg ｜ iv(泵入)[①]
	或 5% GS　50ml 　　胺碘酮　150mg ｜ iv(慢)[①]
	心脏电复律[②]
	导管射频消融术[③]
	心房食管调搏术

① 预激综合征本身不需要特殊治疗。并发室上性心动过速时，治疗同一般室上性心动过速。利多卡因、普鲁卡因胺、普罗帕酮与胺碘酮减慢旁路的传导，可使心室率减慢或使房颤和房扑转复为窦性心律。预激综合征合并房颤时，洋地黄加速旁路传导，维拉帕米和普萘洛尔减慢房室结内传导，都可能使心室率明显增快，甚至发展成室颤，因而不宜使用。

② 预激综合征并发房颤或房扑时，如心室率快且伴循环障碍者，宜尽快采用同步直流电复律。

③ 由于经皮导管射频消融技术的迅速发展，预激综合征可以首先考虑采用这种微创的治疗手段，绝大多数患者可以治愈，取得良好的治疗效果。

注：1. 预激综合征是一种房室传导的异常现象，冲动经附加通道下传，提早兴奋心室的一部分或全部，引起部分心室肌提前激动。有预激现象者称为预激综合征，常合并室上性阵发性心动过速发作。

2. 预激综合征是正常房室传导系统以外的先天性房室附加通道（简称旁路）存在所致。患者大多无器质性心脏病。也见于某些先天性和后天性心脏病，如三尖瓣下移、梗阻型心肌病等。电生理研究证明，旁路的传导速度快，心房冲动部分经旁路快速下传，提前到达旁路的心室端，激动邻近心肌，从而造成心室提前激动和改变心室肌正常兴奋顺序，其结果是心电图上 QRS 波群畸形，起始部分有预激波（δ波）。心房冲动的其余部分可沿正常途径下传，与旁路引起的心室激动合并形成心室融合波。心室融合波的形态由正常与旁路的不应期长短决定。正常通路不应期长，或冲动大部沿旁路传导，则 QRS 波群畸形明显；旁路不应期长，则心室融合波接近正常。

3. 预激综合征患者房室间存在两条传导通路，容易发生折返和折返性心动过速。预激患者也可有房颤或房扑发作，房扑和房颤时，冲动在交界处组织内的隐匿传导，促使冲动大部或全部经旁路传至心室。心室率极快、QRS 波群畸形的房扑或房颤，有时可发展为室颤。旁路的单向阻滞（大多为下传阻滞）可使心电图无预激表现，但有室上性心动过速反复发作；电生理研究可证实旁路参与心动过速的折返。

4. 已知的旁路有下列几种，同一患者可有多种旁路。

① 房室旁道（Kent 束），大多位于左、右两侧房室沟或间隔旁，连接心房肌和心室肌。

② 房结旁道（James 通路），为心房与房室结下部或房室束的通道，可能为后结间束部分纤维所形成。

③ 结室、束室连接（Mahaim 纤维），为连接房室结远端或房室束或束支近端与室间隔的通路。

三种类型中以房室旁道最多见。常见旁道解剖示意图见图 6-38。

5. 各旁路引起预激的心电图特征

（1）房室旁道 PR 间期（实质上是 P-δ 间期）缩短至 0.12s 以下，大多为 0.10s；QRS 时限延长达 0.11s 以上；QRS 波群起始部粗钝，与其余部分形成顿挫，即所谓预激；继发性 ST-T 波改变（图 6-39）。

（2）预激综合征分为 A、B 两型

① A 型的预激波和 QRS 波群在 V$_1$ 导联均向上，提示左心室或右心室后底部心肌预激（图 6-40）。

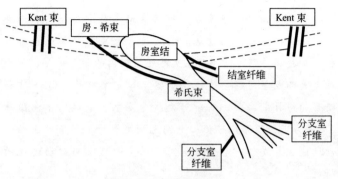

图 6-38　旁道解剖示意

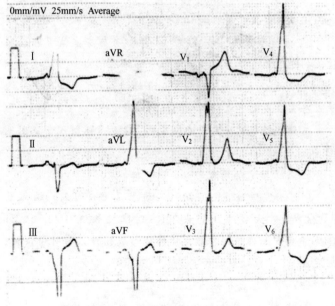

图 6-39　房室旁道心电图

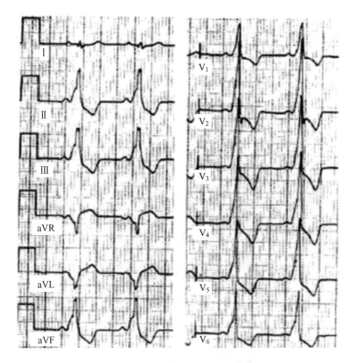

图 6-40 A 型预激综合征的心电图

引自：陈新主编．黄宛临床心电图学．第 6 版．

北京：人民卫生出版社，2008：317.

② B 型 V_1 导联的预激波和 QRS 波群的主波则均向下；提示右心室前侧壁心肌预激（图 6-41）。

6. 房结、房希旁道 PR 间期少于 0.12s，大多在 0.10s；QRS 波群正常，无预激波。这种心电图表现又称为短 PR、正常 QRS 综合征或 L-G-L 综合征。结室、束室连接 PR 间期正常，QRS 波群增宽，有预激波。图 6-42 为不同部位旁道预激的示意。

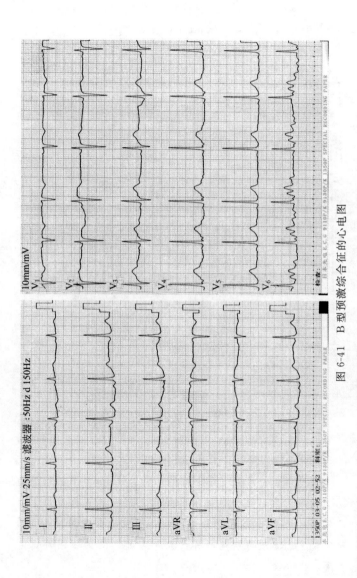

图 6-41　B 型预激综合征的心电图

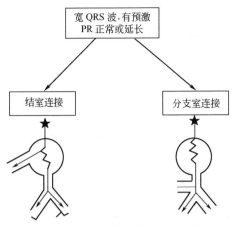

图 6-42　不同部位旁道预激的示意

第十六节　Brugada 综合征

长 期 医 嘱	临 时 医 嘱
内科护理常规	生化全套
一级护理	血常规
普通饮食	尿常规
病重通知	粪常规
琥珀酸美托洛尔缓释片	甲状腺功能(FT_3、FT_4、TT_3、TT_4、TSH)
23.75～95mg po qd[1]	心电图
奎尼丁　200mg　po　tid[2]	24h 动态心电图
西洛他唑　100mg　po　bid[3]	胸部 X 线
	超声心动图
	5% GS　500ml ⎤
	⎥ iv(泵入)[4]
	异丙肾上腺素　1mg ⎦
	心脏自动转复除颤器置入术[5]
	导管射频消融术[6]

① β受体阻滞药也有可能是反指征药物。

② 奎尼丁由于具有抑制迷走神经兴奋的作用，并且是目前唯一能显著阻断一过性外向钾电流发生的药物，实验显示可以防止室颤的出现，但临床价值尚待研究。

③ 西洛他唑是一种磷酸二酯酶抑制剂，可使患者抬高的 ST 段恢复正常。

④ 异丙肾上腺素可增强 L 型钙通道的钙内流并具有 β受体阻滞药的作用，使患者抬高的 ST 段恢复。

⑤ 置入型心脏复律除颤器（ICD）是目前唯一已证实对 Brugada 综合征治疗有效的方法。对有 Brugada ECG 表现的症状性患者如果曾有过心脏性猝死发作史，无需再做电生理检查，应接受 ICD 治疗。患者如果出现相关的症状如晕厥、抽搐或夜间濒死性呼吸，在排除非心脏原因后，可接受 ICD 治疗。无症状患者有 Brugada ECG 表现时如有心脏性猝死家族史怀疑是由 Brugada 综合征导致的应进行电生理检查，如果可诱发出室性心律失常，患者应该接受 ICD 治疗。

⑥ 针对诱发室速、室颤的室早进行局部消融，可以减少室颤、晕厥和心脏性猝死。目前这种方法积累的病例尚少，有待大规模试验和长期随访来验证其临床结果。

注：1. 本病属于遗传性离子通道心律失常疾病的一种。离子通道病是遗传性心律失常的主要病因，可分为由钠离子通道、钾离子通道和钙离子通道基因变异所致的心律失常综合征。其机制是编码心肌细胞离子通道亚单位的基因变异，导致离子通道功能的变化，进而引起异常的心电活动，临床表现为恶性心律失常。包括了 Brugada 综合征、长 Q-T 间期综合征、短 Q-T 间期综合征和儿茶酚胺敏感性多形性室速等。

2. Brugada 综合征患者属心脏性猝死的高危人群，预后严重。Brugada 综合征为常染色体显性遗传性疾病，多见于男性，是一种编码离子通道基因异常所致的家族性原发心电疾病，患者的心脏结构多正常。研究认为编码钠电流、瞬时外向钾电流（Ito）、ATP 依赖的钾电流、钙-钠交换电流等离子通道的基因突变都可能是 Brugada 综合征的分子生物学基础。心电图具有特征性的"三联征"：右束支阻滞、右侧胸前导联（$V_1 \sim V_3$）ST 段呈下斜形或马鞍形抬高、T 波倒置，临床常因室颤或多形性室速引起反复晕厥、甚至猝死。Brugada 综合征在临床工作中需要及时识别，以尽早进行干预。缺乏症状的患者如心电图也正常，可以做诱发试验，也可做电生理检查，以明确诊断。一旦诊断成立，立即置入ICD 是防止患者猝死的唯一有效的办法。

3. 2002 年 8 月欧洲心脏病协会总结了 Brugada 综合征的心电特征并将其分为三型，一直沿用至今，不同类型心电图见图 6-43。

Ⅰ型：以突出的"穹隆形"ST 段抬高为特征，表现为J 波或抬高的 ST 段顶点≥2mm，伴随 T 波倒置，ST 段与 T波之间很少或无等电位线分离。

Ⅱ型：J 波幅度（≥2mm）引起 ST 段下斜形抬高（在基线上方并≥1mm），紧随正向或双向 T 波，形成"马鞍形"ST 段图形。

Ⅲ型：右胸前导联 ST 段抬高＜1mm，可以表现为"马鞍形"或"穹隆形"，或两者兼有。

4. Brugada 综合征心电图的 ST 段改变是动态的，不同的心电图图形可以在同一个患者身上先后观察到，三种类型心电图之间可以自发或通过药物试验而发生改变。Brugada 综合征心电图的 ST 段改变具有隐匿性、间歇性和多变性。

5. Brugada 综合征患者心脏骤停的危险分层

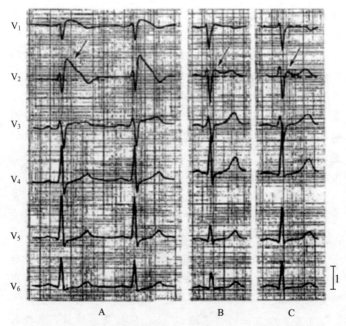

图 6-43　Brugada 综合征的分型：A、B、C 分别为 Ⅰ、Ⅱ 和 Ⅲ 型
引自：陈新主编.黄宛临床心电图学.第 6 版.
北京：人民卫生出版社，2008：143.

A 组：高危组，基础状态下 ST 段抬高并有晕厥发作史。该组患者应置入 ICD。

B 组：中危组，基础状态下 ST 段抬高≥2mm，但无晕厥发作史。对该组患者的治疗尚未确定。

C 组：低危组，遗传学检测阳性但临床表现型为阴性（静息基因携带者）或经药物激发试验才出现阳性 ECG 表现者。该组患者一旦出现晕厥、心悸等症状，就应立即对其重新评估。

6. Brugada 综合征的治疗目的在于防止室颤的发生，减少这部分患者的猝死率。

➕ 第十七节　长 Q-T 间期综合征

长 期 医 嘱	临 时 医 嘱
内科护理常规	生化全套
一级护理	甲状腺功能（FT_3、FT_4、TT_3、TT_4、TSH）
普通饮食	血常规
琥珀酸美托洛尔缓释片	尿常规
23.75～95mg　po　qd[1]	粪常规
苯妥英钠　0.1g　po　tid[1]	心电图
或 卡马西平　10mg　po　tid[1]	24h 动态心电图
	胸部 X 线片
	超声心动图
	阿托品 0.5～1mg　iv（慢，2min 内）
	5% GS　500ml ⎫ 异丙肾上腺素　1mg ⎭ iv（泵入）[2]
	置入心脏起搏器
	心脏自动转复除颤器置入术
	请外科会诊[3]

　① 治疗上以去除病因为主。对肾上腺素能依赖型，治疗以降低交感神经张力为主，常用 β 受体阻滞药，如首选琥珀酸美托洛尔缓释片治疗，根据患者心率、血压、治疗效果调整药物用量。苯妥英钠、卡马西平也有效。

　② 对心跳暂停依赖型，治疗以提高心率为主。为此，除寻找病因加以去除或纠正外，对症治疗在于用异丙肾

上腺素、阿托品或起搏治疗。硫酸镁 1～2g 静脉注射也有效。

③ 对肾上腺素能依赖型，可请外科行交感神经节切除术。

注：1. 长 Q-T 间期综合征指心电图上表现为 Q-T 间期延长、室性心律失常，临床表现为晕厥和猝死的一组综合征，可能伴有先天性耳聋。本症不少具有家族性，有家族性者呈常染色体隐性遗传，狭义的长 Q-T 间期综合征仅指此类。但近年来认为本病有可能是一种慢性病毒感染或某种非感染性变性（主要为中毒），而不单是遗传性疾病。此种慢性病毒感染可由母亲传给子女或在同胞兄妹中传播。长 Q-T 间期综合征也可能由电解质平衡失调、药物作用（奎尼丁、双异丙吡胺、胺碘酮等抗心律失常药，酚噻嗪，三环类抗忧郁药）、某些脑卒中、二尖瓣脱垂等引起。

2. 长 Q-T 间期综合征在临床上可分为两型。一型为肾上腺素能依赖，在用力、惊恐、疼痛、激动等交感神经张力增高的情况下容易发病。发病时心率加快，U 波波幅增高，Q-T 间期延长，然后出现尖端扭转型室性心动过速发作，最后可致心室颤动。快速型室性心律失常发作时可有眩晕发作，重者意识丧失，抽搐，猝死。另一型为心跳暂停依赖，此型包括药物作用、电解质平衡失调、营养不良、缓慢心律等条件下发生的患者。当心率减慢或在心搏间长间歇之后 U 波增大，在 U 波顶上发生尖端扭转型室性心动过速，最后也可发生心室颤动。

3. 原因不明或先天性的患者在不同时间可有 Q-T 间期和 T、U 波的变化，发作时出现症状，不发作时可无症状。

4. 长 Q-T 间期综合征的心电图特征 Q-T 间期延长、T 波宽大，可有切迹、双相或倒置。同一患者在不同时间 Q-T 间期和 T 波形态可有变化。U 波常较大（图 6-44）。

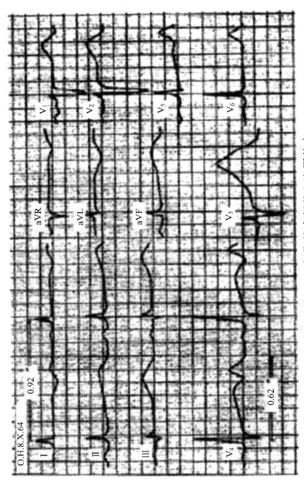

图 6-44　长 Q-T 间期综合征的心电图特点

引自：陈新主编．黄宛临床心电图学．第 6 版．北京：人民卫生出版社，2008：133．

长 期 医 嘱	临 时 医 嘱
内科护理常规	生化全套
一级护理	甲状腺功能（FT_3、FT_4、TT_3、TT_4、TSH）
普通饮食	血常规
病重通知	尿常规
奎尼丁　200mg　po　tid[1]	粪常规
或　琥珀酸美托洛尔缓释片	心电图
23.75～95mg　po　qd[2]	24h 动态心电图
	胸部 X 线
	超声心动图
	心脏自动转复除颤器置入术[3]

[1] 抗心律失常药物治疗可以作为 ICD 的辅助治疗措施，对不适于 ICD 治疗者，特别是儿童、新生儿以及难以负担 ICD 费用者，抗心律失常药物治疗具有重要价值。奎尼丁可明显延长心室有效不应期，抑制室速、室颤的发作。

[2] 降低交感神经活性或儿茶酚胺水平的药物亦可能抑制恶性心律失常的发生，从而降低其心脏性猝死率，根据患者心率、血压、治疗效果调整药物用量。

[3] ICD 是短 Q-T 综合征患者最有效的治疗方法和预防晕厥、猝死的手段，尤其适用于那些发生心脏骤停后被救回或有晕厥史的患者。

注：1. 短 Q-T 间期综合征是一种单基因突变引起心肌离子通道功能异常而导致恶性心律失常的遗传疾病。临床上，该综合征以 Q-T 间期和心室或心房有效不应期明显缩

短、胸导联 T 波对称性高尖、阵发性心房颤动、室性心动过速或心室颤动、晕厥的反复发作和心脏性猝死、心脏结构无明显异常为特征。

2. 目前研究认为短 Q-T 间期综合征者由于编码钾离子通道的三个相关基因发生突变，导致心肌细胞复极过程中外向钾离子流强度、密度增加或动力学过程加快，或者是内向钾离子流强度、密度降低或动力学过程减慢，引起 Q-T 间期缩短，心肌跨壁复极离散度增大，易于形成和维持折返活动，从而增加心房和心室肌的电易损性。至于短 Q-T 综合征是否还存在其他基因改变还有待于进一步研究。

3. 短 Q-T 间期综合征者的临床表现主要取决于所并发心律失常的类型和伴发的其他系统的异常。发病时可出现心悸、眩晕、室性心动过速或心室颤动、晕厥，甚至心脏性猝死。但轻者可无任何症状，或仅有发作性心悸、头晕。引起恶性心律失常的原因见图 6-45。

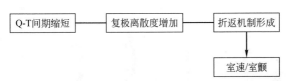

图 6-45　短 Q-T 间期综合征的发病机制

短 Q-T 间期综合征患者的超声、MRI 和运动负荷试验等检查及尸检均未发现器质性心脏病证据。Q-T 间期明显缩短（QTc≤300ms），且不随心率变化而变化，胸导联上 T 波高尖、对称或不对称（图 6-46）。有的患者心电图及动态心电图具有右束支阻滞及电轴左偏的特点，其心律失常主要是阵发性房颤、房扑、室性早搏、室速、室颤。电生理检查发现患者心室的有效不应期明显缩短，易于诱发单形性室性心动过速。对部分伴有阵发性心房颤动者，心房程序刺激期间可诱发出心房颤动。

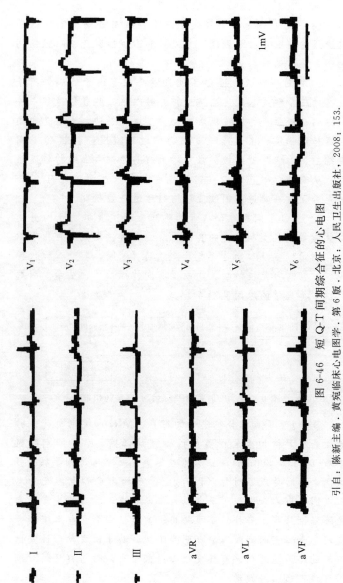

图 6-46 短 Q-T 间期综合征的心电图

引自：陈新主编·黄宛临床心电图学·第 6 版·北京：人民卫生出版社，2008：153.

第十九节　儿茶酚胺敏感性多形性室速（CPVT）

长 期 医 嘱	临 时 医 嘱
内科护理常规	生化全套
一级护理	甲状腺功能（FT_3、FT_4、TT_3、TT_4、TSH）
普通饮食	血常规
病重通知	尿常规
美托洛尔缓释片　23.75～	粪常规
190mg　po　qd[1]	心电图
地尔硫䓬　30mg　po　tid[2]	24h 动态心电图
氟卡尼　100mg　po　bid[3]	胸部 X 线
	超声心动图
	心脏自动转复除颤器置入术[4]
	左心交感神经切除术[5]
	导管射频消融[6]

[1] β受体阻滞药：对于反复在运动中诱发的心律失常可使用β受体阻滞药。β受体阻滞药适用于所有有临床症状的个体和可能有 RyR2 变异而没有心脏事件（晕厥）或运动试验时发生室性心律失常等病史的个体。以最大耐受剂量β受体阻滞药长期治疗可防止大多数患者再次发生晕厥。

[2] 钙通道阻滞药：因为已知的两个致病基因都影响钙离子，所以理论推测钙通道阻滞药可能有效。钙通道阻滞药与β受体阻滞药联合应用的疗效优于单纯应用β受体阻滞药。

[3] 氟卡尼可抑制 RyR2 受体，阻断钙通道开放状态，

从而抑制致心律失常的钙波和减少钙活化量，是治疗 CPVT 的新策略。

④ 反复心脏骤停的 CPVT 患者需安装置入式心脏复律除颤器（ICD），以防心脏骤停复发。

⑤ 左心交感神经切除术：是通过非开胸手术，切除支配心脏的一些细的交感神经分支，以减少肾上腺素的释放。行左心交感神经切除术后再联用 β 受体阻滞药可能消除 CPVT 患者的症状。

⑥ 射频消融术：对起源于右心室流出道的早搏诱发的恶性室性心律失常有较好的治疗效果。

注：1. 儿茶酚胺敏感性多形性室速（CPVT）是一种具有遗传特征的原发性心电疾病，以运动或激动后出现晕厥、猝死为主要临床表现，多无器质性心脏病，好发于年轻人群，具有较高的致死性。

2. 目前的研究证明 CPVT 具有家族聚集现象，属于遗传性疾病，其遗传模式有两种：常染色体显性遗传和常染色体隐性遗传。由运动或情绪激动诱发的晕厥往往是 CPVT 患者的首发表现（图 6-47）。但在一些原先无症状的患者中，心脏性猝死也可为首发表现。家系调查发现，大概 30% 的患者家系中有一个或多个成员有早期猝死史，猝死多数发生在儿童期，但也可见较晚期猝死（20 岁以后）。

3. 室速常常表现为多形性或双向性，双向性室速（相邻的 QRS 波电轴呈 180°的转换）是 CPVT 相关性心律失常的典型特征，其额面电轴呈左偏、右偏交替出现；V_1 导联常呈右束支阻滞形（图 6-48）。

4. 注意发生多形性室速的患者是否存在其他离子通道遗传性疾病，如 Brugada 综合征、长 Q-T 间期综合征、短 Q-T 间期综合征等。也要注意与一些可以引起多形性室速的继发疾病进行鉴别，如心肌缺血、电解质紊乱导致的多形性室速等。

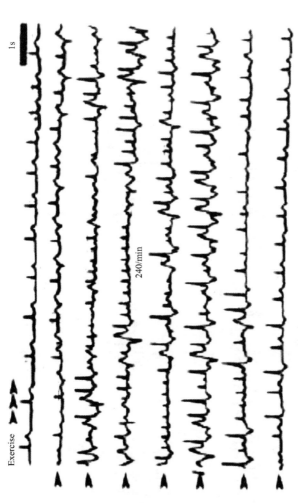

图 6-47　CPVT 患者运动负荷后依次出现室早、双向室速和多形性室速

引自：陈新主编．黄宛临床心电图学．第 6 版．北京：人民卫生出版社，2008：153.

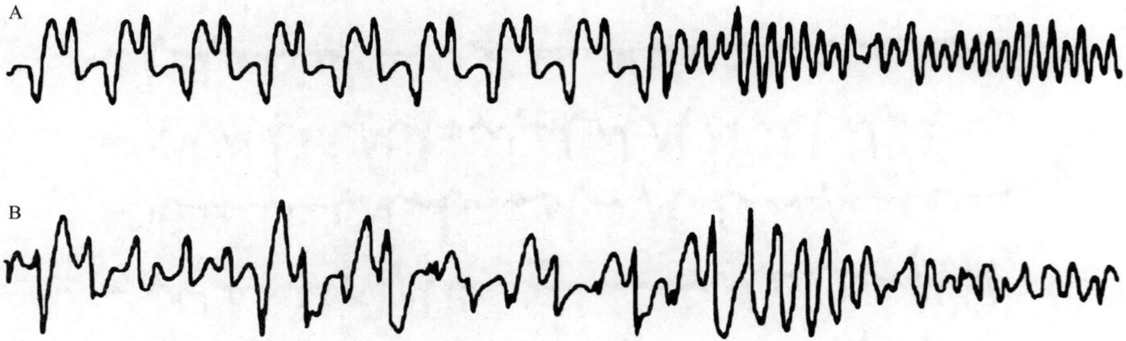

图 6-48　多形性或双向性室速心电图

引自：陈新主编．黄宛临床心电图学．第 6 版．北京：人民卫生出版社，2008：150.

第二十节 导管射频消融术医嘱

长 期 医 嘱	临 时 医 嘱
内科护理常规	生化全套
一级护理	凝血功能(PT、APTT、ACT、INR)
普通饮食	血常规＋血型试验
依诺肝素钠　4000～6000	尿常规
Axa IU　ih q12h[①]	粪常规＋潜血试验
华法林　2.5mg　po　q16d	甲状腺功能(FT$_3$、FT$_4$、TT$_3$、TT$_4$、TSH)
或 达比加群酯 110mg　po	心电图
bid[①]	24h 动态心电图
	胸部 X 线
	超声心动图
	经食管超声心动图
	双侧颈肩部、腹股沟区备皮[②]
	术前禁食水 8～12h[②]
	5% GS　500ml ⎱ iv(泵入)
	异丙肾上腺素[③]　　1mg ⎰
	电生理检查＋导管射频消融术

① 房颤导管消融需要术前查食管超声排除左心房血栓。围术期间应用正规抗凝药物如低分子肝素、华法林或达比加群等药物预防血栓的发生。

② 术前需要禁食水 8～12h，常规备皮。

③ 术中可能需要静脉应用异丙肾上腺素诱发心律失常的发作。

注：1. 术后需要卧床 6～8h 后下床活动。

2. 术前所有抗心律失常药物需要停用 5 个半衰期以上。

第二十一节　心脏起搏器/自动转复除颤器置入术医嘱

长 期 医 嘱	临 时 医 嘱
内科护理常规	生化全套
一级护理	凝血功能(PT、APTT、ACT、INR)
普通饮食	血常规
5% GS　50ml ⎫ 头孢呋辛 1.5g ⎭ iv q8h[①]	尿常规
	粪常规＋潜血试验
	甲状腺功能(FT$_3$、FT$_4$、TT$_3$、TT$_4$、TSH)
	心电图
	24h 动态心电图
	胸部 X 线片
	超声心动图
	双侧颈肩部、腹股沟区备皮
	术前禁食水 8～12h
	5% GS　50ml ⎫ 头孢呋辛　1.5g ⎭ iv(术前半小时用)
	置入心脏起搏器
	或 心脏自动转复除颤器

① 抗生素预防感染。

注：1. 手术前半小时应用抗生素预防感染，术后再用 1d。

2. 术前需要禁食水 8～12h。常规备皮。

3. 术后需要卧床 24～48h，48h 后下床活动。

4. 隔日切口换药 1 次，7d 后拆线。

第二十二节　左心耳封堵术医嘱

长 期 医 嘱	临 时 医 嘱
内科护理常规	生化全套
一级护理	凝血功能(PT、APTT、ACT、INR)
普通饮食	甲状腺功能(FT$_3$、FT$_4$、TT$_3$、TT$_4$、TSH)
依诺肝素钠　4000~6000	血常规
Axa IU　ih　q12h[1]	尿常规
华法林　2.5mg　po　qd(下	粪常规+潜血试验
午4时)[1]	心电图
	24h动态心电图
	胸部X线片
	超声心动图
	经食管超声心动图[1]
	双侧腹股沟区备皮
	术前禁食水8~12h
	左心耳封堵术

　　① 围术期间应用正规抗凝药物如低分子肝素、华法林等药物预防血栓的发生。术后如果心耳封堵器位置良好，无残端瘘或残端瘘小于5mm，建议口服华法林45d后，应用阿司匹林+氯吡格雷双联抗栓至半年后停药。

　　注：1. 术中可能需要麻醉科气管插管，呼吸机辅助呼吸，全身麻醉。

　　2. 术中需要超声科进行食管超声心动图全程监测封堵器置入过程及部位，评价封堵器置入后封堵的效果。

　　3. 术后需要卧床6~8h后下床。

第七章 高 血 压

第一节 原发性高血压

长期医嘱	临时医嘱
内科护理常规	生化全套
二级护理	血常规
低盐饮食	甲状腺功能（FT_3、FT_4、
血压监测	TT_3、TT_4、TSH）
氢氯噻嗪　12.5mg　po　qd[①]	BNP
或 呋塞米　20～40mg　po　qd[②]	或 NT-前端 BNP
美托洛尔　12.5～50mg　po　bid[③]	尿常规
或 比索洛尔　2.5～10mg　po　qd[③]	粪常规＋潜血试验
硝苯地平控释片　30～60mg　po　qd[④]	尿微量白蛋白
或 非洛地平缓释片　2.5～10mg	24h 尿蛋白定量
po　qd[④]	心电图
或 苯磺酸氨氯地平　2.5～10mg	24h 动态血压监测
po　qd[④]	胸部 X 线片
依那普利　5～20mg　po　qd[⑤]	超声心动图
或 雷米普利　2.5～10mg　po　qd[⑤]	颈动脉超声
或 福辛普利　5～20mg　po　qd[⑤]	腹部超声
氯沙坦　50～100mg　po　qd[⑥]	眼底检查
或 缬沙坦　40～160mg　po　qd[⑥]	
或 厄贝沙坦　75～300mg　po　qd[⑥]	
或 替米沙坦　40～80mg　po　qd[⑥]	

① 主要不良反应有低钾血症和影响血糖、血脂、血尿酸的代谢。

② 可用于合并肾功能不全的患者，所有降压药都要根据患者血压水平和对药物的反应选择用量。

③ 适用于不同程度高血压患者，尤其是心率较快的中、青年患者或者合并心绞痛和慢性心力衰竭者。根据患者心率、血压、治疗效果调整药物用量。主要不良反应是心动过缓和一些影响生活质量的不良反应，较高剂量治疗时突然停药可导致撤药综合征。不良反应主要有心动过缓、乏力、四肢发冷，对心肌收缩力、窦房结及房室结功能均有抑制作用，并可增加气道阻力。急性心力衰竭、病态窦房结综合征、房室传导阻滞患者禁用。

④ 对老年患者有较好的降压疗效。开始治疗时有反射性交感活性增强，引起心率增快、面部潮红、头痛、下肢水肿等，尤其是使用短效制剂时。

⑤ 具有改善胰岛素抵抗和减少蛋白尿作用，对肥胖、糖尿病和心脏、肾脏靶器官受损的高血压患者具有相对较好的疗效，特别适用于伴心力衰竭、心肌梗死、房颤、蛋白尿、糖耐量减退或糖尿病肾病的高血压患者。不良反应主要是刺激性干咳和血管性水肿。高钾血症、妊娠妇女和双侧肾动脉狭窄患者禁用。血肌酐超过3mg/dl患者使用时需谨慎，应定期检测血肌酐及血钾水平。

⑥ 不良反应较少，一般不引起刺激性干咳，持续治疗依从性高。

注：1. 血压水平定义和分类，见表7-1。

表7-1　血压水平定义和分类

分类	收缩性/mmHg		舒张压/mmHg
正常血压	<120	和（或）	<80
正常高值	120～139	和（或）	80～89

续表

分类	收缩性/mmHg		舒张压/mmHg
高血压:	≥140	和(或)	≥90
1级高血压(轻度)	140~159	和(或)	90~99
2级高血压(中度)	160~179	和(或)	100~109
3级高血压(重度)	≥180	和(或)	≥110
单纯收缩期高血压	≥140	和	<90

注：当收缩压和舒张压分属于不同级别时，以较高的分级为准。

2. 影响高血压患者心血管预后的重要因素，见表7-2。

表7-2 影响高血压患者心血管预后的重要因素

心血管危险因素	靶器官损害(TOD)	伴临床疾患
1. 高血压(1~3)级 2. 年龄：男性＞55岁，女性＞65岁 3. 吸烟 4. 糖耐量受损(2h血糖7.8~11.0mmol/L)和(或)空腹血糖异常(6.1~6.9mmol/L) 5. 血脂异常：TC≥5.7mmol/L（220mg/dl)或LDL-C＞3.3mmol/L(130mg/dl)或HDL-C＜1.0mmol/L(40mg/dl) 6. 早发心血管病家族史(一级亲属发病年龄男性＜55岁，女性＜65岁)	1. 左心室肥厚 心电图：Sokolow-Lyons＞38mV或Cornell＞2440mm·mms 超声心电图：LVMI为男≥125g/m²，女≥120g/m² 2. 颈动脉超声：IMT＞0.9mm或动脉粥样斑块 3. 颈-股动脉脉搏波速度：＞12m/s 踝/臂血压指数＜0.9 4. 估算的肾小球滤过率降低[eGFR＜60ml/	1. 脑血管病：脑出血、缺血性脑卒中、短暂性脑缺血发作 2. 心脏疾病：心肌梗死病史，心绞痛，冠状动脉运重建史，充血性心力衰竭 3. 肾脏疾病：糖尿病肾病，肾功能受损，肌酐≥133μmol/L(男性)或≥124μmol/L(女性)，尿蛋白≥300mg/24h 4. 外周血管疾病：视网膜病变、出血或渗出、视盘水肿

心血管危险因素	靶器官损害（TOD）	伴临床疾患
7. 腹型肥胖（腰围：男性≥90cm，女性≥85cm）或肥胖（BMI≥28kg/m²）	(min·1.73m)] 或血清肌酐轻度升高（男性115～133μmol/L，女性107～124μmol/L）	5. 糖尿病　空腹血糖≥7.0mmol/L（126mg/dl），餐后血糖≥11.1mmol/L(200mg/dl)
8. 高同型半胱氨酸＞10μmol/L	5. 微量白蛋白尿30～300mg/24h 或蛋白/肌酐比≥30mg/g(3.5mg/mmol)	糖化血红蛋白(HbA1c)≥6.5%

注：TC 为总胆固醇；LDL-C 为低密度脂蛋白胆固醇；HDL-C 为高密度脂蛋白胆固醇；LVMI 为左心室质量指数；IMT 为颈动脉内膜中层厚度；BMI 为体质量指数。

3. 高血压患者心血管危险水平分层，见表 7-3。

表 7-3　高血压患者心血管危险水平分层

其他危险因素和病史	血压水平/mmHg		
	1 级高血压 SBP140～150 或 DBP90～99	2 级高血压 SBP160～179 或 DBP100～109	3 级高血压 SBP≥180 或 DBP≥110
无	低危	中危	高危
1～2 个其他危险因素	中危	中危	很高危
≥3 个其他危险因素或靶器官损害	高危	高危	很高危
临床并发症或并发糖尿病	很高危	很高危	很高危

4. 常用降压药物名称、剂量及用法，见表 7-4。

表 7-4 常用降压药物名称、剂量及用法

药物分类	药物名称	每次剂量 /mg	用法 /(次/d)	不良反应
利尿药	氢氯噻嗪	12.5	1～2	低血钾，影响血糖、血脂、血尿酸代谢。多发生在大剂量时，往往推荐小剂量。其他还包括乏力、尿量增多等，痛风患者禁用
	呋塞米	20～40	1～2	
	氯噻酮	25～50	1	
	螺内酯	20～40	1～2	可引起高血钾，不宜与 ACEI、ARB 类联用
	氨苯蝶啶	50	1～2	
	阿米洛利	5～10	1	
	吲达帕胺	1.25～2.5	1	长期服用可致低钾血症，偶可致高尿酸血症，而对血钙、血糖和血脂则无影响
β受体阻滞药	普萘洛尔	10～20	2～3	能导致心动过缓，诱发支气管哮喘、高血糖、高脂血症等。且能掩盖低血糖的临床征象。如大剂量使用还会诱发急性心力衰竭。所以，对同时合并房室传导阻滞、高脂血症、高尿酸血症、糖尿病或哮喘的患者不宜使用
	美托洛尔	25～50	2	
	阿替洛尔	50～100	1	
	倍他洛尔	10～20	1	
	比索洛尔	5～10	1	
	卡维地洛	12.5～25	1～2	
	拉贝洛尔	100	2～3	

药物分类	药物名称	每次剂量 /mg	用法 /（次/d）	不良反应
钙通道阻滞药	硝苯地平缓释片	20	2	可产生面部潮红、头痛、心跳加快、踝部水肿等副作用。其中硝苯地平（心痛定）偶有致高血糖的作用，因此，对合并有糖尿病者尽量不用，如必须用的话，则一般主张用小剂量，并应定期复查血糖
	硝苯地平控释剂	30～60	1	
	尼卡地平	40	2	
	尼群地平	10	2	
	非洛地平缓释剂	5～10	1	
	苯磺酸氨氯地平	5～10	1	
	拉西地平	4～6	1	
	乐卡地平	10～20	1	由于对窦房结功能和房室传导有抑制作用，容易引起窦性心动过缓和房室传导阻滞。因此，对心动过缓和房室传导阻滞的患者不宜使用
	维拉帕米缓释剂	240	1	
	地尔硫䓬缓释剂	90～180	1	

药物分类	药物名称	每次剂量 /mg	用法 /(次/d)	不良反应
血管紧张素转换酶抑制药	卡托普利	12.5~50	2~3	最多见的不良反应为不同程度的咳嗽，以咽痒、干咳为主，发生率为10%~20%。其他少见的不良反应有血管神经性水肿、高钾血症、白细胞减少、低血糖等。对严重肾功能减退患者慎用或不用
	依那普利	10~20	2	
	贝那普利	10~20	1	
	赖诺普利	10~20	1	
	雷米普利	2.5~10	1	
	福辛普利	10~20	1	
	西拉普利	2.5~5	1	
	培多普利	4~8	1	
血管紧张素Ⅱ受体阻滞药	氯沙坦	50~100	1	目前尚未发现有明显的不良反应，可有轻度头晕、恶心等，偶可致高钾血症
	缬沙坦	80~160	1	
	厄贝沙坦	150~300	1	
	替米沙坦	40~80	1	
	坎地沙坦	8~16	1	
	奥美沙坦	20~40	1	

5. 降压药物应遵循小剂量开始，优先选择长效制剂，联合用药及个体化，所有降压药都要根据患者血压水平和对药物的反应选择用量。2级以上高血压为达到目标血压常需联合治疗。对血压 ≥ 160/100mmHg 或高于目标血压 20/10mmHg或高危及以上患者，起始即可采用小剂量两种药物联合或用固定复方制剂。对老年患者、双侧或颅内动脉严重狭窄及严重直立性低血压患者应该慎重进行降压治疗，降压过程该缓慢、平稳。对于心肌梗死和心力衰竭患者合并高血压，首先考虑选择 ACEI 或 ARB 和 β 受体阻滞药。

✚ 第二节　继发性高血压

长期医嘱	临时医嘱
内科护理常规	生化全套
二级护理	血常规
低盐饮食	尿常规
血压监测	粪常规
硝苯地平控释片 30～60mg	甲状腺功能（FT_3、FT_4、TT_3、TT_4、
po　qd	TSH）
或 非洛地平缓释片 5～	血浆肾素、血管紧张素Ⅱ、醛固酮
10mg po qd	血浆、尿儿茶酚胺、甲氧基肾上腺素及甲
或 苯磺酸氨氯地平 5～	氧基去甲肾上腺素
10mg　po　qd	血浆皮质醇
	尿常规
	微量白蛋白尿
	24h 尿蛋白定量
	24h 尿醛固酮测定
	24h 尿 VMA 测定

长期医嘱	临时医嘱
	24h 尿 17-羟类固醇、17-酮类固醇测定
	24h 尿钠
	24h 尿钾
	24h 动态血压监测①
	眼底检查②
	心电图③
	胸部 X 线检查④
	超声心动图⑤
	腹部超声
	双肾动脉 B 超⑥
	肾动脉造影⑦
	肾上腺超声
	肾上腺 CT 或 MRI⑧
	放射性核素扫描⑨
	经皮肾动脉成形术⑩

① 24h 动态血压可更好地评估患者血压情况。

② 视网膜动脉病变可反映小血管病变情况。常规眼底镜检查的高血压眼底改变，按 Keith-Wagener 和 Backer 4 级分类法。高分辨率眼底成像系统有望成为检查眼底小血管病变的工具。

③ 心电图检查可以发现左心室肥厚、心肌缺血、心脏传导阻滞或心律失常。

④ 胸部 X 线检查可以了解心脏轮廓、大动脉及肺循环情况。

⑤ 超声心动图在诊断左心室肥厚和舒张期心力衰竭方面优于心电图。

⑥ 对怀疑肾实质性高血压患者，应先行双肾 B 超检

查，了解双侧肾脏的大小、形态及结构的变化，再查核素肾功能显像，以观察肾功能及血液灌注情况，必要时行肾脏活检。

⑦ 肾动脉造影至今仍是肾血管性高血压诊断的金标准，可明确肾主动脉、侧支或副肾动脉、动脉瘤狭窄后扩张及血管畸形等病变，而且可同时实施经皮腔内肾动脉成形术或血管内支架术，纠正狭窄的肾动脉。

⑧ 肾上腺 CT、MRI 可显示直径大于 1cm 的瘤体影像。

⑨ 可以对肾上腺皮质腺瘤、嗜铬细胞瘤及其他部位肿瘤引起的高血压进行定位诊断。

⑩ 对于严重肾动脉狭窄性高血压，行经皮肾动脉血管成形术。

注：1. 继发性高血压是指由某些确定的疾病或病因引起的血压升高，约占所有高血压的 5%。如原发性醛固酮增多症、嗜铬细胞瘤、肾血管性高血压、肾素分泌瘤等，及早明确诊断能明显提高治愈率或阻止病情进展。临床上凡遇到以下情况时，要进行全面详尽的筛选检查：①中、重度血压升高的年轻患者；②症状、体征或实验室检查有怀疑线索，例如肢体脉搏搏动不对称性减弱或缺失，腹部听到粗糙的血管杂音，近期明显怕热、多汗、消瘦，血尿或明显蛋白尿等；③降压药联合治疗效果很差，或者治疗过程中血压曾经控制良好但近期内又明显升高；④急进性和恶性高血压患者。

2. 继发性高血压的主要病因，见表 7-5。

表 7-5　继发性高血压的主要病因

肾脏疾病

肾小球肾炎　慢性肾盂肾炎

先天性肾脏病变（多囊肾）

继发性肾脏病变(结缔组织病、糖尿病肾病、肾淀粉样变等)

肾动脉狭窄

肾肿瘤

内分泌疾病

库欣综合征(皮质醇增多症)

嗜铬细胞瘤

原发性醛固酮增多症

肾上腺性变态综合征

甲状腺功能亢进

甲状腺功能减退

甲状旁腺功能亢进

腺垂体功能亢进

绝经期综合征

心血管病变

主动脉瓣关闭不全

完全性房室传导阻滞

主动脉缩窄

多发性大动脉炎

颅脑病变

脑肿瘤

脑外伤

脑干感染

其他

妊娠高血压综合征

红细胞增多症

药物(糖皮质激素,拟交感神经药,甘草)

第三节　高血压危象

长期医嘱	临时医嘱
内科护理常规	生化全套
一级护理	血常规
半流质饮食	BNP
病重	凝血功能(PT、APTT、ACT、INR)
卧床	血浆肾素、血管紧张素Ⅱ、醛固酮
心电、血压监护	血浆、尿儿茶酚胺
吸氧	尿常规
	粪常规＋潜血试验
	心电图
	头 CT 检查
	床旁超声心动图
	床旁胸部 X 线检查
	眼底检查
	肾动脉超声
	5% GS 50ml ┐ iv(泵入)
	硝普钠 30mg[①] ┘
	或 5% GS 稀释至50ml ┐ iv
	硝酸甘油 25mg[②] ┘ (泵入)

① 硝普钠是最有效的能迅速起作用的降压药，可同时直接扩张动脉和静脉，降低前、后负荷，持续时间短。将硝普钠 25～50mg 溶于 250～500ml 葡萄糖溶液中（100mg/L），剂量范围 0.25～10μg/(kg·min)，持续静脉滴注，用量由小到大，逐渐增加剂量，直至血压满意控制。硝普钠滴注后会立即发挥作用，应仔细调节滴注速率，稍有改变就可引起血

压较大波动。停止滴注后降压作用仅维持 3～5min，因此应该每 5min 测量血压，并依据血压高度控制滴注速率。硝普钠溶液对光敏感，应新鲜配制，配制后 4h 将失效，滴注瓶必须用铝箔或黑布包裹。硝普钠可有效地用于各种类型的高血压急诊，尤其在高血压脑病、脑出血、手术后高血压、急性左心衰竭等。在恶性高血压、急性肾小球肾炎、慢性肾功能衰竭伴急进型高血压和循环儿茶酚胺过多等情况下，可作为初始阶段的血压控制。

② 硝酸甘油静脉滴注主要用于高血压急诊并发心绞痛或急性左心衰竭，对硝普钠治疗高血压急诊有禁忌证者也可选用此药。治疗时滴注速率过快或用量过大，可引起心动过速、头痛、呕吐等不良反应。硝酸甘油比较容易产生耐药性，通常发生在持续给药 12h 之后，克服的办法是加大剂量或改换其他药物。

注：1. 高血压危象　按靶器官的功能状况分为高血压急症和高血压亚急症。高血压危象的主要临床类型包括：急进恶化性高血压、高血压脑病、脑血栓栓塞和颅内出血、急性主动脉夹层、急性左心衰竭、肺水肿、不稳定型心绞痛、急性心肌梗死、子痫、先兆子痫、急性肾功能衰竭、围术期高血压等。

2. 降压原则　高血压急症需要迅速而可靠地降压，应用短效静脉降压药物，视临床情况的不同，最初目标是在数分钟至 2h 内使平均动脉压下降不超过 25%，以后的 2～6h 使血压降至 160/100mmHg。如果是急性主动脉夹层，此降压目标应在 5～10min 实现。血压降至目标水平后可以开始口服给药维持，根据肾功能和心功能情况选用 2 种或 2 种以上降压药联合治疗。某些患者也可以静脉结合口服用药。使血压在数天至 3 个月之内达到低于 140/(85～90)mmHg 水平。

3. 治疗用药的注意事项　若出现脑水肿，可用 20% 甘露醇 125ml 快速静脉滴注，每 4h 1 次。当病情平稳后，需寻找引起高血压危象的原发病，如急/慢性肾炎、慢性肾盂肾炎、妊娠高血压综合征、中毒性甲亢、嗜铬细胞瘤等。

4. 高血压危象的抢救流程，见图 7-1。

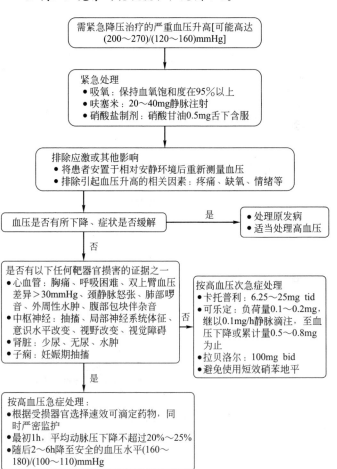

图 7-1　高血压危象抢救流程

第四节　原发性醛固酮增多性高血压

长期医嘱	临时医嘱
内科护理常规	生化全套[6]
二级护理	血常规
低钠饮食[1]	尿常规
测血压　bid	粪常规
记录 24h 出入量	动脉血气分析
螺内酯　200mg　po　bid[2]	卧、立位血浆醛固酮测定[7]
或　依普利酮　25mg　po　qd[3]	血浆肾素、血管紧张素 II 测定[8]
硝苯地平缓释片　20mg　po　bid[4]	24h 尿钾、醛固酮测定
地塞米松片　0.5～1mg　po　qd[5]	尿微量白蛋白
	心电图
	胸部 X 线检查
	超声心动图
	24h 动态血压监测
	高盐饮食负荷试验[9]
	或　氟氢可的松抑制试验
	或　生理盐水滴注试验
	或　卡托普利抑制试验
	肾上腺 CT 平扫加增强[10]
	肾上腺静脉采血[11]
	腹腔镜肾上腺肿瘤切除术[12]

① 醛固酮增多，导致患者低钾高钠。

② 推荐首选。初始剂量 20～40mg/d，逐渐递增，最大<400mg/d，2～4 次/d，以维持血钾在正常值上限内为度。如血压控制欠佳，联用其他降压药物如噻嗪类。

③ 为高选择性醛固酮受体拮抗剂，用于不能耐受螺内酯者，50～200mg/d，分 2 次，初始剂量 25mg/d。

④ 抑制醛固酮分泌和血管平滑肌收缩。

⑤ 用于糖皮质激素可抑制性醛固酮增多症。初始剂量，地塞米松 0.125～0.25mg/d，或泼尼松 2.5～5mg/d，睡前服，以维持正常血压、血钾和 ACTH 水平的最小剂量为佳，通常小于生理替代剂量。血压控制不满意者加用依普利酮，特别是儿童。

⑥ 可出现低血钾、高血钠、碱中毒及尿钾高。

⑦ 血浆醛固酮浓度及尿醛固酮排出量受体位及钠摄入量的影响，立位及低钠时升高。原醛症中血浆、尿醛固酮皆增高。测量方法：患者取仰卧位（至少静卧 2h），上午 8 时采血测定基础血醛固酮，肌注呋塞米 40mg（0.7mg/kg），取直立位 2h（或 4h）后再次采血测定血醛固酮。判断标准：血醛固酮水平较基础值上升 30% 以上，为阳性结果，提示特发性醛固酮增生；反之，为阴性结果，提示醛固酮瘤。

⑧ 患者基础值降低，有时可在可测范围之下。血醛固酮水平增高而肾素、血管紧张素 Ⅱ 水平降低为原醛症的特点。血浆醛固酮/血浆肾素活性比值大于 30 提示有原醛症的可能性，大于 50 具有诊断意义。

⑨ 确诊试验的理论基础是原发性肾上腺皮质增生的过量醛固酮分泌不被钠盐负荷或肾素-血管紧张素系统的阻断等因素抑制。目前证据尚不能证明四种试验何者更优，敏感性和特异性均在 90% 以上。应根据经济花费、患者的状况和依从性、实验室条件和地区经验等因素任选一种。

a. 高钠饮食，饮食含钠＞200mg/d 或 300mmol/d 连续 3d 后，测定 24h 尿醛固酮量。判断标准：尿醛固酮 ＞ 11μg/24h 为阳性结果。敏感性 96%；特异性 93%。

b. 氟氢可的松抑制试验，每 6h 口服氟氢可的松 0.1mg

或每 12h 口服 0.2mg，同时予高钠饮食（＞200mg/d 或 300mmol/d），连续 4d，试验前后测血醛固酮，判断标准：血醛固酮 ＞138.5pmol/L（5ng/dl）为阳性结果。

c. 静脉高钠试验，测定基础血醛固酮，然后静脉滴注 0.9％ NaCl 溶液 500ml/h，4h 后再次测量血醛固酮。判断标准：血醛固酮 ＞166.2pmol/L（6ng/dl）为阳性结果。

d. 卡托普利抑制试验，坐位或站位 1h 后口服 25mg 或 50mg 卡托普利，在服用前及服用后 1h 或 2h 测定血浆肾素活性、醛固酮、皮质醇，试验期间患者要求始终保持坐位。判断标准：正常人卡托普利抑制试验后血醛固酮通常下降大于 30％，而在原醛症患者中，血醛固酮不受抑制。但此试验可能会有一定的假阴性。

⑩ 上腹部 CT 薄层扫描（2～3mm）可检出直径＞5mm 的肾上腺肿物。醛固酮腺瘤（APA）多小于 1～2cm，低密度或等密度，强化不明显，CT 值低于分泌皮质醇的腺瘤和嗜铬细胞瘤。＞3～4cm 者可能为醛固酮癌。检查中必须注意肝面和肾脏面的小腺瘤。CT 测量肾上腺各肢的厚度可用来鉴别 APA 和特发性醛固酮增多症（IHA），厚度＞5mm，应考虑 IHA。

⑪ 是分侧定位原发性醛固酮增多症（PHA）的金标准，敏感性和特异性分别为 95％ 和 100％，并发症发生率＜2.5％。此为有创检查，费用高，仅用于 PHA 确诊、拟行手术治疗，但 CT 显示为"正常"肾上腺、单侧肢体增厚、单侧小腺瘤（＜1cm）、双侧腺瘤等。

⑫ 对肾上腺醛固酮瘤推荐首选腹腔镜肾上腺肿瘤切除术，尽可能保留肾上腺组织。腹腔镜与开放手术一致。如疑多发性肾上腺醛固酮瘤者，推荐患侧肾上腺全切除术。

注：原发性醛固酮增多症分类如下。

（1）醛固酮瘤最多见，占原症的 60％～90％，多见一侧腺瘤，直径多在 3cm 以下，大多介于 1～2cm，包隔完整，切面呈现金黄色，由大量透明细胞组成，电镜下瘤细胞呈小球状带细胞的特征，极少数为双侧腺瘤，醛固酮瘤的成因不明，患者血浆醛固酮浓度与血浆 ACTH 昼夜节律平行。

（2）特发性醛固酮增多症（特症）　为成人原醛症第二多见的类型，占 10％～40％，其肾上腺病变为双侧球状带细胞增生，有时伴结节，病因还不明确。

（3）肾上腺皮质癌可分泌大量醛固酮，往往还分泌糖皮质类固醇、雄激素，肿瘤体积较大，直径多在 3cm 以上，切面常显示出血、坏死。肿瘤的恶性性质在细胞学上常难以确定，确诊有赖于转移灶的发现。

（4）异位醛固酮肿瘤少见，可发生肾内的肾上腺残余或卵巢肿瘤。

（5）糖皮质激素可抑制性醛固酮增多症多见于青少年男性，可为家族性或散发，血醛固酮浓度与 ACTH 昼夜节律平行。用生理替代量的糖皮质激素数周后可使醛固酮分泌量、血压、血钾恢复正常。

第五节　嗜铬细胞瘤性高血压

长期医嘱	临时医嘱
内科护理常规	生化全套
一级护理	血常规
监测血压	尿常规
记录 24h 出入量	粪常规＋潜血试验
酚苄明 10mg　po　bid[①]	动脉血气分析
哌唑嗪 0.5mg（或 1mg）　po　bid～tid[②]	尿微量白蛋白
或 特拉唑嗪 4～8mg　po　qd[③]	心电图

长期医嘱	临时医嘱
	胸部 X 线检查
	超声心动图
	24h 动态血压监测
	24h 尿 VAM、MN 及 NMN④
	24h 尿肾上腺素、去甲肾上腺素、多巴胺⑤
	血浆游离 CA、NMN 及 MN⑥
	胰高血糖素激发试验⑦
	腹部超声⑧
	胸、腹、盆腔 CT⑨
	MRI⑩
	间位碘代苄胍（MIBG）扫描⑪
	嗜铬细胞瘤切除手术⑫

① 起始口服剂量为 10mg bid，按需逐渐加量至血压得到控制。不良反应为直立性低血压，鼻黏膜充血。有时可出现心动过速和心律失常。

② 起始口服 0.5mg 或 1mg，以后按需增加。剂量介于每次 2～4mg，日服 2～3 次。半衰期较短，可较灵活调节用量。起始用小剂量以避免严重的直立性低血压。

③ 每日用量为 2～8mg，控释剂每片 4mg，每日 1 次，1～2 片，必要时可加量。

④ 嗜铬细胞瘤分泌儿茶酚胺（CA），包括多巴胺，肾上腺素和去甲肾上腺素（NE），其代谢后产生 3-甲基氧去甲肾上腺素（NMN）、3-甲基氧肾上腺素（MN）及 3-甲基-4-羟基苦杏仁酸（VMA）等。测定血浆游离型或尿肾上腺素类物质（MNs）水平用于诊断嗜铬细胞瘤的敏感性高，但假阳性率也高达 19%～21%。如果以 NMN 或 MN 单项升高 3 倍以上或两者均升高做判断标准则假阳性率可降低，但

临床应进一步检查以进行确诊，对 MNs 轻度升高的患者应排除影响因素后重复测定。坐位 NMN 水平的参考值上限是仰卧位的 2 倍，故应使用同一体位的参考值来判断结果。NMN 水平随年龄增加，故需按不同年龄调整参考值上限以减少假阳性。应避免应激、食用咖啡因类食物对 MNs 测定结果的影响，严重疾病患者在重症监护时可出现假阳性结果。

⑤ 24h 尿儿茶酚胺排泄水平应留取 24h 尿量，并保持尿液 pH<3。

⑥ 患者空腹、卧位休息 30min 后抽血，取血前 30min 应于静脉内留置注射针头，以减少抽血时疼痛刺激所致儿茶酚胺生理性升高。

⑦ 对于持续性高血压患者，尿儿茶酚胺及其代谢物明显增高，不必做药理试验。对于阵发性患者，如果一直等不到发作，可考虑做胰高血糖素激发试验。给患者静注胰高血糖素 1mg，注后 1～3min，如为本病患者，血浆儿茶酚胺增加 3 倍以上或升至 2000pg/ml，血压上升。

⑧ 对肿瘤做定位检查对直径 1cm 以上的肾上腺肿瘤阳性率较高。

⑨ CT 对胸、腹和盆腔组织有很好的空间分辨率，并可发现肺部转移病灶，增强 CT 诊断嗜铬细胞瘤的敏感性为 88%～100%。由于瘤体出血、坏死，CT 显示常呈不均质性。如未事先用 α 受体拮抗药控制高血压，静脉注射造影剂可能引起高血压发作。

⑩ 推荐磁共振成像（MRI）用于以下情况：探查颅底和颈部原发性副淋巴瘤（PGL），其敏感性 90%～95%；有肿瘤转移的患者；CT 检查显示体内存留金属异物伪影；对 CT 造影剂过敏以及如儿童、孕妇、已知种系突变和最近已有过度辐射而需要减少放射性暴露的人。

⑪ 拟交感神经药、阻断儿茶酚胺转运药物如可卡因和三环类抗抑郁药、钙通道阻滞药、α 及 β 肾上腺素能受体阻

滞药等可减少 MIBG 浓度，故需停药 2 周后再行 MIBG 显像。

⑫ 推荐对大多数嗜铬细胞瘤患者行腹腔镜微创手术，如肿瘤直径＞6cm 或为侵袭性嗜铬细胞瘤则应进行开放式手术以确保肿瘤被完整切除；为避免局部肿瘤复发，术中应防止肿瘤破裂。建议对双侧嗜铬细胞瘤患者手术时应尽量保留部分肾上腺，以免发生永久性肾上腺皮质功能减退。

注：1. 嗜铬细胞瘤（pheochromocytoma）起源于肾上腺髓质、交感神经节或其他部位的嗜铬组织，这种瘤持续或间断地释放大量儿茶酚胺，引起持续性或阵发性高血压和多个器官功能及代谢紊乱。约 10％为恶性肿瘤。本病以 20～50 岁最多见，男女发病率无明显差异。

2. 嗜铬细胞瘤位于肾上腺者占 80％～90％，大多为一侧性，少数为双侧性或一侧肾上腺瘤与另一侧肾上腺外瘤并存，多发生者较多见于儿童和家族性患者。肾上腺外嗜铬细胞瘤称为副神经节瘤，主要位于腹部，多在腹主动脉旁（占 10％～15％）。

3. 主要临床表现为阵发性高血压、持续性高血压、低血压、休克、心律失常。

➕ 第六节　肾性高血压

长期医嘱	临时医嘱
内科护理常规 二级护理 低盐饮食	生化全套⑦ 血常规⑦ 尿常规

长期医嘱	临时医嘱
血压监测	粪常规＋潜血试验
氢氯噻嗪 12.5mg po qd①	血浆肾素活性(PRA)测定
或 呋塞米 20～40mg po qd②	血管紧张素测定
美托洛尔 12.5～50mg po bid③	尿微量白蛋白
或 比索洛尔 5～10mg po qd③	24h 尿蛋白
硝苯地平控释片 30～60mg po qd④	胸部 X 线检查
或 非洛地平缓释片 2.5～10mg po qd④	心电图
或 苯磺酸氨氯地平 2.5～10mg po④	24h 动态血压监测
依那普利 5～20mg po qd⑤	超声心动图
或 雷米普利 2.5～10mg po qd⑤	肾动脉超声
或 福辛普利 5～20mg po qd⑤	肾动脉 CTA 检查⑧
氯沙坦 50～100mg po qd⑥	肾动脉造影检查⑧
或 缬沙坦 80～160mg po qd⑥	肾脏 B 超检查及彩色多普勒
或 厄贝沙坦 75～300mg po qd⑥	血流显像
或 替米沙坦 40～80mg po qd⑥	肾脏活检⑨
	透析⑩
	肾血管重建⑪
	或 经皮腔内肾动脉成形术
	（PTRA)⑪
	或 肾动脉支架成形术⑪
	肾脏移植⑫

① 可用于轻度肾功能不全者，当肾小球滤过率＜30ml/min 时一般无效。需注意大剂量利尿药对血糖、血脂、血钾的不利影响。

② 肾小球滤过率＜30ml/min 时，选用呋塞米。利尿药可激活 RAAS 系统，在单侧肾动脉狭窄的早期阶段需慎重，与 ACEI 或 β 受体阻滞药合用可预防这种作用。所有降压药都要根据患者血压水平和对药物的反应选择用量。

③ β 受体阻滞药可抑制肾素释放，有良好的心脏保护作用，根据患者心率、血压调整药物用量。

④ 此类药能迅速有效降低血压，且有如下优点：降压效果不受钠盐摄入量的影响；可用于某些禁用或慎用 ACEI 情况（血肌酐＞$265.2\mu mol/L$、双侧肾动脉狭窄），且不引起高血钾和咳嗽；不影响血脂、甲状旁腺和维生素 D 的代谢。导致肾功能恶化的风险小，传统认为是控制肾血管性高血压的首选药物。

⑤ 对具有大量蛋白尿的肾脏病及糖尿病肾病，其延缓肾损害进展疗效尤为显著。禁用或慎用 ACEI 的情况：血肌酐＞$265.2\mu mol/L$、双侧肾动脉狭窄、高钾血症。

⑥ ARB 达到了 ACEI 同样的理想降压、降尿蛋白及保护肾功能的效果。

⑦ 肾实质性高血压常同时伴有较严重的贫血和低蛋白血症。

⑧ 若考虑肾动脉狭窄可行肾动脉 CT 成像或肾动脉造影检查。

⑨ 用于肾实质性疾病的诊断。

⑩ 慢性肾功能不全患者随病情进一步发展，其高血压往往较重，药物治疗难以控制，必要时尽早透析。一部分长期透析患者的肾性高血压，可通过透析基本控制，其余患者在透析基础上需加用降压药物。

⑪ 用于肾血管性高血压的治疗。

⑫ 由于手术治疗创伤及风险较大，一般在介入治疗失败或不宜做介入治疗时选用。

注：1. 肾性高血压包括肾血管性高血压和肾实质性高血压。

2. 肾血管性高血压的治疗　药物治疗不能阻止肾动脉狭窄进展，但能帮助控制高血压，改善症状。单侧肾动脉狭窄呈高肾素者，现常首选 ACEI 或 ARB，但是必须从小量开始，逐渐加量，以免血压下降过快过低。双侧肾动脉狭窄者应禁服上述药物。为有效控制血压，常需多种降压药物配伍应用。现代强效降压药甚多，药物治疗往往能有效控制肾血管性高血压，而且在患者远期存活率上药物治疗也与 PTRA 无差异，所以目前不少学者认为肾血管性高血压应首选药物治疗。至于已导致缺血性肾脏病的肾动脉狭窄，为防止狭窄和肾功能损害进展，适时进行 PTRA 并放置血管支架为首选，若 PTRA 禁忌或 PTRA 及放置支架失败，则可考虑外科手术治疗。

3. 肾实质性高血压的治疗　根据最新 2013 欧洲高血压指南，肾实质性高血压患者目标血压小于 140/90mmHg，合并蛋白尿的糖尿病患者目标血压小于 130/80mmHg。各类抗高血压药物均可用于肾实质性高血压患者，且大多数需多种药物联合治疗才能达标。肾实质性高血压必须严格限制钠盐的摄入，每天小于 3g，通常需要联合使用降压药物治疗。如不存在使用禁忌证，联合治疗方案中一般应包括 ACEI 或 ARB，有利于减少蛋白尿，延缓肾功能恶化。

第八章　血脂异常

✚ 第一节　脂蛋白胆固醇代谢紊乱

长期医嘱	临时医嘱
内科护理常规	生化全套
二级护理[①]	血常规
低脂低热量饮食	尿常规
阿托伐他汀钙片　20～40mg　po　qn[②]	粪常规＋潜血试验
或 瑞舒伐他汀钙片　10～20mg　po　qn	同型半胱氨酸
或 普伐他汀　20～40mg　po　qn	甲状腺功能（FT$_3$、FT$_4$、
或 辛伐他汀　20～40mg　po　qn	TT$_3$、TT$_4$、TSH）
或 氟伐他汀　40～80mg　po　qn	胸部 X 线检查
依折麦布　10mg　po　qd[③]	心电图
阿昔莫司　0.25～0.5g　po　tid[④]	超声心动图
非诺贝特　100mg　po　tid[⑤]	颈动脉超声
苯扎贝特　200mg　po　tid	双下肢动脉超声

①　根据合并疾病，选择相应护理级别。

②　根据患者胆固醇水平、治疗效果和不良反应情况选择他汀类药物和剂量。他汀类降脂药物有肝功能损害和横纹肌溶解的副作用，应定期检查肝功能和肌酶。胆汁淤积和活动性肝病是应用他汀类药物的禁忌证。

③　适用于不能耐受他汀类药物或者单用他汀类药物血脂不能达标的患者。因其安全性与耐受性好，更适于老年患

者应用。依折麦布最常见的不良反应为头痛和恶心，肌酶和肝酶升高超过 3 倍正常上限的情况仅见于极少数患者。

④ 适用于 TG 明显升高，HDL-C 水平降低，LDL-C 正常或轻度升高的患者（以低 HDL-C 为主的混合性血脂异常患者）。

⑤ 适用于高甘油三酯血症或以甘油三酯升高为主的混合型高脂血症。

注：1. 生活方式干预包括控制饮食中胆固醇摄入、增加体力运动、维持理想体重、控制其他危险因素。饮食中胆固醇摄入量<200mg/d，饱和脂肪酸摄入量不超过总热量的 10%，增加蔬菜、水果、粗纤维食物、鱼类的摄入。运动疗法方面建议每日坚持 30～60min 的中等强度有氧运动，每周至少 5 天。

2. 不推荐首选贝特类或烟酸类药物用于血脂紊乱的干预，除非患者 TG 严重升高或患者不能耐受他汀类药物。

3. 根据患者 ASCVD（动脉粥样硬化性心血管疾病，包括冠心病、缺血性脑卒中和外周动脉疾病）发病风险，胆固醇治疗目标值不同（表 8-1）。

表 8-1   ASCVD 一级预防与二级预防降胆固醇的目标值

临床疾病和（或）危险因素	目标 LDL-C/(mmol/L)
ASCVD	<1.8
糖尿病+高血压或≥其他危险因素	<1.8
糖尿病	<2.6
慢性肾病（Ⅲ 或 Ⅳ 期）	<2.6
高血压+1 项其他危险因素	<2.6
高血压或≥3 项其他危险因素	<3.4

注：LDL-C 为低密度脂蛋白胆固醇；其他危险因素包括年龄（男≥45 岁、女≥55 岁）、吸烟、高密度脂蛋白胆固醇<1.04mmol/L、体重指数≥28kg/m²、早发缺血性心血管病家族史。

常用降脂药物名称、剂量、用法及不良反应见表8-2。

表8-2　常用降脂药物名称、剂量、用法及不良反应

种类	名称	用量	用法	不良反应
他汀类	洛伐他汀	10～80mg/d	睡前口服	不良反应少，主要表现为胃肠道不适、肝损害及肌病，其发生与用药剂量呈正相关。最严重的副作用是横纹肌溶解，可引起急性肾功能衰竭而危及生命，尽管发生率很低（不足千分之一），但因病情严重，故应高度重视和警惕
	辛伐他汀	10～40mg/d	睡前口服	
	普伐他汀	10～40mg/d	睡前口服	
	氟伐他汀	10～40mg/d	睡前口服	
	阿托伐他汀	10～40mg/d	睡前口服	
	瑞舒伐他汀	5～20mg/d	睡前口服	
	匹伐他汀	2mg/d	睡前口服	
贝特类	非诺贝特	200mg	每日1次口服	主要表现为轻度胃肠道不适，如恶心、腹胀、腹泻等，少数患者可出现肝功能异常、肌痛甚至横纹肌溶解，与他汀类降脂药物合用时不良反应显著增加。此外，长期服用可增加胆石症的发病率，可能与此类药物使胆固醇排入胆汁的量增多，促进胆结石形成有关
	苯扎贝特	200mg	每日3次口服	
	吉非罗齐	300mg	每日2次口服	

种类	名称	用量	用法	不良反应
烟碱类	阿昔莫司	0.25～0.5g	每日2～3次口服	可导致颜面潮红、皮肤瘙痒及胃肠不适。另外,还可引起血尿酸及血糖升高
胆固醇吸收抑制剂	依折麦布	10mg	每日1次口服	不良反应少见,偶有消化道症状(如恶心、腹胀、便秘、腹泻等)、转氨酶升高及头痛
胆酸螯合剂	消胆胺	4～8g	每日1～3次	胃肠道不适、便秘等
	降胆宁	10～20g	每日1～2次	

4. **冠心病** 指急性冠脉综合征、稳定性心绞痛、陈旧性心肌梗死、有客观证据的心肌缺血、冠脉介入或冠脉手术后的患者。

5. **冠心病等危症**

(1) 有临床表现的冠状动脉以外动脉的动脉粥样硬化,包括缺血性脑卒中、周围动脉疾病、腹主动脉瘤和症状性颈动脉病等。

(2) 糖尿病。

(3) 有多种危险因素及其发生主要冠脉事件的危险相当于已确立的冠心病。

6. **其他心血管病的主要危险因素**

(1) 高血压 (BP≥140/90mmHg 或接受降压药物治疗)。

（2）吸烟。

（3）低 HDL-C 血症 [＜1.04mmol/L（40mg/dl）]。

（4）肥胖（BMI≥28kg/m²）

（5）早发缺血性心血管病家族史（一级男性亲属发病时＜55岁，一级女性亲属发病时＜65岁）。

（6）年龄（男性≥45岁，女性≥55岁）。

7. 血脂异常患者开始调脂治疗 TC 和 LDL-C 值及其目标值（表 8-3）。

表 8-3　降低胆固醇目标值

单位：mmol/L（mg/dl）

危险等级	TLC 开始	药物治疗开始	治疗目标值
低危	TC＞6.22(240) LDL-C ＞4.14(160)	TC＞6.99(270) LDL-C ＞4.92(190)	TC＜6.22(240) LDL-C ＜4.14(160)
中危	TC＞5.18(200) LDL-C ＞3.37(130)	TC＞6.22(240) LDL-C ＞4.14(160)	TC＜5.18(200) LDL-C ＜3.37(130)
高危	TC＞4.14(160) LDL-C ＞2.59(100)	TC＞4.14(160) LDL-C ＞2.59(100)	TC＜4.14(160) LDL-C ＜2.59(100)
极高危	TC＞3.11(120) LDL-C ＞1.8(70)	TC＞3.11(120) LDL-C ＞1.8(70)	TC＜3.11(120) LDL-C ＜1.8(70)

✚ 第二节 高甘油三酯血症

长期医嘱	临时医嘱
内科护理常规	生化全套
二级护理	血常规
低脂低热量饮食	甲状腺功能（FT_3、FT_4、TT_3、
运动疗法	TT_4、TSH）
非诺贝特　200mg　po　qd[①]	尿常规
或 吉非罗齐　300mg　po　bid	粪常规＋潜血试验
烟酸　1.0g　po　tid[②]	血淀粉酶
ω-3 脂肪酸　0.5～1g　po　tid[③]	胸部 X 线片
	心电图

[①] 贝特类降脂药物，也就是苯氧芳酸类降脂药物。其多数药物的译名中含有"贝特"二字，如氯贝特、苯扎贝特、非诺贝特等，故常将此类降脂药物称为"贝特类"降脂药物。此类药物口服后容易被肠道吸收，服药 1～2h 后即可在血液中测得其药物浓度。它们可通过增强脂蛋白酯酶的活性加速脂蛋白分解，同时也能减少肝脏中脂蛋白的合成，从而降低血脂。这类药物的突出作用是显著降低三酰甘油。研究表明，贝特类降脂药物除了主要通过纠正血脂异常来发挥抗动脉粥样硬化作用之外，还能通过防止血液凝固、促进血栓溶解、减少动脉粥样硬化性炎症等调脂外的途径来发挥抗动脉粥样硬化作用。在临床上，此类药物常用于动脉粥样硬化的预防和治疗。

[②] 烟酸类药物属 B 族维生素，当用量超过其作为维生素作用的剂量时，可有明显的降脂作用。该类药物的适用范

围较广，可用于除纯合子型家族性高胆固醇血症及Ⅰ型高脂蛋白血症以外的任何类型高脂血症。但是，该药的速释制剂不良反应大，一般不单独应用。对于烟酸的降脂作用机制，目前医学界尚不十分明确。缓释制剂的不良反应大大减少，主要为颜面潮红。

③ ω-3多不饱和脂肪酸通过各种途径减轻炎症发生，降低糖尿病患者血清LDL-C和TG水平，抑制体外培养的乳腺、前列腺和结肠癌细胞增生，促进细胞凋亡。然而，大样本的研究并未发现ω-3多不饱和脂肪酸能降低心血管病死率或发病率。

注：三酰甘油是长链脂肪酸和甘油形成的脂肪分子。高甘油三酯血症是一种异族性三酰甘油蛋白合成和（或）降解障碍。

正常三酰甘油水平：儿童＜100mg/dl（1.13mmol/L），成人＜150mg/dl（1.7mmol/L）。

临界性高甘油三酯血症：250～500mg/dl（2.83～5.65mmol/L）。

明确的高甘油三酯血症：大于500mg/dl（5.65mmol/L）。

三酰甘油≥5.65mmol/L（500mg/dl）时，易发生急性胰腺炎。同时针对病因治疗，如糖尿病、甲状腺功能减退。

✚ 第三节　混合型高脂血症

长期医嘱	临时医嘱
内科护理常规 二级护理	生化全套 血常规

长期医嘱	临时医嘱
低脂低热量饮食	甲状腺功能（FT_3、FT_4、
运动疗法	TT_3、TT_4、TSH）
阿托伐他汀钙片　20～40mg　po　qn	同型半胱氨酸
或　瑞舒伐他汀钙片　10～20mg	血淀粉酶
po　qn	尿常规
或　普伐他汀　20～40mg　po　qn	粪常规＋潜血试验
或　辛伐他汀　20～40mg　po　qn	胸部 X 线检查
或　氟伐他汀　40～80mg　po　qn	心电图
非诺贝特　200mg　po　qd	颈动脉超声
或　吉非罗齐　300mg　po　bid	双下肢动脉超声
烟酸　1.0g　po　tid	
依折麦布　10mg　po　qd	
普罗布考　0.5g　po　bid[①]	
ω-3 脂肪酸　0.5～1g　po　tid	

① 普罗布考最严重的副作用是引起 Q-T 间期延长，但较少见，故有室性心律失常或 Q-T 间期延长者禁用。

注：1. 他汀类药物和贝特类药物开始合用时宜用小剂量，晨服贝特类药物，晚服他汀类药物；密切监测肌酶和肝酶，如无不良反应，可逐步增加剂量。贝特类药物中，非诺贝特与他汀类药物合用，发生肌病的危险性较少。

2. 高脂血症分型　1976 年 WHO 建议将高脂血症分为六型。

（1）Ⅰ型高脂蛋白血症　主要是血浆中乳糜微粒浓度增加所致。将血浆置于 4℃ 冰箱中过夜，见血浆外观顶层呈"奶油样"，下层澄清。测定血脂主要为三酰甘油升高，胆固醇水平正常或轻度增加，此型在临床上较为罕见。

（2）Ⅱ型高脂蛋白血症　又分为Ⅱa 型和Ⅱb 型。

①Ⅱa 型高脂蛋白血症：血浆中 LDL 水平单纯性增加。

血浆外观澄清或轻微混浊。测定血脂只有单纯性胆固醇水平升高，而三酰甘油水平则正常，此型临床常见。

②Ⅱb型高脂蛋白血症：血浆中 VLDL 和 LDL 水平增加。血浆外观澄清或轻微混浊。测定血脂见胆固醇和三酰甘油均增加。此型临床比较常见。

③Ⅲ型高脂蛋白血症：又称为异常β-脂蛋白血症，主要是血浆中乳糜微粒残粒和 VLDL 残粒水平增加，其血浆外观混浊，常可见一模糊的"奶油样"顶层。血浆中胆固醇和三酰甘油浓度均明显增加，且两者升高的程度大致相当。此型在临床上很少见。

④Ⅳ型高脂蛋白血症：血浆 VLDL 增加，血浆外观可以澄清也可以混浊，主要视血浆三酰甘油升高的程度而定，一般无"奶油样"顶层，血浆三酰甘油明显升高，胆固醇水平可正常或偏高。

⑤Ⅴ型高脂蛋白血症：血浆中乳糜微粒和 VLDL 水平均升高，血浆外观有"奶油样"顶层，下层混浊，血浆三酰甘油和胆固醇均升高，以三酰甘油升高为主。

 第四节　家族性高胆固醇血症

长期医嘱	临时医嘱
内科护理常规	生化全套
二级护理	血常规
低脂低热量饮食	甲状腺功能（FT_3、FT_4、
阿托伐他汀钙片　20～40mg　po　qn	TT_3、TT_4、TSH）
或 瑞舒伐他汀钙片　10～20mg	同型半胱氨酸
po　qn	尿常规

续表

长期医嘱	临时医嘱
或 普伐他汀 20～40mg po qn	粪常规＋潜血试验
或 辛伐他汀 20～40mg po qn	胸部 X 线检查
或 氟伐他汀 40～80mg po qn	心电图
依折麦布 10mg po qd①	颈动脉超声
普罗布考 0.5g po bid②	双下肢动脉超声
	LDL 受体功能分析
	LDL 受体基因检测

① 根据血脂水平、治疗效果和不良反应情况调节他汀类药物剂量。依折麦布联合中低强度他汀，可以同时抑制胆固醇的吸收和合成，两种机制互补协同增效，降 LDL-C 幅度即达 50% 以上，为临床强化降脂治疗提供了一个新型的选择；并且联合用药的安全性和耐受性与他汀类药物单药治疗相当。《2015 降胆固醇药物联合应用中国专家建议》指出，基于 IMPROVE-IT、SHARP 研究和降胆固醇治疗协作组荟萃分析的结果，动脉粥样硬化性心血管疾病 （ASCVD）患者可考虑初始联合依折麦布 10mg 与常规剂量他汀类药物降胆固醇治疗，从而使如急性心肌梗死、冠心病合并糖尿病等极高危患者 LDL-C 达标，并长期坚持治疗。对于单独应用他汀类药物胆固醇水平不能达标或不能耐受较大剂量他汀治疗的患者，也可以选择依折麦布和中低剂量他汀类药物的联合治疗。

② 普罗布考可引起心电图 Q-T 间期延长和严重室性心律失常，故在下列情况禁用。

a. 近期心肌损害，如新近心肌梗死者。

b. 严重室性心律失常，如心动过缓者。

c. 有心源性晕厥或有不明原因晕厥者。

d. 有 Q-T 间期延长者。

e. 正在使用延长 Q-T 间期的药物。

f. 血钾或血镁过低者。

注：1. 家族性高胆固醇血症（familial hypercholesterol-emia，FH）是一种罕见的常染色体显性遗传性疾病，有家族性的特征，患者本身低密度脂蛋白（LDL）胆固醇数值异常升高，若患者为纯合子时其低密度脂蛋白胆固醇（LDL-C）数值是正常人的4～6倍，通常LDL-C为500～1200mg/dl，甚至超过700mg/dl，但三酰甘油正常；也易于生命早期罹患心血管疾病。

2. FH最特征的临床表现为血LDL-C水平增高、黄色瘤、角膜弓和早发性冠心病。纯合子的临床表现比杂合子严重得多。FH患者的临床表现取决于其基因型，非遗传因素也对其有影响。FH基因型与表现型的关系比较复杂，即使带有相同突变，甚至属于同一家族的个体其临床表现差异也较大。另外，非遗传因素如高龄、男性、吸烟、饮食等也可显著影响LDL水平，增加冠心病的发生。

第九章 冠状动脉粥样硬化性心脏病

✚ 第一节 稳定型心绞痛

长期医嘱	临时医嘱
内科护理常规	生化全套
一级护理	血常规
低盐低脂饮食	肌钙蛋白
吸氧(2~4L/min)	尿常规
阿司匹林肠溶片　100mg　po　qd	粪常规＋潜血试验
或　氯吡格雷　75mg　po　qd	C反应蛋白(CRP)
酒石酸美托洛尔　6.25～50mg　po	同型半胱氨酸
bid[①]	凝血功能（PT、APTT、
福辛普利　2.5～10mg　po　qd[②]	ACT、INR）
硝酸异山梨酯　10mg　po　tid	心电图
或　单硝酸异山梨酯　20mg　po　bid	24h动态心电图
阿托伐他汀钙片　20～40mg　po　qn[③]	超声心动图
	胸部X线检查
	运动平板试验
	冠状动脉CTA[④]
	或　冠状动脉造影

　　① 有支气管哮喘、心动过缓的患者不宜使用。长期应
用β受体阻滞药者不宜突然停药，剂量逐渐增加。也可以应
用其他类型β受体阻滞药，如琥珀酸美托洛尔缓释片、比索
洛尔等，一般从1/4剂量开始应用，根据心率和血压调节药

物剂量。

② 对于血管紧张素转换酶抑制药（ACEI）不耐受患者，可给予血管紧张素受体拮抗药（ARB）；其他 ACEI，如贝那普利、雷米普利、培哚普利、卡托普利也可以应用，一般从 1/4 或半量开始应用，根据血压调节药物剂量。

③ 根据血脂水平和患者对药物的敏感性调节药物剂量，也可以换成其他类型的他汀类药物，如瑞舒伐他汀钙片10～20mg　po　qn 或 普伐他汀 20～40mg　po　qn 或 辛伐他汀 40mg　po　qn 或 氟伐他汀 40～80mg　po　qn。血脂 LDL 水平控制在 1.8mmol/L 以下。

④ 冠状动脉 CTA 可以作为排除冠心病的检查手段，有心律失常者 CTA 可能有伪影，会影响图像质量；如果有必要建议直接行冠脉造影检查。正常冠状动脉 CTA 图像见图 9-1。

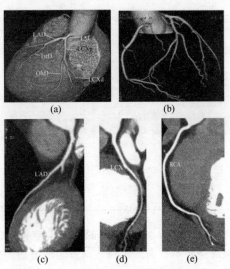

图 9-1　正常冠状动脉 CTA 图像

第二节　急性 ST 段抬高型心肌梗死

急性 ST 段抬高型心肌梗死（ST-segment elevation my-ocardial infarction，STEMI）是最严重的缺血性心脏病，病理上为冠状动脉不稳定的斑块破裂、糜烂后形成血栓导致冠状动脉持续地完全闭塞，从而引起透壁性心肌坏死。患者常用高脂血症、肥胖、糖尿病/胰岛素抵抗、抽烟等危险因素，发病时表现为严重的持续胸痛，常伴出汗，有心电图特征性的 ST-T 动态改变（图 9-2），血清心肌坏死标记物升高。

长期医嘱	临时医嘱
内科护理常规	阿司匹林肠溶片　300mg　嚼服[2]
特级护理	氯吡格雷　300mg　po[2]
低盐低脂半流质饮食	或 替格瑞洛　180mg　po[2]
心电监护	吗啡　5mg　iv 或 ih[1]
病重通知	NS　50ml
记 24h 出入量	硝酸甘油　5mg　} iv(泵入)[1]
测血压 q2h	生化全套
吸氧(2～4L/min)	肌钙蛋白
阿司匹林肠溶片　100mg　po　qd	BNP
氯吡格雷　75mg　po　qd	或 NT-proBNP
或 替格瑞洛　90mg　po　bid	动脉血气分析
酒石酸美托洛尔片　6.25～12.5mg　po　bid[1]	血常规
福辛普利　2.5～10mg po　qd[1]	粪常规＋潜血试验
硝酸异山梨酯　10mg　po　tid	尿常规
或 单硝酸异山梨酯　20mg　po　bid	血沉
阿托伐他汀钙片　20～40mg　po　qn[1]	C 反应蛋白
低分子肝素　4000～6000IU　ih　q12h[1]	同型半胱氨酸
地西泮　2.5mg　po　qn	凝血功能(PT、APTT、ACT、INR)
乳果糖口服溶液　15ml　po　qd	心电图
	超声心动图(床边)
	胸部 X 线检查(床边)
	急诊冠状动脉造影及必要时支架置入术[3]

187

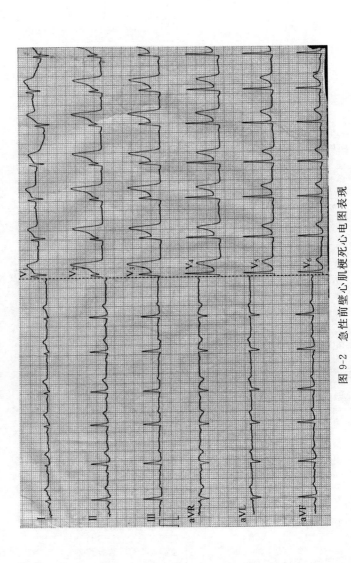

图 9-2 急性前壁心肌梗死心电图表现

① 见"稳定型心绞痛"一节。

② 所有无禁忌证的 STEMI 患者均应立即口服水溶性阿司匹林或嚼服肠溶阿司匹林 300mg，继以 75～100mg/d 长期维持。同时予氯吡格雷 300mg，继以 75mg/d 长期维持，或替格瑞洛 180mg，继以 90mg bid 长期维持。

③ 发病 3h 以内，溶栓或急诊 PCI 均可；3～12h 最好急诊 PCI；超过 12h 如果仍有胸痛和 ST 段抬高也可急诊 PCI；超过 24h 建议保守治疗。如图 9-3 所示，为前降支急性闭塞导致前壁心肌梗死，经急诊介入治疗于前降支置入支架后血流恢复（图 9-4）。

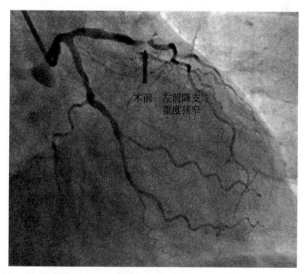

图 9-3　急诊冠状动脉造影提示前降支近端闭塞（箭头所指）

注：1. 心肌梗死全球定义把心肌梗死分 5 型。

（1）1 型　自发性心肌梗死。由于动脉粥样斑块破裂、溃疡、裂纹、糜烂或夹层，引起一支或多支冠状动脉血栓形成，导致心肌血流减少或远端血小板栓塞伴心肌坏死。患者

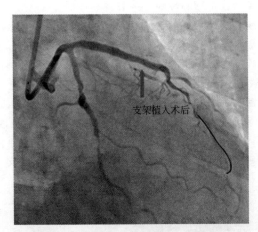

图 9-4 前降支近段闭塞介入治疗后

大多有严重的冠状动脉病变，少数患者冠状动脉仅有轻度狭窄甚至正常。

（2）2型 继发于心肌氧供需失衡的心肌梗死。除冠状动脉病变外的其他情形引起心肌需氧与供氧失平衡，导致心肌损伤和坏死，例如冠状动脉内皮功能异常、冠状动脉痉挛或栓塞、心动过速/过缓性心律失常、贫血、呼吸衰竭、低血压、高血压伴或不伴左心室肥厚。

（3）3型 心脏性猝死。心脏性死亡伴心肌缺血症状和新的缺血性心电图改变或左束支阻滞，但无心肌损伤标志物检测结果。

（4）4a型 经皮冠状动脉介入治疗（percutaneous coronary intervention，PCI）相关心肌梗死。基线心脏肌钙蛋白（cardiac troponin，cTn）正常的患者在PCI后cTn升高超过正常上限5倍；或基线cTn增高的患者，PCI术后cTn升高≥20%，然后稳定下降。同时发生：①心肌缺血症状；②心电图缺血性改变或新发左束支阻滞；③造影示冠状动脉主支或分支阻塞或持续性慢血流或无复流或栓塞；④新的存活心肌丧失或节段性室壁运动异常的影像学表现。

4b型：支架血栓形成引起的心肌梗死。冠状动脉造影或尸检发现支架植入处血栓性阻塞，患者有心肌缺血症状和（或）至少1次心肌损伤标志物高于正常上限。

（5）5型　外科冠状动脉旁路移植术（coronary artery-bypass grafting，CABG）相关心肌梗死。基线 cTn 正常患者，CABG 后 cTn 升高超过正常上限 10 倍，同时发生：①新的病理性 Q 波或左束支传导阻滞；②血管造影提示新的桥血管或自身冠状动脉阻塞；③新的存活心肌丧失或节段性室壁运动异常的影像学证据。

本节医嘱主要针对 1 型心肌梗死（即缺血相关的自发性急性 STEMI）的治疗。

2. 尽早开通梗死相关冠脉（再灌注治疗）是改善 STEMI 患者预后的最主要措施，包括溶栓治疗、介入治疗（图 9-3、图 9-4）和急诊冠状动脉旁路移植术。

3. 抗栓治疗　STEMI 的主要病理学基础是冠状动脉内斑块破裂诱发血栓性阻塞，所以，抗栓治疗（包括抗血小板和抗凝）是基本治疗。抗血小板治疗通常包括阿司匹林和一种 $P2Y_{12}$ 受体抑制：氯吡格雷或替格瑞洛。PCI 术后的患者如果血栓负荷重或术中有无复流、冠状动脉夹层，可另予替罗非班静脉泵入，根据体重调整剂量。常用抗凝治疗药物如下。

（1）普通肝素　主要用于 PCI 术中，静脉推注 50～70IU/kg，维持 ACT 在 250～350s。

（2）低分子肝素　根据体重和肾功能条件剂量，常用的有依诺肝素钠（1mg/kg 皮下注射，每 12h 1 次）、达肝素钠（100anti-Xa IU/kg 皮下注射，每 12h 1 次）、那曲肝素钙（86anti-Xa IU/kg 皮下注射，每 12h 1 次）。

（3）磺达肝癸钠　静脉推注磺达肝癸钠 2.5mg，之后每天皮下注射 2.5mg，如果肌酐清除率＜30ml/min，则不用磺达肝癸钠。

4. 抗缺血治疗

（1）硝酸酯类　静脉滴注硝酸酯类药物用于缓解缺血性胸痛、控制高血压或减轻肺水肿。如患者收缩压＜90mmHg或较基础血压降低＞30%、严重心动过缓（＜50 次/min）或心动过速（＞100 次/min）、拟诊右心室梗死的 STEMI 患者不应使用硝酸酯类药物。静脉滴注硝酸甘油应从低剂量（$5 \sim 10\mu g/min$）开始，酌情逐渐增加剂量（每 $5 \sim 10min$ 增加 $5 \sim 10\mu g/min$），直至症状控制、收缩压降低 10mmHg（血压正常者）或 30mmHg（高血压患者）的有效治疗剂量。在静脉滴注硝酸甘油过程中应密切监测血压（尤其大剂量应用时），如出现心率明显加快或收缩压≤90mmHg，应降低剂量或暂停使用。

（2）β受体阻滞药　有利于缩小心肌梗死面积，减少复发性心肌缺血、再梗死、心室颤动及其他恶性心律失常，对降低急性期病死率有肯定的疗效。所有无禁忌证的 STEMI 患者应在发病后 24h 内常规口服β受体阻滞药。建议口服美托洛尔，从低剂量开始，逐渐加量。若患者耐受良好，2~3d 后换用相应剂量的长效缓释制剂。

5. 他汀类药物　除调脂作用外，他汀类药物还具有抗炎、改善内皮功能、抑制血小板聚集的多效性，因此，所有无禁忌证的 STEMI 患者入院后应尽早开始他汀类药物治疗，且无需考虑胆固醇水平。

6. ACEI/ARB　ACEI 主要通过影响心肌重构、减轻心室过度扩张而减少慢性心力衰竭的发生，降低病死率。所有无禁忌证的 STEMI 患者均应给予 ACEI 长期治疗。早期使用 ACEI 能降低病死率，高危患者临床获益明显，前壁心肌梗死伴有左心室功能不全的患者获益最大。在无禁忌证的情况下，即可早期开始使用 ACEI，但剂量和时限应视病情而定。应从低剂量开始，逐渐加量。不能耐受 ACEI 者用 ARB 替代。

第三节 非 ST 段抬高型急性冠状动脉综合征

非 ST 段抬高型急性冠状动脉综合征（non-ST-segment elevation acute coronary syndrome，NSTE-ACS）没有 ST 段抬高型心肌梗死的特征性心电图动态演变的临床特点，根据心肌损伤生物标志物［主要为心脏肌钙蛋白（cardiac troponin，cTn）］测定结果分为非 ST 段抬高型心肌梗死（non-ST-elevation myocardialinfarction，NSTEMI）和不稳定型心绞痛。不稳定型心绞痛根据临床表现分为静息型心绞痛、初发型心绞痛和恶化型心绞痛。非 ST 段抬高型心肌梗死的病因和临床表现与不稳定型心绞痛相似，但缺血程度更重，引起少量的心肌坏死。

长期医嘱	临时医嘱
内科护理常规	阿司匹林肠溶片 300mg 嚼服
一级护理	氯吡格雷 300mg po
低盐低脂饮食	或 替格瑞洛 180mg po
吸氧(2~4L/min)	吗啡 5mg iv 或 ih[3]
阿司匹林肠溶片 100mg	生化全套
po qd	肌钙蛋白
氯吡格雷 75mg po qd	血常规＋血型试验
或 替格瑞洛 90mg po	C 反应蛋白
bid	同型半胱氨酸
酒石酸美托洛尔片 6.25~	凝血功能(PT、APTT、ACT、INR)
50mg po bid[1]	尿常规

长期医嘱	临时医嘱
福辛普利 2.5～10mg po qd①	粪常规＋潜血试验
硝酸异山梨酯 10mg po tid	心电图
或 单硝酸异山梨酯 20mg po bid	24h 动态心电图
阿托伐他汀钙片 20～40mg po qn①	超声心动图
低分子肝素 4000～6000IU ih q12h②	胸部 X 线检查
地西泮 2.5mg po qn	冠状动脉 CTA
乳果糖口服溶液 15ml po qd	或 冠状动脉造影

临时医嘱（续）：

NS 50ml ｜ iv(泵入)④
硝酸甘油 5mg ｜

或 NS 50ml ｜ iv
硝酸异山梨酯 30mg ｜ (泵入)④

① 见"稳定型心绞痛"一节。

② 低分子肝素钠或钙，一般按照 1mg/kg 体重计算，不超过 8000IU。

③ 如果患者疼痛剧烈，或者过度紧张，可以给予吗啡对症处理。

④ 扩张静脉，回心血量减少，降低心脏前负荷；扩张动脉，降低心脏后负荷；扩张动静脉，使心肌耗氧量减少，缓解心绞痛。静脉内给药的初始剂量为 $5～25\mu g/min$ 或 $0.5\mu g/(kg \cdot min)$。由于个体对本药的耐受量差异大，首剂后每 10min 调整 1 次，使收缩压维持在 100mmHg 左右。

注：根据患者缺血性和出血性风险分层采取相应的治疗措施在 NSTE-ACS 的救治过程中非常重要。应该根据患者病史、症状、生命体征和体检发现、心电图和实验室检查，给出初始诊断和最初的缺血性及出血性风险分层。

（1）临床表现　高风险特征包括高龄、糖尿病和肾功能不全。另外，静息性胸痛比体力活动诱发的胸痛预后更差。

患者的胸痛症状频繁发作，就诊时心动过速、低血压、心力衰竭和新出现的二尖瓣反流，提示预后不良，需尽快诊断和处理。

（2）心电图表现　初发病的心电图表现与患者预后相关。ST段下移的导联数和幅度与心肌缺血范围相关，缺血范围越大其风险越高。ST段压低伴短暂抬高，则风险更高。

（3）生化指标　肌钙蛋白（cTn）升高及其幅度有助于评估短期和长期预后，就诊时cTn水平越高，则死亡风险越大。对心肌梗死患者，可在第3天或第4天再检测一次cTn，评估梗死面积和心肌坏死的动态变化。联合B型利钠肽，可提高对预后判断的准确性。在cTn正常范围的NSTE-ACS患者中，高敏C反应蛋白升高（>10mg/L）是预后不良的预测因子。

（4）常用的缺血评分模型包括GRACE风险评分和TIMI风险评分。

① GRACE风险评分：对入院和出院提供了最准确的风险评估。应用于此风险计算的参数包括年龄、收缩压、脉率、血清肌酐、就诊时的Killip分级、入院时心搏骤停、心脏生物标志物升高和ST段变化。

② TIMI风险评分：包括7项指标，即年龄≥65岁、≥3个冠心病危险因素（高血压、糖尿病、冠心病家族史、高脂血症、吸烟）、已知冠心病（冠状动脉狭窄≥50%）、过去7d内服用阿司匹林、严重心绞痛（24h内发作≥2次）、ST段偏移≥0.5mm和心肌损伤标记物增高，每项1分。TIMI风险评分使用简单，但其识别精度不如GRACE风险评分。

（5）出血风险评估　常用的有CRUSADE评分和ACU-ITY评分。

① CRUSADE评分：纳入的变量包括患者基线特征（女性、糖尿病病史、周围血管疾病史或卒中）、入院时的临床参数（心率、收缩压和心力衰竭体征）和入院时实验室检

查（血细胞比容、校正后的肌酐清除率），评估患者住院期间发生严重出血事件的可能性。

② ACUITY 评分包括 6 项独立的基线预测因素（女性、高龄、血清肌酐升高、白细胞计数、贫血和 NSTEMI 或 STEMI 表现）和 1 项与治疗相关的参数 [使用普通肝素和血小板糖蛋白 IIb/ma 受体拮抗剂（GPI）而不是单独比伐卢定]。

 第四节　急性心肌梗死并发症

急性心肌梗死的并发症主要有两大类：一类是缺血坏死相关的并发症，如室壁瘤、室间隔穿孔、乳头肌断裂、心脏破裂、心源性休克和低血压以及心力衰竭；第二类是心律失常相关的并发症，如高度房室传导阻滞、室上性心律失常（心房纤颤、心房扑动）、室性心动过速、心室颤动等。上消化道出血常见原因为应激性溃疡和抗血小板及抗栓治疗药物相关胃黏膜损伤。

一、急性心肌梗死并发室壁瘤形成、室间隔穿孔、乳头肌断裂或亚急性心脏破裂

长期医嘱	临时医嘱
特级护理	心电图
心电、血压、血氧饱和度监测	血常规
低盐低脂流质饮食	生化全套
吸氧(4～6L/min)	肌钙蛋白
记 24h 出入量	BNP
病重通知	或 NT-proBNP
阿司匹林　100mg　po　qd	尿常规

长期医嘱	临时医嘱
氯吡格雷　75mg　po　qd	粪常规＋潜血试验
依诺肝素钠　4000～6000 Axa IU　ih　q12h	凝血功能(PT、APTT、ACT、INR)
	动脉血气分析
卡托普利　3.125～25mg po　bid	血流动力学监测
	胸部X线检查(床旁)
倍他乐克　6.25～25mg po　bid	床旁超声心动图
	心包穿刺①
阿托伐他汀钙　20～40mg　po qn	请心外科会诊
5％葡萄糖　500ml ⎫ 普通胰岛素　8U ⎪ 15％氯化钾注射液　10ml ⎬ iv(25ml/h) 25％硫酸镁注射液　10ml ⎭	5％葡萄糖　50ml ⎫ 硝酸甘油　5mg ⎭ iv(缓慢)
	或 5％葡萄糖　50ml ⎫ 　　单硝酸异山梨酯　20～50mg ⎬ iv(缓慢)
乳果糖口服液　15mg　po　qd	或 5％葡萄糖　50ml ⎫ 硝普钠　30mg ⎭ iv(缓慢)
地西泮　5mg　po　qn	呋塞米　20～100mg　iv 或 入壶

① 亚急性心脏破裂时若有大量心包积液、心脏压塞，可行心包穿刺缓解症状。

注：1. 依据血压、心率及心功能情况调整血管活性药物（如卡托普利、倍他乐克、硝酸甘油、单硝酸异山梨酯、硝普钠、呋塞米）剂量及输液速度。

2. 注意术前停用抗血小板、抗凝药物时间。

3. 超声心动图是检查室壁瘤的敏感手段，可以看到心室壁变薄、膨出、反常运动，有时室壁瘤内可见附壁血栓（图 9-5）。

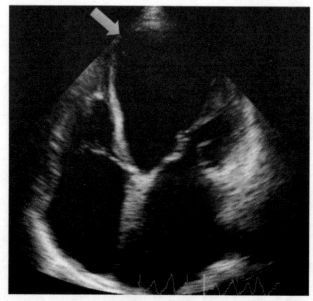

图 9-5　左心室壁瘤伴血栓形成超声心动图

二、急性心肌梗死并发上消化道出血

长期医嘱	临时医嘱
特级护理	血常规＋血型试验
心电、血压、血氧饱和度监测	生化全套
禁食水	心电图
吸氧(4～6L/min)	肌钙蛋白
记 24h 出入量	尿常规
卧床	粪常规＋潜血
病重通知	BNP 或 NT-proBNP
氯吡格雷　75mg　po　qd[①]	凝血功能(PT、APTT、ACT、INR)
卡托普利　6.25～25mg　po　q8h	动脉血气分析
倍他乐克　6.25～25mg　po q12h	血流动力学监测
	胸部 X 线检查(床旁)

长期医嘱	临时医嘱
阿托伐他汀钙　20～40mg　po　qn	床旁超声心动图
	请消化科会诊
5%葡萄糖　500ml ⎫ 普通胰岛素　8U ⎪ 15%氯化钾注　　　iv 　射液　10ml　　（25ml/h） 25%硫酸镁注 　射液　10ml ⎭	5%葡萄糖　50ml ⎫ iv(缓慢) 硝酸甘油　5mg ⎭
	5%葡萄糖　50ml ⎫ 单硝酸异山　　　iv 　梨酯　20～50mg （缓慢） 或 5%葡萄糖 　　50ml　　　iv(缓慢) 硝普钠　30mg ⎭
地西泮　5mg　po　qn	
0.9%氯化钠　100ml ⎫ iv 泮托拉唑钠　80mg ⎭ q12h～qd	
硫糖铝混悬液　　10～20ml　po 　q2h～q6h	呋塞米 20～100mg　iv 或 入壶
凝血酶 500～2000IU　po　q2h～ 　q6h(与硫糖铝混悬液交替应用)	输注悬浮红细胞　prn[2]
0.9%氯化钠　500ml ⎫ po （冷藏）　　　　 q2h～q6h 去甲肾上腺素　1mg ⎭ (50ml/次)	

　　① 依据消化道出血情况调整是否应用氯吡格雷。若持续消化道出血，且未行支架置入术，可不予氯吡格雷治疗。如果已经行支架置入术，尽量保留氯吡格雷，可以停用阿司匹林。

　　② 监测血红蛋白水平，必要时输注悬浮红细胞；一般血红蛋白 70g/L 以下有输血适应证；但是输血增加急性心肌梗死病死率，所以尽量不输血。注意保持患者出入量平衡。

三、急性心肌梗死伴心源性休克或低血压

长期医嘱	临时医嘱
特级护理	心电图
心电、血压、血氧饱和度监测	血常规
低盐低脂流质饮食	生化全套
吸氧(4～6L/min)	肌钙蛋白
记 24h 出入量	尿常规
卧床	粪常规＋潜血试验
病重通知	BNP 或 NT-proBNP
阿司匹林　100mg　po　qd	凝血功能(PT、APTT、ACT、INR)
氯吡格雷　75mg　po　qd	动脉血气分析
依诺肝素钠　4000～6000 Axa IU　ih　q12h	血流动力学监测
	胸部 X 线检查(床旁)
阿托伐他汀钙　20～40mg　po　qn	床旁超声心动图
	主动脉内球囊反搏术①
5%葡萄糖　500ml	呼吸机辅助通气
普通胰岛素　8U	0.9%氯化钠　50ml　｝iv(泵入)②
15%氯化钾注射液　10ml｝iv (25ml/h)	多巴胺　180mg
25%硫酸镁注射液　10ml	

① 主动脉内球囊反搏治疗可以在舒张期为心、脑、肾提供灌注，有保护作用，个别患者可以依靠主动脉内球囊反搏获得较好的预后。

② 多巴胺泵入速度为 3～20μg/(kg·min)，依据血压情况调整多巴胺用量。若血压情况不能耐受，酌情停用倍他乐克。

注：注意补液，避免血容量不足。

四、急性心肌梗死伴Ⅲ度房室传导阻滞

长期医嘱	临时医嘱
特级护理	心电图
心电、血压、血氧饱和度监测	血常规
低盐低脂流质饮食	生化全套
吸氧（4～6L/min）	肌钙蛋白
记24h出入量	尿常规
卧床	粪常规＋潜血试验
病重通知	BNP 或 NT-proBNP
阿司匹林　100mg　po　qd	凝血功能（PT、APTT、ACT、INR）
氯吡格雷　75mg　po　qd	动脉血气分析
依诺肝素钠　4000～6000 Axa IU　ih　q12h	血流动力学监测
卡托普利　3.125～25mg　po　bid	胸部X线检查（床旁）
阿托伐他汀钙　20～40mg　po　qn	床旁超声心动图
5%葡萄糖　500ml ┐	心脏临时起搏术[①]
普通胰岛素　8U ｜	
15%氯化钾注 ｜ iv(25ml/h)	
射液　10ml ｜	
25%硫酸镁注 ｜	
射液　10ml ┘	
乳果糖口服液　15mg　po　qd	

① 心脏临时起搏可以在心肌梗死急性期发挥保护作用，但根本治疗还需要开通梗死相关血管。

五、急性心肌梗死伴室上性心动过速

长期医嘱	临时医嘱
特级护理	心电图
心电、血压、血氧饱和度监测	血常规
低盐低脂流质饮食	生化全套
吸氧（4～6L/min）	肌钙蛋白

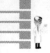

长期医嘱	临时医嘱
记 24h 出入量	尿常规
卧床	粪常规＋潜血试验
病重通知	BNP 或 NT-proBNP
阿司匹林　100mg　po　qd	凝血功能(PT、APTT、ACT、INR)
氯吡格雷　75mg　po　qd	动脉血气分析
依诺肝素钠　4000～6000 Axa IU 　　ih　q12h	血流动力学监测
	胸部 X 线检查(床旁)
卡托普利　3.125～25mg　po 　　bid	床旁超声心动图
倍他乐克　6.25～25mg　po bid	胺碘酮　300mg ⎫ 5％葡萄糖　250ml ⎭ iv(1h)
阿托伐他汀钙　20～40mg　po 　　qn	继而　胺碘酮300mg ⎫ iv 　　　5％葡萄糖　250ml ⎭ (50ml/h)
5％葡萄糖　500ml ⎫ 普通胰岛素　8U ⎪ 15％氯化钾注 ⎬ iv(25ml/h) 　射液　10ml ⎪ 25％硫酸镁注 ⎪ 　射液　10ml ⎭	继而　胺碘酮　300mg ⎫ iv 　　　5％葡萄糖　250ml ⎭ (25ml/h)
	或　艾司洛尔①
	或　维拉帕米②
乳果糖口服液　15mg　po　qd	同步直流电复律③
	5％葡萄糖　50ml ⎫ 硝酸甘油　5mg ⎭ iv(缓慢)
	或 5％葡萄糖　50ml ⎫ 　单硝酸异山梨酯 ⎬ iv 　20～50mg ⎭ (缓慢)
	或 5％葡萄糖　50ml ⎫ iv 　硝普钠　30mg ⎭ (缓慢)

　　① 艾司洛尔用法，0.5mg/(kg·min) 缓慢推注，随后以 0.05mg/(kg·min) 静脉滴注维持，每 5min 观察疗效，若疗效理想则继续维持，若疗效不佳可重复给予负荷量并将维持量以 0.05mg/(kg·min) 的幅度递增，最大至 0.3mg/(kg·min)。

② 一般起始剂量为 5～10mg（或按 0.075～0.15mg/kg 体重），5％葡萄糖稀释后缓慢静脉推注至少 2min。若效果不满意，首剂 15～30min 后再给一次 5～10mg 或 0.15mg/kg 体重。

③ 当因心动过速出现血流动力学障碍时首先选择同步直流电复律。

注：1. 纠正导致心律失常发生的原因，避免反复发作。

2. 急性心肌梗死后 24h 内宜尽量避免使用洋地黄制剂。

六、急性心肌梗死伴心力衰竭

长期医嘱	临时医嘱
特级护理	心电图
心电、血压、血氧饱和度监测	血常规
低盐低脂流质饮食	生化全套
吸氧(4～6L/min)	肌钙蛋白
记 24h 出入量	尿常规
卧床	粪常规＋潜血试验
病重通知	BNP 或 NT-proBNP
阿司匹林　100mg　po　qd	凝血功能(PT、APTT、ACT、INR)
氯吡格雷　75mg　po　qd	动脉血气分析
依诺肝素钠　4000～6000 Axa IU　ih q12h	血流动力学监测
	胸部 X 线检查(床旁)
卡托普利　3.125～25mg　po　bid	床旁超声心动图
	主动脉内球囊反搏
倍他乐克　6.25～25mg　po　bid	呼吸机辅助通气①
阿托伐他汀钙　20～40mg　po　qn	5％葡萄糖　50ml ⎱ iv(缓慢) 硝酸甘油　5mg ⎰
5％葡萄糖　500ml ⎫ 普通胰岛素　8U ⎪ 15％氯化钾注　⎬ iv 　射液　10ml ⎪ (25ml/h) 25％硫酸镁注　⎪ 　射液　10ml ⎭	或 5％葡萄糖　50ml ⎱ iv 　单硝酸异山梨酯 ⎰ (缓慢) 　　20～50mg 或 5％葡萄糖　50ml ⎱ iv 　硝普钠　30mg ⎰ (缓慢)
乳果糖口服液　15mg　po　qd	呋塞米　20～100mg ⎱ iv 或 螺内酯　20mg　po　qd ⎰ 入壶

① 如果合并Ⅰ型或Ⅱ型呼吸衰竭，可以考虑呼吸机辅助通气。

➕ 第五节　急性心肌梗死静脉溶栓治疗

长期医嘱	临时医嘱
特级护理	阿司匹林　300mg　po
心电、血压、血氧饱和度监测	氯吡格雷　300mg　po
低盐低脂流质饮食	或 替格瑞洛　180mg　po
吸氧(4～6L/min)	阿替普酶　15mg　iv⑤
记 24h 出入量	阿替普酶　0.75mg/kg　iv(30min)⑤
卧床	阿替普酶　0.5mg/kg　iv(60min)⑤
病重通知	或 阿替普酶　8mg　iv⑤
阿司匹林　100mg　po　qd①	阿替普酶　42mg　iv(90min)⑤
氯吡格雷　75mg　po　qd②	或 链激酶　150万U　iv(60min)⑥
或 替格瑞洛　90mg　bid	或 尿激酶　150万U　┆ iv
依诺肝素钠　4000～6000	0.9%氯化钠　100ml　┆ (60min)⑦
Axa IU　ih　q12h③	心电图
或 普通肝素　3600U　iv④	血常规
卡托普利　3.125～25mg　po	生化全套
bid	肌钙蛋白
倍他乐克　6.25～25mg　po	尿常规
bid	粪常规＋潜血试验
阿托伐他汀钙　20～40mg	BNP 或 NT-proBNP
po　qn	凝血功能(PT、APTT、ACT、INR)
5%葡萄糖　500ml　┆	动脉血气分析
普通胰岛素　8U　┆	血流动力学监测
15%氯化钾　┆ iv	胸部 X 线检查(床旁)(必要时)
注射液 10ml　┆ (25ml/h)	床旁超声心动图(必要时)
25%硫酸镁　┆	头部 CT(必要时)
注射液 10ml　┆	
乳果糖口服液　15mg　po　qd	

① 口服水溶性阿司匹林或嚼服肠溶阿司匹林 300mg（溶栓开始前），继之 100mg/d 长期维持。

② 氯吡格雷负荷量 300mg（溶栓开始前），继之以 75mg/d 长期维持。

③ 依诺肝素用法：年龄＜75 岁，血肌酐≤221μmol/L（2.5mg/dl）（男）或≤177μmol/L（2.0mg/dl）（女）者。先静脉推注 30mg，15min 后开始 1mg/kg 皮下注射，q12h，直至出院，最长使用 8d；年龄≥75 岁者，不用静脉负荷量，直接 0.75mg/kg 皮下注射，q12h，最长使用 8d。肌肝清除率＜30ml/min 者，给予 1mg/kg 皮下注射，qd。

④ 普通肝素用法：阿替普酶溶栓前先静脉注射肝素 60U/kg（最大量 4000U），继之以 12U/(kg·h)（最大量 1000U/h），使 APTT 值维持在对照值 1.5～2.0 倍（50～70s），至少应用 48h。尿激酶、链激酶溶栓期间不需要肝素，溶栓后 6h 开始测定 APTT 或活化凝血时间（ACT），待其恢复到对照时间 2 倍以内时开始皮下肝素治疗。

⑤ 阿替普酶：两种给药方案。

a. 全量 90min 加速给药法：首先静脉推注 15mg，随后 0.75mg/kg 在 30min 内持续静脉滴注（最大剂量不超过 50mg），继之以 0.5mg/kg 在 60min 内持续静脉滴注（最大剂量不超过 35mg）（推荐）。

b. 半量给药法：50mg 溶于 50ml 专用溶剂，首先静脉推注 8mg，之后 42mg 于 90min 内滴完。

⑥ 链激酶：150 万 U，60min 内静脉滴注。

⑦ 尿激酶：150 万 U 溶于 100ml 生理氯化钠，30min 内静脉滴注。

注：1. 明确急性心肌梗死诊断后应当尽早用药（就诊至溶栓开始时间＜30min）。明确存在溶栓治疗适应证，排除禁忌证。

2. 疗效评估　应密切监测溶栓开始后 60～180min 的临

床症状及心电图 ST 段、心律及心肌损伤标志物的变化。

 第六节　急性心肌梗死介入治疗术前、术后

长期医嘱	术前医嘱
心内科护理常规	心电图
特级护理	血常规＋血型
心电、血压、血氧饱和度监测	生化全套
低盐低脂流质饮食	肌钙蛋白
吸氧(4～6L/min)	D-二聚体
记 24h 出入量	尿常规
卧床	粪常规＋潜血试验
病重通知	BNP 或 NT-proBNP
阿司匹林　100mg　po　qd	凝血功能（PT、APTT、ACT、
氯吡格雷　75mg　po　qd	INR）
依诺肝素钠　4000～6000　ih　q12h	阿司匹林　300mg　嚼服
卡托普利　3.125～25mg　po　bid	氯吡格雷　300mg　口服
倍他乐克　6.25～25mg　po　bid	**术后医嘱**
阿托伐他汀钙　20～40mg　po　qn	心电图
5%葡萄糖　500ml	血常规
普通胰岛素　8U　　　　　　iv	肌钙蛋白
15%氯化钾注射液　10ml　（25ml/h）	BNP 或 NT-proBNP
25%硫酸镁注射液　10ml	D-二聚体
	电解质
	肝肾功能
	凝血功能（PT、APTT、ACT、
	INR）
	胸部 X 线检查
	床旁超声心动图

注：1. 肝素的使用

（1）低分子肝素　对已用适当剂量依诺肝素治疗而需PCI的患者，若最后一次皮下注射在8h之内，PCI前可不追加剂量，若最后一次注射在8～12h，应静脉注射依诺肝素0.5mg/kg。

（2）普通肝素　对静脉滴注肝素过程中行PCI的患者，需监测活化凝血时间（ACT），保持在250～350s。

2. 依据血压、心率及心功能情况调整血管活性药物（如卡托普利、倍他乐克、硝酸甘油、单硝酸异山梨酯）及输液速度。合并并发症需及时处理。

➕ 第七节　无症状性心肌缺血和缺血性心肌病

长期医嘱	临时医嘱
内科护理常规	血常规
一级护理	尿常规
低盐低脂饮食	粪常规＋潜血试验
吸氧（2～4L/min）	生化全套
阿司匹林肠溶片　100mg　po　qd	C反应蛋白
氯吡格雷　75mg　po　qd	同型半胱氨酸
酒石酸美托洛尔片　6.25～50mg　po　bid[1]	凝血功能（PT、APTT、ACT、INR）
福辛普利　2.5～10mg　po　qd[1]	心电图
硝酸异山梨酯　5～10mg　po　tid	24h动态心电图
或 单硝酸异山梨酯　20mg　po　bid	超声心动图
阿托伐他汀钙片　20～40mg　po　qn[1]	胸部X线检查
	运动平板试验
	冠状动脉CTA[2]
	或 冠状动脉造影[2]

① 见"稳定型心绞痛"一节。

② 冠脉 CTA 可以作为排除冠心病的检查手段，有心律失常者 CTA 可能有伪影，会影响图像质量；如果有必要建议直接行冠脉造影检查。

第一节　二尖瓣狭窄

长期医嘱	临时医嘱
内科护理常规	血常规
一级护理	尿常规
低盐低脂饮食	粪常规＋潜血试验
持续吸氧（2L/min）	生化（包括肝肾功能、电解
心电、血压、血氧饱和度监测	质、血糖、血脂、蛋白等）
苄星青霉素　120 万 IU　im　每 4 周	血沉
1 次[1]	类风湿因子[2]
氢氯噻嗪　25～100mg　po　qd	B 型钠尿肽测定
或 呋塞米　20mg　po　bid～tid[1]	或 NT-前端 B 型钠尿肽
螺内酯　20mg　po　qd	测定
依那普利　5～10mg　po　qd	血气分析
或 卡托普利　12.5～25mg　po	心电图
bid～tid[1]	胸部 X 线
硝酸异山梨酯　10mg　po　tid	超声心动图
或 单硝酸异山梨酯　30mg　po　qd[1]	食管超声心动图
琥珀酸美托洛尔缓释片　23.75～47.5mg	经皮球囊二尖瓣扩张术[3]
po　qd[1]	请心外科会诊[4]

① 风湿热复发或活动时，应给予苄星青霉素肌注，长期甚至终生使用。给予利尿药以减轻前负荷为主，氢氯噻嗪起始剂量为 25mg；选用静脉扩张药，以减少回心血量；病

情好转后改为长效硝酸酯类口服联合β受体阻滞药，根据心脏功能调整药物剂量。

② 成人二尖瓣狭窄几乎均由于风湿热引起，检测类风湿因子有助于判断风湿热的发病状态。

③ 经皮球囊二尖瓣扩张术适用于二尖瓣狭窄合并大咯血经药物治疗无效者，以解除瓣膜狭窄。其示意图见图 10-1。

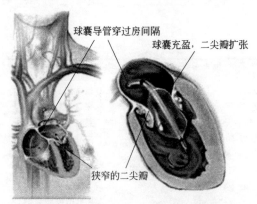

图 10-1　经皮球囊二尖瓣扩张术示意

④ 人工心脏瓣膜置换术用于二尖瓣狭窄患者，心功能Ⅲ～Ⅳ级，且合并有明显主动脉瓣病变和（或）二尖瓣关闭不全，导致左心室明显扩大，或瓣膜广泛重度钙化以致不能行分离修补成形术者，应施行人造瓣膜置换术（其示意见图10-2）。直视二尖瓣分离术用于二尖瓣狭窄合并二尖瓣关闭不全者，或不能准确排除心房内血栓，或瓣膜重度钙化，或疑有腱索重度融合缩短者。

注：1. 二尖瓣狭窄是风湿性心脏瓣膜病中最常见的类型。由于反复发生的风湿热，早期二尖瓣以瓣膜交界处及其基底部水肿、炎症及赘生物（渗出物）形成为主，后期在愈合过程中由于纤维蛋白的沉积和纤维性变，逐渐形成前后瓣

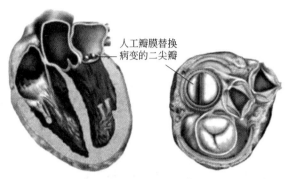

图 10-2　人工心脏瓣膜置换术示意

叶交界处粘连、融合，瓣膜增厚、粗糙、硬化、钙化，以及腱索缩短和相互粘连，限制瓣膜活动能力和开放，致瓣口狭窄（图 10-3）。罕见其他病因包括老年性二尖瓣环或环下钙化、先天性狭窄及结缔组织病等。

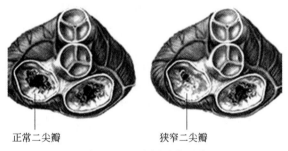

正常二尖瓣　　　　　　狭窄二尖瓣

图 10-3　二尖瓣狭窄示意

2. 根据二尖瓣瓣口面积，可将二尖瓣狭窄进行分层。

（1）正常　二尖瓣瓣口面积 4～6cm^2。

（2）轻度狭窄　二尖瓣瓣口面积 1.5～2.0cm^2。

（3）中度狭窄　二尖瓣瓣口面积 1.0～1.5cm^2。

（4）重度狭窄　二尖瓣瓣口面积＜1.0cm^2。

3. 二尖瓣狭窄的主要症状

（1）呼吸困难　由肺静脉高压、肺瘀血引起。随病程进展，轻微活动，甚至静息时即可出现呼吸困难。

（2）咯血　与长期肺静脉高压所致的支气管小血管破裂有关。

（3）咳嗽、声嘶　左心房极度增大压迫左主支气管或喉返神经引起。

4. 二尖瓣狭窄的主要体征

（1）心脏心尖区第一心音增强　舒张期隆隆样杂音及开放拍击音（开瓣音）为二尖瓣狭窄的典型体征。第二心音与开瓣音间期表示二尖瓣狭窄程度，间期越短，狭窄越重。第一心音亢进及开瓣音的存在提示瓣膜弹性尚可。舒张期杂音响度与瓣口狭窄程度不一定成比例。在轻、中度狭窄患者，杂音响度与舒张期二尖瓣跨瓣压力阶差成正比，狭窄越重压力阶差越大，杂音越响。但在重度二尖瓣狭窄患者，杂音反而减轻，甚至消失，呈"哑型"二尖瓣狭窄。心前区可有轻度收缩期抬举性搏动，心尖部常触及舒张期震颤。

（2）二尖瓣面容及颈静脉压升高　重度二尖瓣狭窄可出现二尖瓣面容及颈静脉压升高。

（3）中青年患者心尖区有隆隆样舒张期杂音伴X线或心电图示左心房增大，一般可诊断为二尖瓣狭窄。注意要和各种原因引起的二尖瓣口血流速度增加、主动脉瓣关闭不全相对性二尖瓣狭窄（Austin-Flint杂音）、左心房黏液瘤引起的心尖区舒张期杂音进行鉴别。确诊有赖于超声心动图。

5. 二尖瓣狭窄的影像学检查特点

（1）X线显示

① 心脏增大，典型表现为左房明显增大，左心缘变直，右心缘双房影，左主支气管上抬。肺动脉干、左心耳及右心室均增大时，后前位心影呈梨状，称为"二尖瓣型心脏"。

② 主动脉球缩小。

③ 二尖瓣环钙化。

④ 肺瘀血和肺间质水肿（图 10-4）。

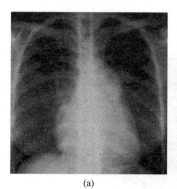

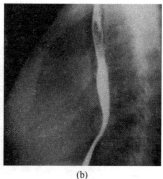

(a)   (b)

图 10-4　二尖瓣狭窄 X 线影像

（2）超声心动图　是确诊二尖瓣狭窄首选的无创性检查，可直接观察瓣叶活动、测量瓣口面积、房室腔大小及左心房内血栓，或测算血流速度、跨瓣压差及瓣口面积。

① M 型超声：二尖瓣前叶 EF 斜率减缓，A 峰消失，呈"城垛样"改变；二尖瓣回声增强变宽；前后瓣同向运动（图 10-5）。

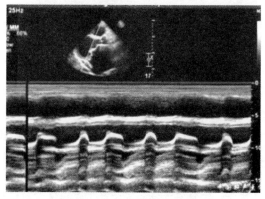

图 10-5　二尖瓣狭窄 M 型超声

② 二维超声：舒张期瓣叶开放受限，前叶呈圆隆状，后叶活动差；短轴图可见瓣口缩小，开放呈鱼嘴状，可直接测量瓣口解剖面积（图 10-6）。

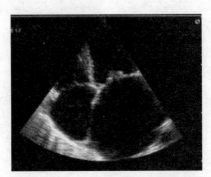

图 10-6　二尖瓣狭窄二维超声

③ 多普勒超声：可以显示和测算血流速度、跨瓣压差及瓣口面积（图 10-7）。

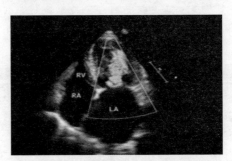

图 10-7　二尖瓣狭窄多普勒超声

6. 二尖瓣狭窄如果病因是风湿性心脏病，要先控制风湿活动复发与预防并发症。左心房代偿期治疗：防治风湿活动及治疗咽喉部链球菌感染。避免剧烈活动和重体力劳动。注意劳逸结合，饮食宜清淡和富含维生素，使心功能在较长时间内保持在代偿期，以延缓病情进展。慢性肺瘀血期：应适当休息，限制水钠摄入。

7. 二尖瓣狭窄合并大咯血密切观察病情，预防窒息，平卧位，呼吸困难和缺氧者给予吸氧，适当使用止血药如卡巴克络（安络血）、酚磺乙胺（止血敏）、维生素 K 和氨基己酸等。内科治疗无效的大咯血可紧急施行经皮球囊二尖瓣扩张术。经皮球囊二尖瓣扩张术（PBMV）（图 10-1）：二尖瓣狭窄治疗的根本问题在于解除瓣口机械性狭窄，降低跨瓣压差，要解除瓣膜狭窄必须采用 PBMV 或外科手术。

8. 急性肺水肿　二尖瓣狭窄合并急性肺水肿的治疗包括半卧位、吸氧、四肢交替结扎止血带、注射吗啡或哌替啶、镇静、快速利尿、使用血管扩张药和氨茶碱及去除诱因等（参考急性左心衰竭内容）。注意应用洋地黄后亦加强了右心室的收缩使右心室射入肺动脉内的血量增多，导致肺水肿的加重。因此洋地黄仅限于合并快速型心房颤动和室上性心动过速者。在血管扩张药方面首选以扩张静脉为主的药物以减少回心血量，改善肺瘀血。

9. 二尖瓣狭窄合并血栓栓塞　当慢性心房颤动合并左心房新鲜血栓形成时，应用华法林长期抗凝治疗。风湿性心脏病合并心力衰竭时抗凝治疗有助于预防静脉血栓形成及肺栓塞。

10. 二尖瓣狭窄合并心房颤动　如为阵发性心房颤动，药物首选胺碘酮维持窦性心律。如为持续性心房颤动，二尖瓣狭窄的机械梗阻如不解除，则不宜作药物复律或电击除颤，因极易复发。当并发快速型房颤时，宜迅速控制心室率，可给予西地兰缓慢静脉注射。待心室率减慢后，可口服地高辛长期维持。

第二节　二尖瓣关闭不全

长期医嘱	临时医嘱
内科护理常规	血常规
一级护理	尿常规
低盐低脂饮食	粪常规＋潜血试验
心电、血压、血氧饱和度监测	生化（包括肝肾功能、电解质、血糖、血脂、蛋白等）
依那普利　5～10mg　po　qd	
或 卡托普利　12.5～25mg　po　bid～tid	B 型钠尿肽测定
	或 NT-前端 B 型钠尿肽测定
琥珀酸美托洛尔缓释片　23.75～47.5mg　po　qd	血气分析
	心电图
氢氯噻嗪　25～100mg　po　qd	胸部 X 线
或 呋塞米　20mg　po　bid～tid①	超声心动图
	食管超声心动图
螺内酯　20mg　po　qd①	NS　稀释到 50ml ┐ iv（泵入）②
硝酸异山梨酯　10mg　po　tid	硝普钠　25mg ┘
或 单硝酸异山梨酯　30mg　po　qd	请心外科会诊（人工心脏瓣膜置换术）③
毛花苷丙（西地兰）　0.125～0.25mg　po　qd①	

　　① 利尿、扩血管、强心治疗。根据血压、心率及心力衰竭情况，选择合适的药物剂量。房颤患者口服华法林抗凝治疗，INR 控制在 2～3。

　　② 硝普钠可同时扩张小动脉、小静脉，降低前、后负荷，应首选。低心排血量时，可联用正性肌力药（如多巴酚丁胺）。

③ 用于无症状的中度二尖瓣关闭不全患者，符合以下任何一种情况即应手术：心功能减退，EF＜50％，左心室舒张末期内径（LVEDD）＞70mm；活动受限，活动后肺嵌压出现异常升高；肺动脉高压（静息肺动脉压＞50mmHg；运动后＞60mmHg）；房颤或有症状二尖瓣关闭不全患者，不论心功能正常与否。

注：1. 正常的二尖瓣关闭功能取决于瓣叶、瓣环、腱索、乳头肌、左心室这5个部分的完整结构和正常功能。这5个部分中的任一部分发生结构和功能的异常均可引起二尖瓣关闭不全。二尖瓣关闭不全的血流动力示意见图10-8。

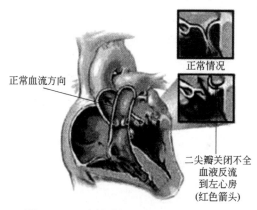

正常情况

正常血流方向

二尖瓣关闭不全
血液反流
到左心房
(红色箭头)

图 10-8　二尖瓣关闭不全的血流动力示意

2. 慢性二尖瓣关闭不全的病因

（1）风湿热造成的瓣叶损害所引起者最多见　占全部二尖瓣关闭不全患者的1/3，且多见于男性。约有50％患者合并二尖瓣狭窄。

（2）冠状动脉粥样硬化性心脏病（冠心病）　心肌梗死后以及慢性心肌缺血累及乳头肌及其邻近室壁心肌，引起乳头肌纤维化伴功能障碍。

（3）先天性畸形二尖瓣裂缺　最常见于心内膜垫缺损或纠正型心脏转位；心内膜弹力纤维增生症；降落伞型二尖瓣畸形。

（4）二尖瓣环钙化　为特发性退行性病变，多见于老年女性患者。此外，高血压病、马方综合征、慢性肾功能衰竭和继发性甲状腺功能亢进症患者，亦易发生二尖瓣环钙化。

（5）左心室扩大　任何病因引起的明显左心室扩大，均可使二尖瓣环扩张和乳头肌侧移，影响瓣叶的闭合，从而导致二尖瓣关闭不全。

（6）二尖瓣脱垂综合征。

（7）其他少见病因　结缔组织病如系统性红斑狼疮、类风湿关节炎等；肥厚梗阻型心肌病；强直硬化性脊椎炎。

3. 急性二尖瓣关闭不全的常见病因　多因腱索断裂、瓣膜毁损或破裂、乳头肌坏死或断裂以及人工瓣膜替换术后开裂而引起，可见于感染性心内膜炎、急性心肌梗死、穿通性或闭合性胸外伤及自发性腱索断裂。

4. 轻度急性二尖瓣关闭不全仅有轻微劳力性呼吸困难症状。重度反流（如乳头肌断裂），很快出现急性左心衰竭，甚至心源性休克。

5. 慢性轻度二尖瓣关闭不全患者，可长期没有症状。当左心功能失代偿时，患者出现乏力、心悸、胸痛、劳力性呼吸困难等因心排血量减少导致的症状。随后，病情加重，出现端坐呼吸、夜间阵发性呼吸困难，甚至急性肺水肿，最后导致肺动脉高压、右心衰竭。

6. 二尖瓣关闭不全的体征

（1）听诊　心尖部收缩期杂音是二尖瓣关闭不全最主要的体征，典型者为较粗糙全收缩期吹风样杂音，多向腋下及左肩胛间部传导，后瓣受损时可向心底部传导。二尖瓣脱垂时只有收缩中晚期杂音。P2 亢进、宽分裂。

（2）心尖搏动增强，向下移位；心尖区抬举样搏动及全收缩期震颤。并发肺水肿或右心衰竭时，出现相应体征。

7. 二尖瓣关闭不全的辅助检查

（1）二尖瓣关闭不全急性患者的 X 线表现　心影正常或左心房轻度增大不明显。慢性者可见左心房、左心室扩大，肺瘀血，间质肺水肿征。可见二尖瓣环和瓣膜钙化（图 10-9）。

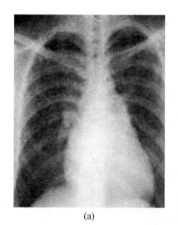
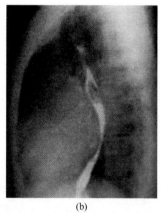

(a)　　　　　　　　(b)

图 10-9　二尖瓣关闭不全的 X 线表现

（2）超声心动图　脉冲多普勒和彩色多普勒显像可确诊并评估二尖瓣反流程度。M 型和二维超声心动图可观测房室大小、瓣叶形态及运动，明确病因（图 10-10）。

8. 二尖瓣关闭不全的治疗目标为减少反流量、恢复前向血流、减轻肺瘀血（参考慢性左心衰竭内容）。当病因为感染性心内膜炎、缺血性心脏病时，同时给予病因治疗。

9. 风湿性心脏病合并心力衰竭时抗凝治疗有助于预防静脉血栓形成及肺栓塞。

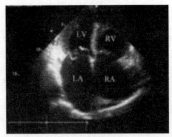
(a) 心型

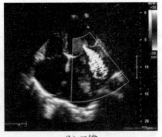
(b) 二维

图 10-10　二尖瓣关闭不全的 M 型和二维超声心动图

第三节　主动脉瓣狭窄

长期医嘱	临时医嘱
内科护理常规	血常规
一级护理	尿常规
低盐低脂饮食	粪常规＋潜血试验
病重通知	生化（包括肝肾功能、电解质、血糖、血脂、蛋白等）
心电、血压、血氧饱和度监测	
琥珀酸美托洛尔缓释片　23.75～47.5mg[1]　po　qd	B 型钠尿肽测定
	或 NT-前端 B 型钠尿肽测定
或 地尔硫草　30mg　po　tid[1]	血气分析
氢氯噻嗪　25～100mg　po　qd	心电图
或 呋塞米　20mg　po　bid～tid	胸部 X 线
	超声心动图
	经皮穿刺主动脉瓣球囊分离术[2]
	请心外科会诊[3]
	经皮主动脉瓣置换术[4]

① 可以选择倍他受体阻滞药和钙通道阻滞药。倍他受体阻滞药及利尿药首先从小剂量开始使用，然后根据病情调整剂量。

② 经皮穿刺主动脉瓣球囊分离术示意见图 10-11。电能即刻减小跨瓣压差，增加心排血量和改善症状。用于青少年的先天性主动脉瓣狭窄，不能耐受手术者，重度狭窄危及生命及明显狭窄伴严重左心功能不全的术前过渡。

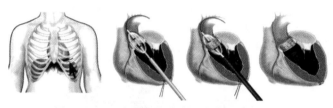

图 10-11 经皮穿刺主动脉瓣球囊分离术示意

③ 心外科手术包括直视下主动脉瓣交界分离术及人工心脏瓣膜置换术。

④ 经皮主动脉瓣置换术（percutaneous aortic valve replacement，PAVR）是研发和采用的一种全新的微创瓣膜置换技术（图 10-12）。用于有症状的严重主动脉瓣狭窄（瓣

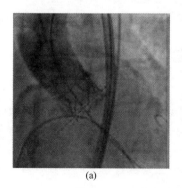
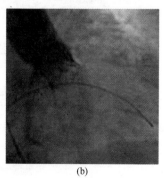

(a)　　　　　　　　　(b)

图 10-12 经皮主动脉瓣置换术 X 线影像

膜口面积＜1cm²）；欧洲心脏手术风险评分≥20％或美国胸外科学会危险（STS）评分≥10％者。

注：1. 主动脉狭窄是由左心室出口至主动脉起始部间发生狭窄（图10-13）。根据主动脉瓣狭窄部位不同可划分为瓣膜狭窄、瓣膜上狭窄和瓣膜下狭窄三种。主动脉狭窄常位于降主动脉峡部，即左锁骨下动脉和动脉导管韧带附近处，甚少位于弓部远端。狭窄段一般很短，约1cm。狭窄部组织呈纤维环或隔膜，管径可小至2～5mm甚至针孔大小。主动脉弓和左锁骨下动脉常扩张，远侧降主动脉长期承受血流旋涡冲击而形成狭窄后扩张。

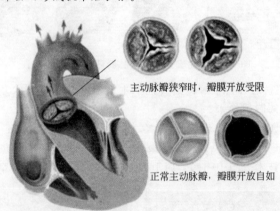

主动脉瓣狭窄时，瓣膜开放受限

正常主动脉瓣，瓣膜开放自如

图 10-13　主动脉狭窄示意

2. 主动脉瓣狭窄根据其严重程度分为轻、中、重度。具体分类见表10-1。

3. 主动脉瓣狭窄在左心室代偿期　轻、中度主动脉瓣狭窄，可多年无症状。尸解发现约5％主动脉瓣狭窄患者可无明显自觉症状而突然猝死。

4. 左心室失代偿期　严重主动脉瓣狭窄的特征性症状有心绞痛、晕厥和心力衰竭。

表 10-1　主动脉瓣狭窄严重程度分级

程度分级	峰值流速 /(m/s)	跨瓣压差 /mmHg	瓣口面积 /cm^2
轻度	<3.5	<50	>1.0
中度	3.5~4.5	50~80	0.75~1.0
重度	>4.5	>80	<0.75

（1）心绞痛　主动脉瓣狭窄出现心绞痛，常提示瓣口面积小于0.8cm^2，与冠心病心绞痛不易区别。主动脉瓣狭窄产生心绞痛原因可能与心肌肥厚所致需氧量增加和冠脉流量相对减少所致供氧不足，从而引起心内膜下心肌缺血有关。据统计不论有无心绞痛，约50%的40岁以上的主动脉瓣狭窄患者并存冠心病。

（2）晕厥　常在劳动后或突然从平卧位转变为直立位时出现眼前发黑或短暂意识丧失。其产生可能与心绞痛发生机制相同，即心肌氧需求增加时心肌供氧则降低。劳力性晕厥是由于劳力使外周血管扩张，但心排血量无相应增加。直立性晕厥是由于突然站立时心排血量无法增加所致。有时舌下含服硝酸甘油治疗心绞痛时亦可出现晕厥。即小剂量硝酸酯可引起外周静脉明显舒张，而导致回心血量减少而使心脏前负荷下降；当剂量增加时，外周阻力性小动脉也出现舒张，致使左心室后负荷亦下降，但心排血量无相应增加，导致脑循环供血不足。此外，心肌缺血引起的严重心律失常，如持续性室性心动过速、高度房室传导阻滞、严重窦性心动过缓等也可导致晕厥或猝死。有晕厥或心绞痛患者平均存活2~5年。心脏性猝死可为主动脉瓣狭窄首发症状，亦可有反复心绞痛或晕厥发作史，猝死原因多为急性心肌缺血诱发的心室颤动或心脏骤停。

（3）**左心衰竭** 从早期劳力性呼吸困难，进而发展为阵发性夜间呼吸困难、端坐呼吸和急性肺水肿。早期心衰可能与左心舒张功能障碍有关；晚期则与收缩功能障碍有关。主动脉瓣狭窄伴左心衰竭患者的寿命预计不超过2年。

5. 引起主动脉瓣狭窄症状的病理生理过程见图10-14。

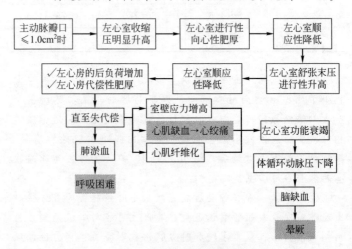

图10-14 主动脉瓣狭窄病理生理过程

6. **主动脉瓣狭窄患者在左心室代偿期的体征** 心尖搏动向左下移位；心尖区可扪到缓慢的抬举性冲动；主动脉瓣区可触及收缩期细震颤；心浊音界向左下扩大。

7. **主动脉瓣狭窄听诊特点**

（1）**主动脉瓣区收缩期杂音** 于主动脉瓣区听到一响亮（≥3～4/6级）、粗糙、音调较高、时限长的吹风样喷射性收缩期杂音，向两侧颈动脉及锁骨下动脉传导，随主动脉瓣狭窄程度加剧杂音越响亮持续时间越长。但当严重主动脉瓣狭窄伴心功能不全或心动过速时，此时杂音变短而柔和。

（2）**主动脉收缩早期喷射音** 当主动脉瓣轻、中度狭窄时，于主动脉瓣区或主动脉瓣第二听诊区可闻及收缩早期喷射音，紧接 S1 后有一短促而响亮的额外音，系主动脉瓣突然开放使高速血流冲击狭窄的主动脉瓣而引起震动，多见于儿童、青少年的先天性主动脉瓣狭窄；若系风湿性主动脉瓣狭窄由于瓣膜粘连、增厚，影响其瓣膜活动度故很少听到此种喷射音。

（3）主动脉瓣区 S2 减弱并有逆分裂　严重主动脉瓣狭窄时，因左心室收缩的机械或电的延迟，引起左心室射血时间显著延长而出现 S2 逆分裂。后者是由于第 2 心音的第一成分（主动脉瓣成分）延迟到第二成分（肺动脉瓣成分）之后而形成的。深吸气后因肺动脉瓣关闭延迟，逆分裂消失，深呼气后因增加左心回流血使主动脉瓣关闭更延迟，故逆分裂加重。当严重瓣膜增厚、钙化，A2 可减弱甚至消失。

（4）其他　中、重度主动脉瓣狭窄出现左心室肥厚时，由于左心室顺应性下降，致使左室舒张晚期左心房加强收缩，故心尖区可闻及 S4；严重主动脉瓣狭窄可伴有轻度反流，故常可在胸骨左缘三、四肋间听到轻度舒张早期泼水样杂音。

8. 血管体征　脉搏细弱而缓慢，收缩压降低，舒张压正常，脉压差变小。

9. 主动脉瓣狭窄患者在左心室代偿期的特征　晚期主动脉瓣狭窄引起左心室扩大时，可产生相对性二尖瓣关闭不全，于心尖区可闻 2～3/6 吹风样收缩期杂音，后者在左心室功能改善和左心室缩小时杂音可减轻，反之则加重；左心功能不全时，在心尖区可听到 S4 奔马律；慢性反复发生的风湿热造成主动脉瓣瓣环肿胀、交界处的融合粘连，瓣尖游离缘收缩和僵硬，在瓣叶表面上可产生钙化结节，从而引起瓣口狭窄。这些病理变化常造成狭窄与反流同时存在。风湿性主动脉瓣病变多同时合并二尖瓣病变。

10. 风湿性主动脉瓣狭窄，多见于青少年，有风湿热史，多数同时伴有主动脉瓣关闭不全和二尖瓣病变。单纯风湿性主动脉瓣狭窄罕见。老年退行性主动脉瓣狭窄，是随年龄老化而逐渐增多的一种主动脉瓣退行性变与钙化，可发生在原先正常瓣膜或有轻度瓣膜发育异常的患者，其瓣叶交界处无粘连和融合。后者是与风湿性主动脉瓣狭窄病理学鉴别要点。先天性主动脉瓣二叶式畸形占先天性主动脉瓣异常的50%以上。历经几十年后才逐渐形成主动脉瓣狭窄，其中约40%伴主动脉瓣关闭不全。主动脉瓣二叶式畸形超声特点见图 10-15。

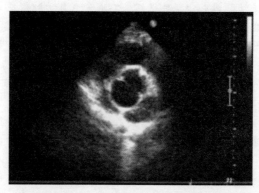

图 10-15　主动脉瓣二叶式畸形超声

11. 主动脉瓣狭窄的诊断　根据病史和体征、心电图结合 X 线和超声心动图等辅助检查，一般可作出病因诊断。重度狭窄者心电图有左心室肥厚伴 ST-T 段继发性改变和左心房增大。可有房室阻滞、室内阻滞（左束支阻滞或左前分支阻滞）、心房颤动或室性心律失常。其 X 线检查可见心影正常或左心室轻度增大，左心房可能轻度增大，升主动脉根部常见狭窄后扩张。在侧位透视下可见主动脉瓣钙化。晚期可有肺瘀血征象。见图 10-16。

12. 超声心动检查可以见到明确的主动脉瓣狭窄部位和程度，是明确诊断和判定狭窄程度的重要方法。检查结果敏

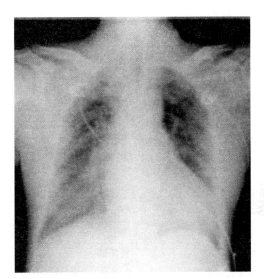

图 10-16　主动脉瓣二叶式 X 线影像

感，可提供心腔大小、左心室肥厚及功能（图 10-17）。

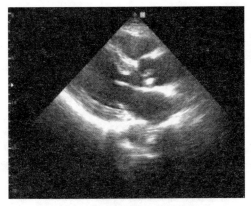

图 10-17　主动脉瓣狭窄超声心动

13. 避免过度的体力劳动及剧烈运动，预防感染性心内膜炎，定期随访和复查超声心动图。

14. 硝酸酯类、血管扩张药和洋地黄类药物可能加重主动脉瓣狭窄程度引起的症状，临床应慎用。

15. 手术治疗的关键是解除主动脉瓣狭窄，降低跨瓣压力阶差。

✚ 第四节　主动脉瓣关闭不全

长期医嘱	临时医嘱
内科护理常规	血常规
一级护理	尿常规
低盐低脂饮食	粪常规＋潜血
持续吸氧（2L/min）	生化（包括肝肾功能、电解质、血糖、
心电、血压、血氧饱和度监测	血脂、蛋白等）
依那普利　5～10mg　po　qd	B型钠尿肽测定
或 卡托普利　12.5～25mg	或 NT-前端B型钠尿肽测定
po　bid～tid[1]	血气分析
琥珀酸美托洛尔缓释片　23.75～	心电图
47.5mg　po　qd	胸部X线
氢氯噻嗪　25～100mg　po　qd	超声心动图
或 呋塞米　20mg　po　bid～	食管超声心动图
tid[1]	NS 稀释到50ml ｜ iv（泵入）
螺内酯　20mg　po　qd[1]	硝普钠　25mg[1] ｜（急性心力
硝酸异山梨酯　10mg　po　tid	衰竭时）
或 单硝酸异山梨酯　30mg	请心外科会诊（人造心脏瓣膜置
po　qd[1]	换术）[2]
毛花苷丙（地高辛）　0.125～	
0.25mg　po　qd	

① 用于发生急性心力衰竭时，即利尿、扩血管、强心治疗。根据具体病情选择合适的剂量。

② 人工心脏瓣膜置换术是主动脉瓣关闭不全的主要治疗方法。

人工心脏瓣膜置换术的手术指征：

a. 急性严重主动脉关闭不全（心内膜炎）；

b. 瓣膜破裂；

c. 有症状，NYHA Ⅲ 或Ⅳ级，静息 EF≥0.50；

d. 有症状，NYHA Ⅱ级，静息 EF≥0.50；多次连续检查示左心室逐渐增大、射血分数下降；

e. 心绞痛，CHA Ⅱ级或以上，伴或不伴冠心病；

f. 静息 EF 0.25～0.49，有或无症状；

g. 行冠脉搭桥、主动脉或其他瓣膜手术；

h. 无症状，EF≥0.50；但心室严重扩大（收缩期横轴＞55mm；舒张期横轴＞75mm）。

注：1. 主动脉瓣位于左心室和主动脉的连接处，当左心室收缩时，主动脉瓣开放，血液经过主动脉瓣流入主动脉，当左心室的压力低于主动脉的压力时，主动脉瓣关闭，这时主动脉的压力高于左心室的压力，由于密闭的血管和血管的弹性产生舒张压，主动脉瓣关闭之后，心室进入舒张期，此时血液经过冠状动脉灌注心脏。主动脉瓣关闭不全造成左心室收缩期向主动脉排血，舒张期血液倒流入左心室（图 10-18）。

2. 引起主动脉瓣关闭不全的常见原因　主动脉瓣的退行性钙化病变，由于瓣叶固定不能完全闭合；风湿性主动脉瓣的病变由于瓣叶卷缩、变硬，造成不能闭合；主动脉瓣的二瓣畸形由于瓣叶的纤维化和钙化均可造成主动脉瓣的关闭不全。另外，由于主动脉瓣环中层囊性坏死，造成主动脉瓣环弹力纤维的退行性病变，主动脉瓣环的扩张也引起主动脉瓣关闭不全。此外，任何升主动脉的扩张、动脉瘤、夹层动

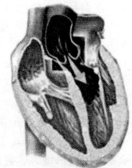

正常   关闭不全

——主动脉瓣

左心室舒张时，主动脉瓣关闭   主动脉瓣关闭不全
防止血液反流   血流反流进入左心室

图 10-18 正常主动脉瓣与主动脉瓣
关闭不全时血流对比示意

脉瘤均可造成主动脉瓣的关闭不全。主动脉瓣瓣叶的黏液性退行性病变造成主动脉瓣的变薄、脱垂以及感染性心内膜炎造成的瓣叶的穿孔、损坏，也能造成主动脉瓣关闭不全。

3. 主动脉瓣关闭不全使心脏排到升主动脉的一部分甚至大部分血液倒流回左心室，左心室在每次心脏舒张期接受从升主动脉和左心房两处的血量，使左心室的负荷增加，左心室又通过用力收缩，将这些过多的血液排射到升主动脉，这使左心室的做功增加。早期左心室通过增加心肌的收缩力来代偿，以后逐渐出现左心室的心肌肥厚，再进一步出现左心室的扩张，进行性的左心室扩张导致左心室的收缩功能下降，射血分数下降，左心室扩张到一定程度，不能维持必需的心排血量时，必然出现左心室充血性心力衰竭。有时左心室的衰竭即使是第一次，也有可能是不可逆的，这使患者丧失进一步救治的机会。大量的主动脉瓣反流同时造成心脏舒张压下降，心脏在舒张期对冠状动脉的灌注减少，患者可出现心绞痛的症状。左心室的舒张压升高引起左心房的压力增加，导致左心房增大，出现心房纤颤。主动脉瓣关闭不全的病理生理过程见图 10-19。

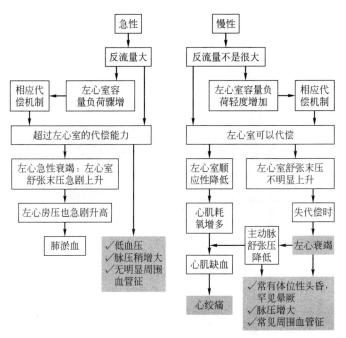

图 10-19　主动脉瓣关闭不全的病理生理过程

4. 主动脉瓣关闭不全的症状不多。慢性主动脉瓣关闭不全可以持续多年没有症状，由于主动脉瓣的反流逐渐发展加重，当出现左心室扩张，患者渐渐出现症状，包括活动或用力后出现心慌、气短、呼吸困难、夜间阵发性端坐呼吸、类似心绞痛的症状和晕厥。体格检查常常发现动脉血压的舒张压降低，心脏可听到舒张期杂音。

5. 主动脉瓣关闭不全的辅助检查

(1) 主动脉瓣关闭不全 X 线检查左心室明显增大，升主动脉和主动脉结扩张，呈"主动脉型心脏"。左心房可增大（图 10-20）。

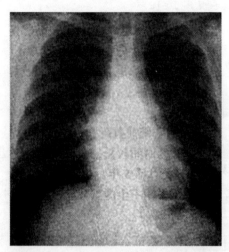

图 10-20　主动脉瓣关闭不全的 X 线检查

（2）主动脉瓣是否有病变以及严重的程度还需要心脏超声检查，心脏超声能够确定瓣膜的病变原因、左心室扩张的程度和左心室收缩功能降低的程度（图 10-21）。

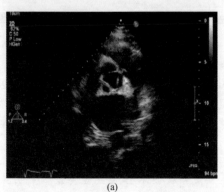

(a)

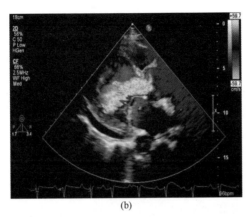

(b)

图 10-21　主动脉瓣关闭不全的超声心动图

6. 药物治疗　根据临床症状，左心室大小及左心功能决定。有症状者对症处理，酌情给予扩血管、利尿、强心治疗（参考左边心衰竭章节）。病因明确者，如感染性心内膜炎、高血压，进行病因治疗。预防感染性心内膜炎，风心病者预防风湿热复发。

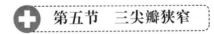

第五节　三尖瓣狭窄

长期医嘱	临时医嘱
内科护理常规	血常规
一级护理	尿常规
低盐低脂饮食①	粪常规＋潜血试验
半卧位	生化（包括肝肾功能、电解质、血糖、
病重通知	血脂、蛋白等）

长期医嘱	临时医嘱
持续吸氧（2L/min）	B型钠尿肽测定
心电、血压、血氧饱和度监测	或 NT-前端B型钠尿肽测定
琥珀酸美托洛尔缓释片　23.75～	血气分析
47.5mg　po　qd	心电图
氢氯噻嗪　25～100mg　po　qd②	胸部X线
或　呋塞米　20mg　po　bid～	超声心动图
tid②	心导管检查
	请心外科会诊③

① 严格限制钠盐摄入。

② 可改善体循环瘀血的症状和体征，尤其是减轻肝脏瘀血，改善肝功能，根据心力衰竭水钠储留程度调整利尿药的用量。

③ 三尖瓣置换术适用于瓣膜严重毁损畸形或合并关闭不全者。三尖瓣交界切开术适用于单纯交界融合、瓣膜组织良好的病例。

注：1. 三尖瓣狭窄多见于女性，绝大多数由风湿热所致，与二尖瓣狭窄相似，风湿性三尖瓣狭窄的病理改变可见腱索有融合和缩短，瓣叶尖端融合，形成一隔膜样孔隙。三尖瓣狭窄可合并三尖瓣关闭不全或与其他任何瓣膜的损害同时存在。右心房明显扩大，心房壁增厚，也可出现肝、脾肿大等严重内脏瘀血的征象。对于已有风湿病的患者，应严格检查，考虑到有三尖瓣狭窄存在的可能性，应做到早发现、早诊断、早治疗。

2. 三尖瓣狭窄以风湿性多见，几乎均伴有二尖瓣关闭不全。正常三尖瓣口面积＞7.0cm²，＜1.5cm²时，出现血流动力学异常，产生舒张期三尖瓣跨瓣压差，右心房压和体循环静脉压增高、瘀血。同时，右心室排血量减少（图

10-22)。二尖瓣狭窄的肺部表现可因伴有明显的三尖瓣狭窄而减轻。

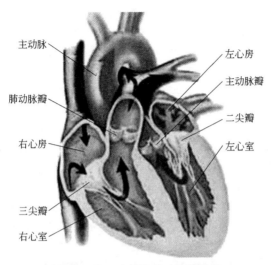

图 10-22　三尖瓣狭窄时血流示意

3. 三尖瓣狭窄早期即可出现体循环瘀血表现，如颈静脉充盈、肝脾大、顽固性水肿、腹水等，心排血量降低可引起疲乏。由于颈静脉搏动的巨大"a"波，使患者感到颈部有搏动感。虽然患者常同时合并有二尖瓣狭窄，但二尖瓣狭窄的临床症状如咯血、阵发性夜间呼吸困难和急性肺水肿却很少见。若患者有明显的二尖瓣狭窄的体征而无肺充血的临床表现时，应考虑可能同时合并有三尖瓣狭窄。

4. 三尖瓣狭窄的体征　胸骨左下缘有三尖瓣开瓣音；胸骨左缘第4～5肋间或剑突附近有紧随开瓣音后的，较二尖瓣狭窄杂音弱而短的舒张期隆隆样杂音，伴舒张期震颤，杂音和开瓣音均在吸气时增强，呼气时减弱；肝大伴收缩期前搏动；腹水和全身水肿；颈静脉怒张，肝脏肿大，肝颈回流试验阳性，下肢水肿，甚至有周围性发绀。

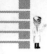

5. 三尖瓣狭窄听诊的特点　三尖瓣区舒张期杂音：于胸骨左缘第 4～5 肋间至胸骨中线间听到一个响度较弱、低频而柔和的舒张中、晚期隆隆样杂音，收缩期前增强不明显。杂音在深吸气末增强，这是由于吸气时静脉回右心血量增加，致使通过狭窄的三尖瓣口血流速率及血流量增多所致。而二尖瓣狭窄杂音在吸气时不增强，而在深呼气末增强，系肺循环回左心血量增加所致。三尖瓣区可闻三尖瓣开瓣音：在 S2 后 0.04～0.06s，吸气时增强。三尖瓣区 S1 可亢进：当瓣膜明显钙化或活动度显著降低时，S1 可不亢进。巨大的颈静脉 a 波：系窦性心律时右心房对狭窄的三尖瓣产生的强烈收缩所致。风湿性三尖瓣狭窄时，当伴有多个瓣膜损害，可同时存在二尖瓣和（或）主动脉瓣杂音。

6. 三尖瓣狭窄使右心房与右心室之间出现舒张期压力阶差，可使平均右房压升高而引起体静脉瘀血，表现为颈静脉充盈、肝肿大、腹水和水肿等。窦性心律时右心房 a 波极

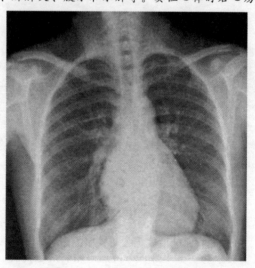

图 10-23　三尖瓣狭窄 X 线影像

度增高，可达到右心室收缩压的水平。

7. 三尖瓣狭窄的辅助检查

（1）三尖瓣狭窄 X 线检查　心影明显增大，后前右心缘见右心房和上腔静脉突出，右心房缘距中线的最大距离常>5cm，图 10-23。

（2）超声心动图　二维超声心动图确诊三尖瓣狭窄具有高度敏感性和特异性，心尖四腔观可见瓣叶增厚，舒张期呈圆拱形。通过连续多普勒测定的经三尖瓣口最大血流速度，可计算出跨瓣压差，见图 10-24。彩色多普勒血流显像可见三尖瓣口右心室侧高速"火焰形"射流。

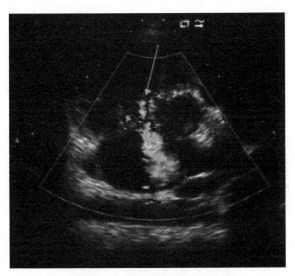

图 10-24　三尖瓣狭窄超声心动图

（3）心导管检查　同步测定右心房和右心室压以了解跨瓣压差，为三尖瓣分离术治疗前的重要诊断依据。平均舒张期压力阶差≥0.27kPa（2mmHg），即表示三尖瓣狭窄的存在。在作心导管时，必须同步记录右心房和右心室的压力，才能正确测定压力阶差。生理情况下呼吸变化和病理情况下心房颤动或低心排血量患者均可影响跨瓣压力阶差测量的正确性。右心房造影可见右心室充盈延缓，并可见三尖瓣增厚和活动受限，以及右心房壁增厚和右心房内径扩大。

8. 三尖瓣狭窄几乎总是合并二尖瓣和主动脉瓣病变，因此预后差。需行手术治疗，否则将死于进行性的右心衰竭、肺梗死或肺栓塞。

9. 如症状明显，右心室平均舒张压达 $0.53 \sim 0.67$kPa（$4 \sim 5$mmHg）和三尖瓣口面积小于 $1.5 \sim 2.0$cm^2 时，可进行手术治疗。

 第六节　三尖瓣关闭不全

长期医嘱	临时医嘱
内科护理常规	血常规
一级护理	尿常规
低盐低脂饮食	粪常规＋潜血试验
持续吸氧（2L/min）	生化（包括肝肾功能、电解质、血糖、血脂、蛋白等）
心电、血压、血氧饱和度监测	B型钠尿肽测定
倍他乐克缓释片　23.75～45mg　po　qd	或 NT-前端B型钠尿肽测定
或 氢氯噻嗪　25～100mg　po　qd[①]	血气分析
或 呋塞米　20mg　po　bid～tid	心电图
硝酸异山梨酯　10mg　po　tid	胸部X线
或 单硝酸异山梨酯　30mg　po　qd[①]	超声心动图
地高辛　0.125～0.25mg　po　qd[①]	右心导管检查
依诺肝素钠　0.4ml ih q12h[②]	请心外科会诊[③]

① 血管扩张药可减少反流量。根据心力衰竭程度调整地高辛、利尿药的剂量。房颤时处理原则同二尖瓣狭窄。

② 持续房颤患者根据患者情况给予抗凝治疗。

③ 三尖瓣置换术用于三尖瓣瓣叶本身病变（Ebstein 畸形、感染性心内膜炎）导致的严重反流，瓣环成形术或修补术无效时。三尖瓣交界切开术用于二尖瓣、主动脉瓣病变伴肺动脉高压、严重三尖瓣反流，二尖瓣、主动脉瓣手术时。

注：1. 三尖瓣关闭不全继发于右心室扩张、瓣环扩大的功能性关闭不全（图 10-25）。最常见的原因是二尖瓣病变、右心室梗死、先心病、原发性肺动脉高压。少见病因为右心房肿瘤、类癌综合征、心内膜心肌纤维化等。三尖瓣关闭不全，右心室收缩时部分血液反流至右心房，右心房压升高，导致体循环瘀血和肝肿大。

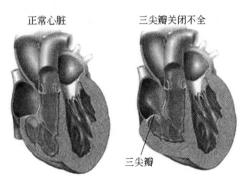

图 10-25　正常三尖瓣与关闭不全对比示意

2. 三尖瓣关闭不全患者的临床症状　疲乏、腹胀和水肿。体征包括：颈静脉扩张伴收缩期搏动；胸骨左缘及心尖部收缩期抬举样搏动；胸骨左缘全收缩期杂音，吸气时增强；反流严重时，胸骨左下缘可闻及短促的舒张期隆隆样杂音；三尖瓣脱垂有收缩期喀喇音；肝大伴收缩期前搏动；腹腔积液及全身水肿。

3. 诊断三尖瓣关闭不全的辅助检查

（1）X线检查 右心房和右心室肥大，心脏右缘凸出，同时伴有其他瓣膜病变造成的改变（图10-26）。

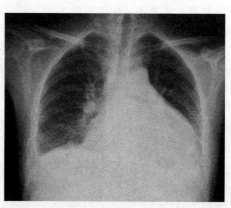

图 10-26 三尖瓣关闭不全的 X 线影像

（2）心电图检查 心电图示心房肥大，P波高宽；并有右束支传导阻滞或右心室肥大。

（3）超声心动图及多普勒检查 切面超声可探测三尖瓣环的大小，了解瓣膜的增厚情况，有助于分辨相对性和器质性病变。三尖瓣关闭不全时，超声造影可见微泡往返于三尖瓣；多普勒能直接监测到右心室至右心房的异常信号，并可估计反流的程度（图10-27）。

（4）心导管检查及血管造影检查 表现为右心房压力波形的 V 波突出，y 降支变陡，在吸气时更为明显。右心房压力波形与右心室压力波形相似，仅振幅较小，称为右室化的右房压，是重度三尖瓣反流的表现。右心室造影可显示三尖瓣反流及其程度。但由于心导管跨过三尖瓣，有潜在性假阳性。过去用右心室造影作为诊断可疑病例和估计反流程度的手段。近年来，超声和多普勒检查已逐渐替代了创伤性检查。

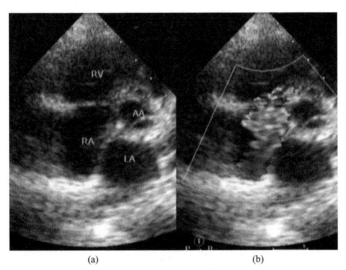

图 10-27　三尖瓣关闭不全的超声心动图

4. 应对导致右心扩大的原发病进行病因治疗。

5. 出现房颤者，其处理原则同二尖瓣狭窄。

第七节　肺动脉瓣狭窄

长期医嘱	临时医嘱
内科护理常规	血常规
一级护理	尿常规
低盐低脂饮食	粪常规＋潜血试验
半卧位	生化（包括肝肾功能、电解
病重通知	质、血糖、血脂、蛋白等）

长期医嘱	临时医嘱
持续吸氧(2L/min)	B型钠尿肽测定
心电、血压、血氧饱和度监测	或 NT-前端 B 型钠尿肽
依那普利 5～10mg po qd①	测定
或 卡托普利 12.5～25mg po	血气分析
bid～tid	心电图
琥珀酸美托洛尔缓释片 23.75～	胸部 X 线
47.5mg po qd	超声心动图
氢氯噻嗪 25～100mg po qd①	右心导管检查
或 呋塞米 20mg po bid～tid	肺动脉瓣球囊导管扩张术②
螺内酯 20mg po qd①	请心外科会诊③
硝酸异山梨酯 10mg po tid①	
或 单硝酸异山梨酯 30mg po qd	

① 利尿、扩血管可纠正因肺动脉狭窄所致的心力衰竭，利尿药及 ACEI 药物可根据心力衰竭的程度调整剂量。

② 球囊导管扩张术可使粘连的肺动脉瓣撕开，从而解决狭窄问题（图 10-28）。

球囊扩张肺动脉的适应证：典型肺动脉瓣狭窄，心排血量正常时经心导管检查跨肺动脉瓣压差＞50mmHg。最佳年龄 2～4 岁，其余各年龄均可进行。

相对适应证：典型肺动脉瓣狭窄，心电图示右心室大，右心室造影示肺动脉扩张、有射流征，经心导管检查跨肺动脉瓣压差＜50mmHg，＞35mmHg 者；重症新生儿肺动脉瓣狭窄；重症肺动脉瓣狭窄伴心房水平右向左分流；轻中度发育不良型肺动脉瓣狭窄；典型肺动脉瓣狭窄伴有动脉导管未闭或房间隔缺损等先心病者，可同时进行介入治疗。

③ 肺动脉瓣切开术是有效的治疗手段，主要用于瓣膜发育不良、瓣环过小或者合并其他心脏畸形者。肺动脉狭窄

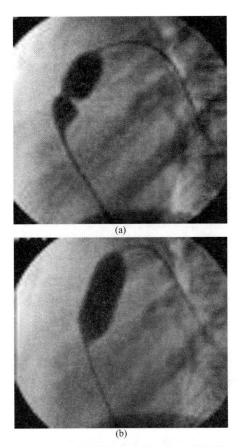

图 10-28　球囊扩张狭窄肺动脉 X 线影像

的外科手术通常用于紧急的肺动脉狭窄新生儿，即右心室和肺动脉之间的压力差相差超过 $80 \sim 100$ mmHg，或患者无法使用球囊导管扩张术时（例如肺动脉瓣发育不良、瓣膜下漏斗部狭窄）。

注：1. 肺动脉瓣狭窄几乎均为先天性，约占先心病患

儿的 10%。本病可合并右心室流出道多水平的狭窄或发育不良，也可合并房间隔或室间隔缺损、主动脉骑跨和动脉导管未闭等。若跨瓣压差＜30mmHg，一般不会出现明显的临床症状。

2. 各类肺动脉狭窄其胚胎发育障碍的原因不一，在胚胎发育第 6 周，动脉干开始分隔成为主动脉与肺动脉，在肺动脉腔内膜开始形成三个瓣膜的原始结节，并向腔内生长，继而吸收变薄形成三个肺动脉瓣，如瓣膜在成长过程发生障碍，如孕妇发生宫内感染尤其是风疹病毒感染时三个瓣叶交界融合成为一个圆顶状突起的鱼嘴状口，即形成肺动脉瓣狭窄。

3. 肺动脉瓣狭窄发病年龄在 10～20 岁。轻中度肺动脉狭窄一般无明显症状，预后良好。重度狭窄者，运动耐量差，可有胸痛、头晕、发绀等症状。

4. 肺动脉瓣狭窄的体征　主要体征是在胸骨左缘第 2 肋骨处可闻及 3/6～4/6 级响亮粗糙的喷射性吹风样收缩期杂音，向左颈部或左锁骨下区传导，杂音最响亮处可触及收缩期震颤，杂音强度因狭窄程度、血流流速、血流量和胸壁厚度而异。肺动脉瓣区第 2 心音常减弱、分裂。漏斗部狭窄的患者，杂音与震颤部位一般在左第 3 或第 4 肋间处，强度较轻，肺动脉瓣区第 2 心音可能不减轻，有时甚至呈现分裂。

5. 重度肺动脉口狭窄患者，因右心室肥厚可见胸骨左缘向前隆起，在心前区可扪及抬举样搏动，三尖瓣区因三尖瓣相对性关闭不全，在该处可听到吹风样收缩期杂音，伴有心房间隔缺损而心房内血流出现右向左分流时，患者的口唇及四肢指（趾）端可出现发绀、杵状指（趾）。

6. 肺动脉瓣狭窄的辅助检查

（1）肺动脉瓣狭窄的 X 线检查　轻度肺动脉口狭窄胸

部 X 线可无异常表现，中、重度狭窄病例则显示心影轻度或中度扩大，以右心室和右心房肥大为主，心尖因右心室肥大呈球形向上抬起。肺动脉瓣狭窄病例扩大的肺动脉段呈圆隆状向外突出，而漏斗部狭窄患者该段则呈平坦甚至凹陷，肺门血管阴影减少，肺野血管细小，尤以肺野外围 1/3 区域为甚，故肺野清晰（图 10-29）。

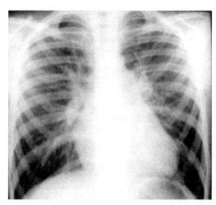

图 10-29　肺动脉瓣狭窄示意

（2）肺动脉瓣狭窄的心电图检查　心电图改变视狭窄程度而异。轻度肺动脉口狭窄患者心电图在正常范围，中度狭窄以上则示电轴右偏、右心室肥大、劳损和 T 波倒置等改变，重度狭窄病例可出现心房肥大的高而尖的 P 波。一部分病例显示不全性右束支传导阻滞。

（3）超声心动图检查　肺动脉瓣狭窄病例超声心动图检查可显示瓣叶开放受限，瓣叶呈圆顶形突起，瓣口狭小，并可查明右心室流出道肌肉肥厚及右心室和右心房扩大的程度（图 10-30）。

（4）选择性右心室造影检查　肺动脉造影能够直观地显示出肺动脉狭窄部位及狭窄程度（图 10-31）。

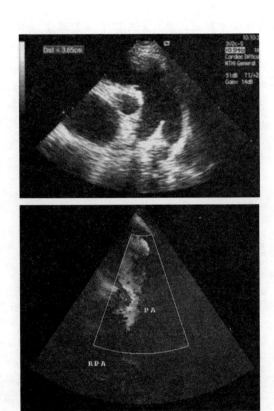

图 10-30 肺动脉瓣狭窄患者的超声心动图

（5）右心导管检查 能够准确测出右心室及肺动脉的压力。如右心室收缩压高于 30mmHg，且右心室与肺动脉收缩压阶差超过 10mmHg 即提示可能存在肺动脉口狭窄，跨瓣压力阶差的大小可反映肺动脉口狭窄的程度，如跨瓣压力阶差在 40mmHg 以下为轻度狭窄，肺动脉瓣孔在 1.5～2.0cm；如压力阶差为 40～100mmHg 为中度狭窄，瓣孔在 1.0～1.5cm；压力阶差 100mmHg 以上为重度狭窄，估计

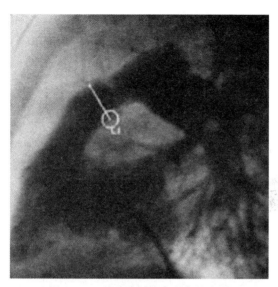

图 10-31　肺动脉瓣狭窄患者的造影

瓣孔为 0.5～1.0cm。

7. 肺动脉瓣狭窄无明显临床症状，心电图正常，X 线检查心影正常，无须手术治疗。症状明显，心电图或 X 线显示右心室肥大，右心室与肺动脉收缩期压差在 8kPa（60mmHg）以上，都应手术治疗。心功能好的患者，以抗心力衰竭药、血管扩张药、抗生素和其他辅助药为主；严重狭窄、术前心功能不全病例，术前、术后采用抗心力衰竭、血管扩张药、利尿药、抗休克药、抗生素等综合治疗，防止并发症、疗程根据病情而定；有心力衰竭时应按心力衰竭处理，因右心室存在前向性梗阻，故应慎用或禁用洋地黄类药物，以免进一步增加右心室收缩压。同时应注意保护心肌，改善心功能，创造条件尽早行球囊肺动脉瓣成形术或手术治疗。

第八节 联合瓣膜病

长期医嘱	临时医嘱
内科护理常规	血常规
一级护理	尿常规
低盐低脂饮食	粪常规＋潜血试验
持续吸氧（2L/min）	生化（包括肝肾功能、电解质、血糖、血
心电、血压、血氧饱和度监测	脂、蛋白等）
依那普利 5～10mg po qd	B 型钠尿肽测定
或 卡托普利 12.5～25mg	或 NT-前端 B 型钠尿肽测定
po bid～tid①	血气分析
琥珀酸美托洛尔缓释片 23.75～	心电图
47.5mg po qd	胸部 X 线
氢氯噻嗪 25～100mg po qd	超声心动图
或 呋塞米 20mg po bid～	NS 稀释到 50ml ┐ iv(泵入)
tid①	硝普钠 25mg ┘
螺内酯 20mg po qd	NS 稀释到 20ml ┐ iv(缓慢注射)
硝酸异山梨酯 10mg po tid	毛花苷丙 0.2～0.4mg ┘
或 单硝酸异山梨酯 30mg	呋塞米 20mg iv
po qd	二尖瓣球囊扩张术
地高辛 0.125～0.25mg po	请心外科会诊
qd①	

① 有心力衰竭者可用强心、利尿、扩血管药物治疗，地高辛口服，硝普钠静脉应用，氢氯噻嗪口服，注意补钾。药物的剂量可以根据心力衰竭的程度进行调整。重者可用静脉应用西地兰、呋塞米。

注：1. 联合瓣膜病变主要是由风湿病变引起，应及时

有效地对风湿热的治疗是预防本病的关键。如风湿病变累及心脏瓣膜，出现病理改变，并影响心功能，均应做瓣膜置换。手术成功的关键在于术前心功能维持情况。术后患者需长期服用抗凝药物。一般而言，联合瓣膜病变的预后比单一瓣膜病变的预后差。

2. **手术治疗**　经过内科积极治疗，患者症状仍然不能控制时，应积极手术。以二尖瓣狭窄为主，主动脉瓣关闭不全较轻时手术可仅仅处理二尖瓣，可行经皮二尖瓣球囊扩张或二尖瓣置换术；以主动脉瓣关闭不全为主，二尖瓣狭窄为次要病变的患者，出现左心室功能不全时应该手术治疗。外科手术主要包括人工心脏瓣膜置换术及瓣膜成形术。

✚ 第九节　二尖瓣脱垂

长期医嘱	临时医嘱
内科护理常规	血常规
一级护理	尿常规
低盐低脂饮食	粪常规＋潜血试验
持续吸氧(2L/min)	生化(包括肝肾功能、电解质、血糖、
心电、血压、血氧饱和度监测	血脂、蛋白等)
琥珀酸美托洛尔缓释片　23.75～	B 型钠尿肽测定
47.5mg　po　qd[1]	或 NT-前端 B 型钠尿肽测定
阿司匹林肠溶片　100mg　po	血气分析
qd[2]	心电图
阿莫西林　500mg　po　qid[3]	胸部 X 线
	超声心动图
	请心外科会诊[1]

① 有肾上腺功能亢进表现（心动过速、紧张、运动导致心率反应过度）者，β受体阻滞药减少心肌氧耗和室壁张力，减慢心率，减弱心肌收缩力，改善二尖瓣脱垂的程度，从而缓解胸痛。但不推荐β受体阻滞药常规用于二尖瓣脱垂患者的非典型胸痛。硝酸酯类药物可加重二尖瓣脱垂，应慎用。

② 出现一过性脑缺血者，应使用阿司匹林等抗血小板聚集药物。如无效，可用抗凝药物，以防脑栓塞发生。

③ 对伴有二尖瓣关闭不全者，在手术、拔牙、分娩或侵入性检查前后，应预防性应用抗生素，以防止感染性心内膜炎。

④ 严重二尖瓣关闭不全并充血性心力衰竭者，常需手术治疗。对于腱索延长或断裂，瓣环扩大，二尖瓣增厚但运动良好无钙化者，宜做瓣膜修补术；不适合做瓣膜修补者，可做人工心脏瓣膜置换术。

注：1. 二尖瓣脱垂是指二尖瓣叶（前叶、后叶或两叶）在心室收缩期脱入左心房（向左心房侧膨出），伴或不伴有二尖瓣关闭不全。成人发病率约5%。肉眼见受损瓣膜透明、呈胶冻状。整个二尖瓣呈松弛状，可隆起呈蓬顶状或圆拱状。此种改变亦可见于多种结缔组织疾病，如马方综合征、成骨不全及冠心病。二尖瓣脱垂最常累及后瓣叶。心室收缩时，过长的瓣叶使瓣膜进一步向上进入左心房。瓣膜活动的突然停止产生喀喇音，瓣叶闭合不全导致收缩中、晚期的反流性杂音。

2. 二尖瓣脱垂的病因

（1）原发性（特发性）二尖瓣脱垂　原发性二尖瓣脱垂综合征是一种先天性结缔组织疾病，其具体病因尚不明确。较多发生于女性，以14～30岁女性最多。三分之一患者无其他器质性心脏病，而仅以二尖瓣脱垂为临床表现，亦可见于马方综合征、系统性红斑狼疮、结节性多动脉炎等患者，以后叶脱垂多见（图 10-32）。

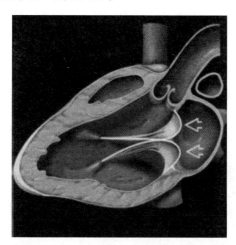

图 10-32　二尖瓣后叶脱垂解剖示意

（2）继发性二尖瓣脱垂　可能与下述病因有关：遗传性结缔组织病、马方综合征、成骨不全、黏多糖病、弹性假黄瘤等；风湿性疾病，如系统性红斑狼疮、结节性多动脉炎、复发性多软骨炎等；风湿性心瓣膜炎；病毒性心肌炎；扩张型心肌病、肥厚型心肌病；冠心病（乳头肌综合征、急性心肌梗死、乳头肌或腱索断裂、室壁瘤）；先天性心脏病（房、室间隔缺损）、动脉导管未闭、Ebstein 畸形、矫正型大血管转位等。

3. 二尖瓣脱垂起病缓慢，患者可无症状。往往进行心脏听诊，或因其他原因行超声心动图检查时发现二尖瓣脱垂。患者常述心悸、乏力、呼吸困难和胸痛，但症状与活动、体征和二尖瓣反流程度无关。少数患者经常有心悸。

4. 诊断二尖瓣脱垂的辅助检查

（1）胸部 X 线片　无力体型，胸腔前后径小而心影狭长。

（2）超声心动图　诊断二尖瓣脱垂的首选方法。二维超声可显示二尖瓣叶越过二尖瓣环突入左心房。M型超声显示脱垂的后瓣叶呈吊床样改变（或呈倒置的问号）。彩色多普勒可显示二尖瓣反流程度（图 10-33）。

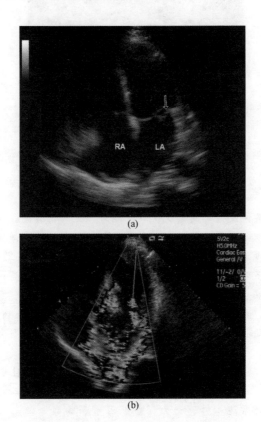

(a)

(b)

图 10-33　二尖瓣脱垂超声心动图

（3）心电图　一般为正常，最常见的异常是下壁和左胸导联 T 波轻度倒置，偶尔伴有 S-T 段压低。胸导联上偶见

Q-T 间期延长和深而倒置的 T 波。动态心电图监测可发现房性和室性过早搏动。

5. 无症状或症状轻微者，不需治疗，可正常工作生活，定期随访。有晕厥史、猝死家族史、复杂室性心律失常、马方综合征者，应避免过度的体力劳动及剧烈运动。

第十节　老年退行性心脏瓣膜病

长期医嘱	临时医嘱
内科护理常规 一级护理 正常饮食	血常规 尿常规 粪常规＋潜血试验 生化(包括肝肾功能、电解质、血糖、血脂、蛋白等) B 型钠尿肽测定 　或 NT-前端 B 型钠尿肽测定 心电图 胸部 X 线 超声心动图 请心外科会诊①

① 手术主要包括人造心脏瓣膜置换术、瓣膜成形术。

注：1. 老年退行性心脏瓣膜病又称老年钙化性心瓣膜病，或老年心脏钙化综合征，是指原来正常的瓣膜或在轻度瓣膜异常的基础上，随着年龄的增长，心瓣膜结缔组织发生退行性变及纤维化，使瓣膜增厚、变硬、变形及钙盐沉积，导致瓣膜狭窄和（或）关闭不全。

2. 病变主要发生在主动脉瓣及二尖瓣环，临床上主要表现为钙化性主动脉瓣狭窄和二尖瓣环钙化。因病变可以累及瓣周组织、冠状动脉、心脏传导系统以及主动脉和左心房，临床上可以出现房室及束支传导阻滞、早搏和心房颤动等，也是老年人感染性心内膜炎的好发部位。

3. 与动脉粥样硬化相似，老年退行性心脏瓣膜病有其独立的危险因素，包括年龄（随年龄每增长1岁，10年危险性增加2倍）、性别（男性主动脉硬化或钙化发生率高危险性比女性高2倍；女性二尖瓣环钙化发生率高）、吸烟（吸烟使危险性增加35%）、高血压（有高血压病史者危险性增加20%）。

4. 老年退行性心脏瓣膜病起病隐匿，发展过程缓慢，瓣膜狭窄和（或）关闭不全程度多不严重，患者很长时间可无明显症状，甚至终身呈亚临床型。一旦进入临床期，则表明病变已较重，可以出现心力衰竭、心律失常、心绞痛、晕厥及猝死等。主动脉瓣钙化常见于男性，往往伴有高血压和（或）冠状动脉粥样硬化性心脏病。二尖瓣环钙化多见于女性。

（1）主动脉瓣钙化　病变主要在瓣膜主动脉侧内膜下，瓣膜不均匀增厚、硬化；半月瓣小结增大、变硬，无冠状动脉瓣最明显。钙化通常由主动脉面基底部开始，沿主动脉瓣环沉积，逐渐向瓣膜游离缘扩展。钙化常累及2～3个瓣叶，无冠状动脉瓣及右冠状动脉瓣比左冠状动脉瓣严重。钙化也可延伸至纤维三角区，当肌部与膜部交界处有钙化时，可累及心脏传导系统，引起心律失常。重度主动脉瓣钙化常合并二尖瓣环钙化。钙化性主动脉瓣狭窄可引起呼吸困难、心力衰竭、心绞痛、晕厥及猝死。以呼吸困难与心力衰竭最常见。由于钙化病灶对心脏传导系统的影响，可产生严重的心律失常及传导功能障碍。尚可出现体循环栓塞的表现，系由慢性房颤使心房内血栓形成，栓子或钙化斑块脱落所致。其他症状尚有心悸、乏力和疲劳等。主动脉瓣区出现收缩期杂音的最佳听诊部位常在心尖部，多向腋下传导而不向颈部传导，响度为轻、中度，可呈乐音样；一般无收缩早期喷射音。脉压正常或增宽。若出现舒张期杂音则表明主动脉瓣钙化程度较重。

（2）二尖瓣环钙化　病变主要累及二尖瓣环；二尖瓣后叶心室面及与其相应的左心室心内膜间，可沿瓣环形成"C"形钙化环；尚可累及左心房、左心室、二尖瓣孔周围，形成僵硬的支架，限制后瓣活动，导致二尖瓣狭窄及关闭不全。通常瓣环钙化重于瓣叶，各瓣叶可同时受累。钙化较重时，二尖瓣向心房侧移位，钙化严重时，二尖瓣环固定。由于钙化不会造成瓣缘的粘连及融合，通常瓣口不会发生狭窄。二尖瓣环钙化导致二尖瓣反流。绝大多数患者无明显临床症状，当瓣环钙化累及二尖瓣后叶时，出现二尖瓣关闭不全，一般症状较轻，严重时可感极度疲劳，活动受限。少数瓣口狭窄者程度较轻；若钙化物大，突向心腔时，可致瓣口相对狭窄，发生充血性心力衰竭而出现劳力性或夜间阵发性呼吸困难。二尖瓣环钙化引起的二尖瓣关闭不全体征与一般二尖瓣关闭不全相似，可以出现房颤、房室传导阻滞，也可以并发细菌性心内膜炎及体循环栓塞。

5. 超声诊断　老年退行性心脏瓣膜病必须结合临床并鉴别其他原有瓣膜病。病变常先发生在瓣叶的基底部，程度加重时钙化可沿纤维层扩展，很少侵害瓣叶边缘，因此一般情况下瓣叶交界处无粘连或融合。

（1）主动脉瓣退行性变　主动脉瓣增厚及回声增强，可用瓣膜回声反射大于或等于主动脉根部后壁或以相应的左心房后壁。无冠状动脉瓣受累率最高，其次为右冠状动脉瓣及左冠状动脉瓣。可单叶或2叶以上的瓣叶同时受累。硬化的反射回声增强增厚，钙化可呈斑点、结节及斑片状。受累瓣膜活动受钙化物机械作用，开放幅度减少引起瓣口狭窄，影响闭合运动引起关闭不全（图10-34）。

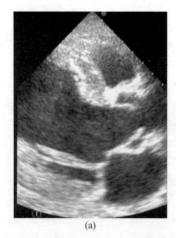
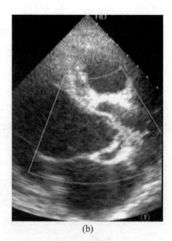

(a)　　　　　　　　　　　(b)

图 10-34　主动脉瓣退行性变超声心动图

（2）二尖瓣退行性变　以瓣环钙化为主，瓣叶改变较少。超声表现为在二尖瓣叶之后，左心室后壁内膜前方，于二尖瓣交界处前方有局限性增厚，呈斑点或斑块样反射增强，且与左心房及左心室不相连，因而灶性钙化见于环的一部分，以内侧二尖瓣交界处前方附着的中央处最明显。钙化也可侵入前叶的基底部，使瓣膜僵硬、缩小，活动受限。收缩期瓣环不能相应缩小，加之钙化物的机械牵张影响了二尖瓣的正常闭合产生反流（图 10-35）。若伴腱索、乳头肌钙化，关闭不全程度加重，但很少产生狭窄。严重钙化表现为瓣环全部钙化，瓣环成为强回声反射改变。

6. 老年退行性心脏瓣膜病的病因不清楚，因此无法进行病因治疗，也无有效的方法遏制其发展。早期无症状，无需治疗，可以动态观察病情。当出现症状及体征时，则给予相应处理。伴有基础疾病及有关症状的治疗：老年退行性心脏瓣膜病可并存高血压病、冠状动脉粥样硬化性心脏病、糖尿病及高脂血症，应予相应治疗。心绞痛：轻、中度单纯主

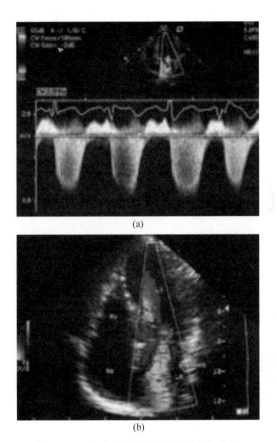

(a)

(b)

图 10-35　二尖脉瓣退行性变超声心动图

动脉瓣狭窄者可用硝酸酯类药物，但剂量不宜过大，如疑有冠脉痉挛参与时可考虑用地尔硫䓬。如无心动过缓尚可使用 β 受体阻滞药。晕厥：主要针对诱因治疗，如为心律失常所致则给予相应处理。心力衰竭：根据血流动力学情况及伴存疾病进行综合治疗。介入治疗及外科手术治疗：主动脉瓣狭窄及关闭不全，主动脉瓣狭窄晚期采用球囊扩张再狭窄率高，故只作为短期缓解症状的姑息疗法或病情严重者换瓣前的基础治疗，所以应手术换瓣。少数中、重度二尖瓣狭窄患者，只要二尖瓣解剖结构允许可考虑球囊扩张；重度瓣膜病变、钙化或有血栓者应手术治疗。具体见相关章节。

➕ 第十一节 慢性风湿性心脏瓣膜疾病合并心力衰竭

长期医嘱	临时医嘱
内科护理常规	血常规
一级护理	尿常规
低盐低脂饮食	粪常规＋潜血试验
病重通知	生化(包括肝肾功能、电解质、血糖、血脂、蛋白等)
持续吸氧(2L/min)[①]	
心电、血压、血氧饱和度监测	B型钠尿肽测定
硝苯地平控释片 30mg po qd[②]	或 NT-前端B型钠尿肽测定
依那普利 5～10mg po qd	
或 卡托普利 12.5～25mg po bid～tid[②]	凝血功能
	血气分析
氢氯噻嗪 25～100mg po qd	心电图
或 呋塞米 20mg po bid～tid[②]	胸部X线
地高辛 0.125～0.25mg po qd[②]	超声心动图
琥珀酸美托洛尔缓释片 23.75～47.5mg po qd[②]	食管超声心动图
华法林 3mg po qd[②]	请心外科会诊[②]（主动脉瓣置换术、二尖瓣球囊扩张术、人工瓣膜置换术）
	经皮主动脉瓣置换术

① 给予持续低流量鼻管给氧，使肺泡内压增加，改善体内脏器的氧供应。瓣膜机械性损害是心脏瓣膜病的病变基

258

础，任何药物治疗均不能使其消除或缓解，因此不能替代已有肯定疗效的介入或手术疗法。

② 所有出现症状的心脏瓣膜病性心力衰竭（NYHA 心功能Ⅲ～Ⅳ级）患者，均需进行介入或手术治疗。对严重狭窄性病变，如重度主动脉瓣狭窄伴晕厥、心绞痛发作，重度二尖瓣狭窄心力衰竭症状明显者应尽早干预，对严重反流性病变如有 EF 降低或心肌明显扩大，出现症状前亦可考虑手术。目前为止，没有证据表明，常规治疗心力衰竭的药物，可以改变瓣膜性心脏病的自然病程或提高存活率，外科手术仍然是治疗心脏瓣膜病最成熟、有效的方法。

注：1. 风湿性心脏瓣膜病是指风湿性心脏病遗留下来的以心瓣膜病变为主的心脏病，患风湿性心脏病后风湿活动仍可反复发作而加重心瓣膜损害。约一半患者以往无明显风湿热病史。风湿性心脏瓣膜病是常见的一种心脏病，是风湿病变侵犯心脏的后果，表现为瓣膜口狭窄和（或）关闭不全，患者中女多于男。

2. 风湿性心脏瓣膜病患者一般先有风湿热病史，如风湿性咽喉炎、风湿性关节炎、风湿性心肌炎等。早期可无症状，随时间的推移产生心脏增大、心律失常，一般经过 10～15 年逐步出现心力衰竭。

3. 心力衰竭是风湿性心脏病（简称风心病）最常见的并发症，也是致死的最主要原因。有 50%～70% 的风湿性心脏病患者发生心力衰竭。年轻患者的风湿活动常是心力衰竭的主要原因；年龄较大的患者，常由于瓣膜病变比较严重，引起心脏储备功能进行性减退，或同时合并风湿活动的结果。

4. 通常风心病的心力衰竭常先出现左心室或左心房衰竭；后期才发生右心衰竭。如患者左心房压力突然急剧升高，或左心室功能突然恶化，则可发生急性肺水肿。少数二尖瓣狭窄病例亦可由于阵发性房颤、肺梗死、妊娠、产后和呼吸道感染等而突然发生急性肺水肿，表现为顽固性左心衰竭，反复发作性肺水肿，不易控制，病程进展快，短期内易死亡。

5. 预防风湿性心脏瓣膜病引起心力衰竭的关键在于积极防治风湿热，在瓣膜病变已形成后，仍应积极防止风湿活动。无症状期的治疗原则主要是保持和增强心的代偿功能，一方面应避免心过度负荷，如重体力劳动、剧烈运动等，另一方面亦须注意动静结合，适当做一些力所能及的活动和锻炼，增强体质，提高心的储备能力。治疗只要策略包括心功能不全的治疗；急性肺水肿的抢救；控制和消除心房颤动。

6. 国内外较一致的意见是：所有出现症状的心脏瓣膜病性心力衰竭（NYHA心功能Ⅱ～Ⅳ级）患者，均需进行介入或手术治疗。对严重狭窄性病变如重度AS伴晕厥、心绞痛发作，重度MS心力衰竭症状明显者应尽早干预，对严重反流性病变如有EF降低或心脏明显扩大，出现症状前亦可考虑手术。

第十一章　心 肌 病

第一节　心肌病的临床分类

心肌病的临床定义和分类方面目前还存在着争议，欧洲与美国对心肌病的概念和归类有很大的不同，总结如下。

美国方面针对心肌病最新的定义为 2006 年 AHA 的定义："心肌病为一组临床表现多种多样的心肌疾病，具有结构异常和/或电异常，由各种原因通常是遗传原因造成，常表现为心室异常肥厚或扩张，但也可以正常。"此分类仍然沿用了原发性和继发性的分类，原发性心肌病指"仅限于心肌或主要累及心肌的疾病"，继发性心肌病指"心肌病变是全身性疾病的一部分（多器官受损）"。原发性心肌病分为三种类型（遗传性、获得性和混合性）。将心肌病分为家族性/遗传性和非家族性/非遗传性心肌病，有利于筛查基因突变和分析。而在此之前，这类疾病一般划分在心律失常的范畴。AHA 工作组建议，除了心肌病的临床表型分类外，按照这种分类方法涵盖了那些遗传缺陷性心肌病包括编码肌小节、细胞骨架、桥粒或离子通道蛋白的基因突变的疾病（图 11-1）。

2008 年欧洲 ESC（图 11-2）将心肌病定义为非冠状动脉疾病、高血压、瓣膜病和先天性心脏缺陷导致的心肌结构和功能异常的心肌疾病。心肌病分类基本上按照形态功能表现分为五种类型（肥厚型、扩张型、致心律失常性、限制型和未分类型）心肌病，包括家族性或非家族性，无论是否单

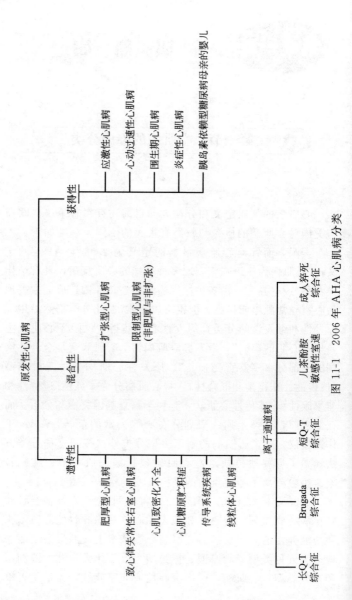

图 11-1　2006 年 AHA 心肌病分类

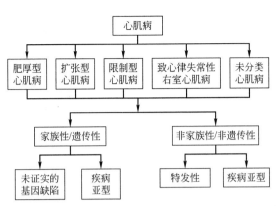

图 11-2 2008 年 ESC 心肌病分类

纯表现为心脏受累。ESC 接受并重申 AHA 将心肌病分为家族性/遗传性心肌病和非家族性/非遗传性，但将离子通道病和传导系统疾病排除在心肌病范畴之外，这与 AHA 的分类存在很大的不同。

欧洲 ESC 针对心肌病的分类无疑是将复杂病情难题简单化，更加贴近临床，更方便使用。目前国内对心肌病的定义和分类基本参考欧洲 ESC 的分类方法。本章内容将不同名称的心肌病的处理医嘱和方法进行分别阐述。由于遗传类离子通道致心律失常疾病在心律失常章节中已经讨论过，在此不再赘述。

✚ 第二节 扩张型心肌病

长期医嘱	临时医嘱
内科护理常规	血常规

长期医嘱	临时医嘱
一级护理[①]	尿常规
低盐低脂饮食	粪常规＋潜血试验
半卧位	生化(包括肝肾功能、电解质、血
病重通知	糖、血脂、蛋白等)
持续吸氧(2L/min)	B型钠尿肽测定
心电、血压、血氧饱和度监测	或 NT-前端B型钠尿肽
记24h出入量	测定
地高辛 0.125～0.25mg po qd[②]	血气分析
硝酸异山梨酯 10mg po tid	心电图
或 单硝酸异山梨酯 30mg po	胸部X线
qd[③]	超声心动图
氢氯噻嗪 25～100mg po qd	放射性核素检查
或 呋塞米 20mg po bid～tid[③]	心脏磁共振(CMR)成像
螺内酯 20mg po qd	心脏再同步化治疗(CRT)[⑤]
依那普利 5～10mg po qd	心脏自动转复除颤器[⑥]
或 卡托普利 12.5～25mg po	请心外科会诊
bid～tid[③]	左心辅助装置[⑦]
琥珀酸美托洛尔缓释片 23.75～	左心室减容术[⑧]
47.5mg po qd[④]	心脏移植[⑨]

① 如患者生命体征平稳，水电解质平衡，可停病重，改二级护理。

② 限制体力活动，低盐饮食，多数患者可用洋地黄制剂，但易发生洋地黄中毒，用量宜小，地高辛常用量为0.125mg/d。

③ 根据患者的血流动力学状态酌情使用利尿药和血管扩张药。血管紧张素转换酶抑制药（ACEI）不仅能改善心力衰竭的血流动力学异常，还能阻断心力衰竭时神经内分泌

系统的异常激活，抑制心肌重塑，从而改善预后，应该从小剂量开始使用逐渐增加至最大耐受剂量。

④ 长期应用 β 受体阻滞药治疗扩张型心肌病可以预防患者病情恶化、改善临床症状和左心室功能，减少死亡，改善预后。常用药物有美托洛尔、比索洛尔、卡维地洛等，应用时应从小剂量开始，无不良反应再逐渐加大剂量。

⑤ 用于顽固性心力衰竭的治疗，可以恢复双心室电及机械活动的同步化，使 QRS 波明显变窄，心室间机械延迟缩短，心室充盈时间明显增加，减少二尖瓣反流，使Ⅲ～Ⅳ级心力衰竭患者的心功能得到不同程度的改善，心脏缩小，从而达到改善预后，延长生存时间的目的。CRT 起搏器置入后 X 线影像见图 11-3。

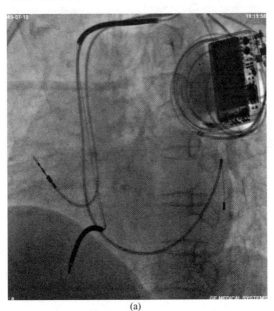

(a)

图 11-3

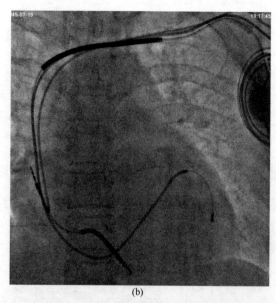

(b)

图 11-3　CRT 起搏器置入后 X 线影像

⑥ 心脏自动转复除颤器（ICD）：对从心脏停搏恢复的所有患者、伴有反复性室性心动过速引起休克或心力衰竭恶化，而且不能被抗心律失常药物治疗控制的患者，皆应置入 ICD。对伴顽固性阵发性室性心动过速、心室颤动的 DCM 患者安置 ICD 能自动中止突发的室性心动过速和心室颤动，明显延长患者寿命，但不能终止病情的发展。

⑦ 左心辅助装置（LVAD）：LVAD 可将左心室血液直接泵入升主动脉。可使晚期心力衰竭患者肝、肾功能明显改善，心功能改善，为等待心脏移植过渡时期的一种治疗方法。

⑧ 左心室减容手术：减容手术使患者左心室腔减小，左心室壁局部应力减小，心室肌僵硬度减低，减少左心室后

负荷，进一步减少心室耗氧量，改善左心室泵功能。

⑨ 心脏移植：能提高患者存活率，改善心功能，提高生活质量。是晚期 DCM 患者有效的治疗方法之一。

注：1. 扩张型心肌病（DCM）是一种原因未明的原发性心肌疾病。本病的特征为左或右心室或双侧心室扩大，并伴有心室收缩功能减退，伴或不伴充血性心力衰竭。室性或房性心律失常多见。病情呈进行性加重，死亡可发生于疾病的任何阶段。

2. 病因学上扩张型心肌病与病毒性心肌炎关系密切。扩张型心肌病的病例不仅仅是散发或特发的，现在发现家族性的至少占 40%～60%。家系分析显示大多数 DCM 家族为常染色体显性遗传，少数为常染色体隐性遗传、线粒体和 X 连锁遗传。

3. 本病起病多缓慢，有时可达 10 年以上。症状以充血性心力衰竭为主，其中以气短和水肿最为常见。最初在劳动或劳累后气短，以后在轻度活动或休息时也有气短，或有夜间阵发性呼吸困难。患者常感乏力。查体见心尖搏动向左下移位，可有抬举性搏动，心浊音界向左扩大，常可听得附加心音，心率快时呈奔马律。由于心腔扩大，可有相对性二尖瓣或三尖瓣关闭不全所致的收缩期吹风样杂音，此种杂音在心功能改善后减轻。晚期病例血压降低，脉压小，出现心力衰竭时舒张压可轻度升高。交替脉的出现提示左心衰竭。脉搏常较弱。心力衰竭时两肺可有啰音。右心衰竭时双下肢肿、肝脏肿大，晚期可有胸、腹腔积液，可出现各种心律失常。此外，尚可有脑、肾、肺等处的栓塞。

4. 诊断本病的辅助检查

（1）X 线检查　以左心室扩大为主，伴以右心室扩大，也可有左心房及右心房扩大。

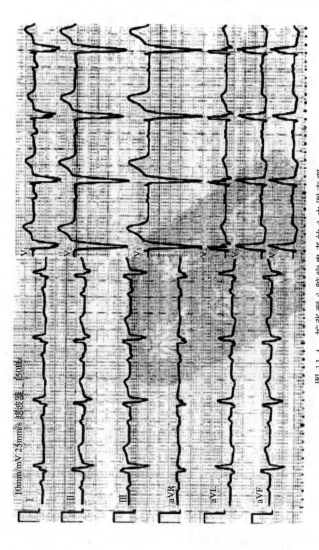

图 11-4 扩张型心脏病患者的心电图表现

引自：陈新主编．黄宛临床心电图学．第 6 版．北京：人民卫生出版社，2008：108.

（2）心电图 广泛 ST-T 段改变，左心房肥大，由于心肌纤维化可出现病理性 Q 波，各导联低电压（图 11-4）。

（3）超声心动图 左心室明显扩大，左心室流出道扩张，室间隔及左心室后壁搏动幅度减弱（图 11-5）。

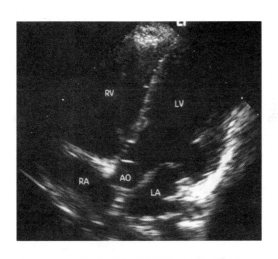

图 11-5 扩张型心脏病患者的超声心动图表现

（4）同位素检查 同位素心肌灌注显影，主要表现有心腔扩大，尤其两侧心室扩大，心肌显影呈弥漫性稀疏。

（5）心内膜心肌活检 扩张型心肌病临床表现及辅助检查均缺乏特异性，心内膜心肌活检诊断本病敏感性较高，特异性较低。

5. 心力衰竭是扩张型心肌病的主要症状，其基本治疗原则与其他原因导致的充血性心力衰竭的治疗相仿。另外，除常规的抗心力衰竭治疗外，对各种心律失常与循环栓塞合并症的防治也很重要。

第三节 肥厚型心肌病

长期医嘱	临时医嘱
内科护理常规	血常规
一级护理	尿常规
低盐饮食	粪常规＋潜血试验
心电、血压、血氧饱和度监测	生化(包括肝肾功能、电解质、血糖、血
阿司匹林肠溶片	脂、蛋白等)
琥珀酸美托洛尔缓释片	B 型钠尿肽测定
23.75～47.5mg po qd[①]	或 NT-前端 B 型钠尿肽测定
或 地尔硫䓬 30mg po	血气分析
tid[①]	心电图
	胸部 X 线
	超声心动图
	放射性核素检查
	心脏磁共振(CMR)成像
	主动脉流出道测压
	左心室主动脉造影
	化学消融术[②]
	心脏起搏器置入[③]
	自动转复除颤器置入[④]
	请心外科会诊(肥厚心肌切除术[⑤])

    ① β受体阻滞药从小剂量开始，然后逐渐增加至最大剂量，但以血压不过低、心率不过慢（静息时 60 次/min）为原则。钙通道阻滞药地尔硫䓬可降低心肌收缩力，减轻左心室流出道梗阻，改善左心室壁顺应性及左心室充盈，也具有

抗心律失常作用。

②化学消融：应用乙醇部分消融室间隔。通过导管送入冠状动脉左前降支的间隔支，注射无水酒精，造成可控制的室间隔上部心肌梗死。理想的终点是使室间隔上部变薄、运动减弱，导致左心室流出道增大并降低收缩期压力阶差，以改善患者的血流动力学和症状表现。

其适应证为：优化药物治疗的基础上仍有严重症状（主要与流出道梗阻相关的或慢性流出道梗阻所致的临床症状）；优化药物治疗的基础上，主动脉下压力阶差仍≥50mmHg（经多普勒超声心动图测量，基础水平或激发后水平）；存在供应左室流出道梗阻相关心肌血流的室间隔支；室间隔梗阻相关部位厚度>15mm。

③心脏起搏尤其是房室全能型心脏起搏器（DDD）是一种治疗肥厚性心肌病的有效介入方法，其心脏除极顺序的改变，可以使左心室流出道拓宽和主动脉内压力阶差减低（图11-6）。收缩期前移减轻和左心室充盈压降低是改善患者症状的主要可能机制。

④具有猝死高危的肥厚型心肌病患者，置入自动除颤器可有效地控制恶性心律失常，预防猝死发生，提高肥厚型心肌病患者的生存率。影像见扩张型心肌病一节。

⑤外科手术治疗：压力阶差>60mmHg，药物治疗无效者，可手术治疗。可行肥厚肌肉切除。

注：1. 长期以来均认为肥厚型心肌病的病因与遗传有关，属于常染色体显性遗传。在临床上有明显遗传家族史者仅占30%～55%，而其他40%～50%却无遗传家族史。

肥厚型心肌病是以心肌肥厚为特征。根据左心室流出道有无梗阻可分为梗阻性和非梗阻性肥厚型心肌病，不对称性室间隔肥厚致主动脉瓣下狭窄者称特发性肥厚型主动脉瓣下

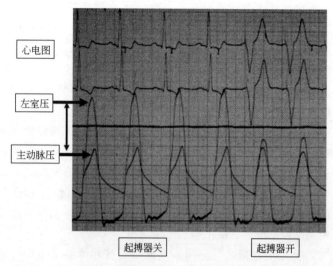

心电图

左室压

主动脉压

起搏器关　　　　起搏器开

图 11-6　置入双腔起搏器后分别在关闭起搏器和开放起搏器
测得的左心室和主动脉压力变化

狭窄。

2. 本病患者主要症状有呼吸困难、劳力性呼吸困难，严重者呈端坐呼吸或阵发性夜间呼吸困难。心绞痛：常有典型心绞痛，劳力后发作。胸痛持续时间较长，用硝酸甘油含化不但无效且可加重。晕厥与头晕：多在劳累时发生。为血压下降所致，发生过速或过缓型心律失常时，也可引起晕厥与头晕。

3. 诊断本病的辅助检查

（1）X 线检查　心脏大小正常或增大。心脏以左心室肥厚为主，主动脉不增宽，肺动脉段多无明显突出，肺瘀血大多较轻，常见二尖瓣钙化。

（2）心电图　由于心脏缺血，心肌复极异常，ST-T 段改变常见，左心室肥厚也较多见，可以由于室间隔肥厚与心

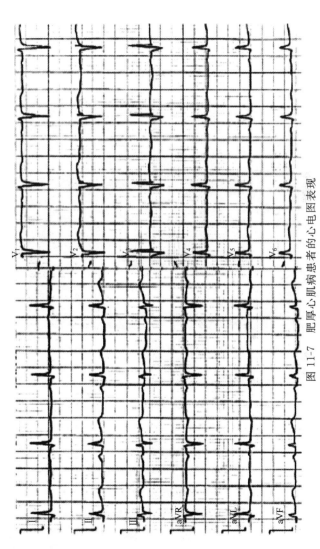

图 11-7 肥厚心肌病患者的心电图表现

引自：陈新主编．黄宛临床心电图学．第 6 版．北京：人民卫生出版社，2008：106.

肌纤维化而出现 Q 波（图 11-7）。

（3）超声心动图 不对称性室间隔肥厚，室间隔厚度与左心室后壁厚度之比大于 1.3∶1，二尖瓣前叶在收缩期前移。左心室腔缩小，流出道狭窄（图 11-8）。

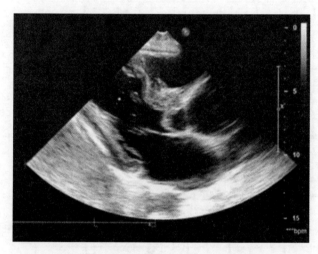

图 11-8 肥厚心肌病患者的超声心动图表现

（4）心导管检查及心血管造影

① 心导管检查：左心室与左心室流出道之间出现压力阶差，左心室舒张末期压力增高，压力阶差与左心室流出道梗阻程度呈正相关。

② 心血管造影：室间隔肌肉肥厚明显时，可见心室腔呈狭长裂缝样改变，对诊断有意义。

4. 肥厚型心肌病发展缓慢，但猝死率高，是青少年和运动员猝死的主要原因。肥厚型心肌病的主要死亡原因是心脏性猝死、心力衰竭和脑卒中。

第四节　限制型心肌病

长期医嘱	临时医嘱
内科护理常规	血常规
一级护理	尿常规
低盐饮食	粪常规＋潜血试验
心电、血压、血氧饱和度监测	生化(包括肝肾功能、电解质、血
记 24h 出入量	糖、血脂、蛋白等)
单硝酸异山梨酯　20mg　po　qd[①]	B 型钠尿肽测定
氢氯噻嗪　25～100mg　po　qd	或 NT-前端 B 型钠尿肽
或 呋塞米　20mg　po　bid～tid[①]	测定
琥珀酸美托洛尔缓释片　23.75～	血气分析
47.5mg　po　qd[②]	心电图
阿司匹林肠溶片　100mg　po　qd	胸部 X 线
或 华法林　2.5mg　po　qd[③]	超声心动图
	放射性核素检查
	心脏 CT 检查
	心脏磁共振(CMR)成像
	心内膜心肌活检
	请心外科会诊[④]

　　① 硝酸酯类药物、利尿药可以有效地降低前负荷，减轻肺循环和体循环瘀血，降低心室充盈压，减轻症状，改善患者生活质量和活动耐量，但不能改善患者的长期预后。但应当注意，限制型心肌病患者的心肌僵硬度增加，血压变化受心室充盈压的变化影响较大，过度地减轻前负荷会造成心排出量下降，血压下降，病情恶化，故硝酸酯类药物和利尿

药应根据患者情况谨慎使用。

②β受体阻滞药能够减慢心率，延长心室充盈时间，降低心肌耗氧量，有利于改善心室舒张功能，可以作为辅助治疗药物，但在限制型心肌病治疗中的作用并不肯定。

③为抗凝或抗血小板治疗，预防发生附壁血栓和栓塞。

④对于严重的心内膜心肌纤维化可行心内膜剥脱术，切除纤维性心内膜。伴有瓣膜反流者可行人工心脏瓣膜置换术。对于特发性或家族性限制型心肌病伴有顽固性心力衰竭者可考虑行心脏移植。

注：1. 限制型心肌病（RCM）是以舒张功能异常为特征，表现为限制性充盈障碍的心肌病。WHO的定义为"以单或双心室充盈受限，舒张期容积缩小为特征，但心室收缩功能及室壁厚度正常或接近正常。可出现间质的纤维增生。可单独出现，也可与其他疾病（淀粉样变性、伴或不伴嗜酸粒细胞增多的心内膜疾病）同时存在"。

2. 限制型心肌病的分类　可分为心肌疾病和心内膜心肌病两大类。其中心肌疾病又可分为：①非浸润性心肌病，包括特发性和家族性心肌病等；②浸润性心肌病，指心肌细胞间有异常物质沉积，如淀粉样变性、Gaucher病等；③贮积性心肌病，指心肌细胞内贮积异常物质，如血色素沉着病、尼曼匹克病、Fabry病等。心内膜心肌病又可分为闭塞性及非闭塞性心肌病。详见图11-9。

3. 心肌纤维变性、心肌浸润或心内膜心肌瘢痕组织形是心脏限制性充盈障碍的主要原因。RCM可以是特发性、遗传性或是各种系统性疾病的结局。遗传性RCM通常以常染色体显性遗传为特征，还可通过常染色体隐性遗传。RCM继发于系统性疾病的有淀粉样变性、结节病、类癌综合征、硬皮病和蒽环霉素中毒等。

4. 乏力、呼吸困难和运动耐力下降是限制型心肌病的常见主诉，严重者还会出现水肿、端坐呼吸、肝脏肿大、少

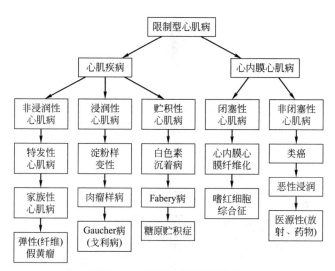

图 11-9　限制型心肌病的分类

尿、腹水及消化道瘀血的症状。体格检查可见血压偏低、脉压差小、颈静脉怒张、Kussmaul 征阳性（吸气时静脉压升高）。心脏浊音界扩大，心律失常，可闻第三心音、第四心音。当合并有二、三尖瓣关闭不全时，常会听到二、三尖瓣收缩期反流性杂音。双肺可闻及湿啰音。

5. 诊断本病的辅助检查

（1）X 线检查　可见到心房扩大和心包积液导致的心影扩大，并可显示肺瘀血和胸腔积液的情况。约 70% 显示心胸比例增大，合并右心房扩大者心影可呈球形。

（2）心电图　可见电压异常、ST-T 段改变、异常 Q 波等。各种心律失常包括：窦性心动过速、心房颤动、心房扑动、室性期前收缩、束支传导阻滞等改变。

（3）超声心动图　见双心房明显扩大，心室壁厚度正常或增厚，有时可见左心室心尖部内膜回声增强，甚至血栓使心尖部心腔闭塞。多普勒血流图可见舒张期快速充盈突然中

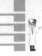

止；舒张中、晚期心室内径无继续扩大（图 11-10）。

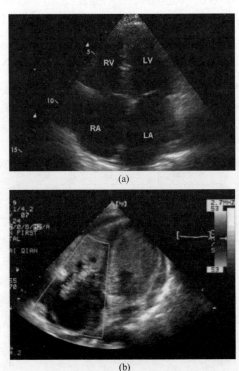

(a)

(b)

图 11-10　限制型心肌病的超声心动图表现

（4）心导管检查　是鉴别限制型心肌病和缩窄性心包炎的重要方法。半数病例心室压力曲线可出现与缩窄性心包炎相似的典型"平方根"形改变和右心房压升高及"Y"谷深陷。但限制型心肌病患者左、右心室舒张压差值常超过5mmHg，左心室外形光滑但僵硬，心室收缩功能基本正常。

（5）心内膜心肌活检　是确诊限制性心肌病的重要手段。根据心内膜心肌病变的不同阶段可有坏死、血栓形成、纤维化三种病理改变。心内膜可附有血栓，血栓内偶有嗜酸粒细胞；心肌细胞可发生变性坏死并可伴间质性纤维化改变。

（6）CT和核磁 是鉴别限制型心肌病和缩窄性心包炎最准确的无创伤性检查手段。限制型心肌病者心包不增厚，心包厚度≤4mm时可排除缩窄性心包炎。图11-11为限制型心肌病CT表现，图11-12为限制型心肌病核磁检查影像。

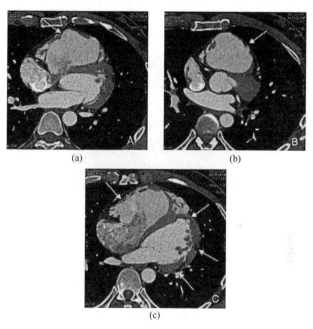

图 11-11　限制型心肌病CT表现

（7）放射性核素心室造影 右心型限制型心肌病造影的特点为：右心房明显扩大伴核素滞留；右心室向左移位，其心尖部显示不清，左心室位于右心室的左后方，右心室流出道增宽，右心室位相延迟，右心功能降低；左心室位相及功能一般在正常范围。

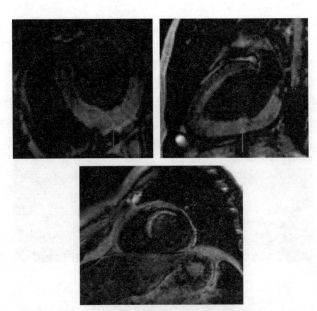

图 11-12　限制型心肌病核磁检查影像

6. 病因治疗　对于那些有明确原因的限制型心肌病，应首先治疗其原发病。

 第五节　酒精性心肌病

长期医嘱	临时医嘱
内科护理常规	血常规
一级护理	尿常规
低盐低脂高蛋白饮食	粪常规＋潜血试验

长期医嘱	临时医嘱
戒酒①	生化(包括肝肾功能、电解质、血
半卧位	糖、血脂、蛋白等)
病重通知	B 型钠尿肽测定
持续吸氧(2L/min)	或 NT-前端 B 型钠尿肽
心电、血压、血氧饱和度监测	测定
卡托普利 12.5mg po tid②	血气分析
氢氯噻嗪 25～100mg po qd	心电图
或 呋塞米 20mg po bid～tid②	胸部 X 线
门冬氨酸钾镁片 1～3 片 po tid②	超声心动图
地高辛 0.125～0.25mg po qd②	心导管检查及心血管造影
复合维生素 B 1～3 片 po tid②	放射性核素检查
地尔硫䓬 30mg po tid	心脏磁共振(CMR)成像
或 维拉帕米 10mg po tid②	
曲美他嗪 20mg po tid②	

① 心功能的改善与能否戒酒关系较大。

② 使用血管紧张素转化酶抑制药、小剂量洋地黄强心，间断利尿，同时扩血管，根据心力衰竭程度调整剂量。不论血镁是否降低，均应长期补充镁。由于 B 族维生素缺乏，也应予大量补充。乙醇可干扰心肌细胞膜钙离子的转运。钙通道阻滞药可试用，早期有明显心律失常者，可首选地尔硫䓬或维拉帕米。曲美他嗪能降低酸中毒和细胞钙离子过负荷，改善左心室功能和重构，改善预后。

注：1. 酒精性心肌病多发生于 30～55 岁的男性，通常有 10 年以上过度嗜酒史，临床表现多样化，主要表现为心功能不全和心律失常。酒精性心肌病是由于乙醇及其代谢产物乙醛等对心肌直接毒害的结果。酒精损害心肌细胞膜的完整性，影响细胞器官功能，影响心肌细胞离子通道的通透

性，酒精代谢时引起中间代谢的改变，长期饮酒可变更调节蛋白（肌凝蛋白和原肌凝蛋白）的结构，影响心肌舒缩功能。长期大量饮酒还可造成人体营养失调，易导致 B 族维生素缺乏，可加重心功能不全。此外，酒类的某些添加剂中含有钴、铅等有毒物质，长期饮用可引起中毒或心肌损伤。由于上述原因的相互作用和影响最终可导致酒精性心肌病的发生。酒精性心肌病的临床主要并发心律失常、心力衰竭、房颤、肝功能不全等。

2. 饮酒史　迄今研究表明饮酒量和嗜酒持续时间与本病发生的关系，尚不够明确。但多数学者认为每天饮酒所含酒精量超过 142g，持续 5 年以上可以发病，也有学者主张以每天饮酒所含酒精量超过 60g 作为诊断前提。

3. 发病特点　本病患者在长期超量饮酒过程中常无症状。但若进行心电图或超声心动图检查，则往往可能发现潜在异常。患者一旦发生心力衰竭，则病情进展迅速。

4. 典型表现　发病初期，由于心排血量降低，仅表现为无特殊原因的疲劳、气急、心悸、运动时咳嗽、运动耐量减退、夜尿多；继而出现夜间阵发性呼吸困难。体征主要是窦性心动过速、舒张压轻度升高、脉压减小、颈静脉怒张、心界扩大、心音减弱、双侧心底部非喷射性喀喇音、舒张期奔马律、二尖瓣和三尖瓣区收缩早、中期吹风样杂音、肝肿大和外周水肿。类缺血型则有非典型性胸痛或心绞痛心电图 ST-T 段改变；晚期也可出现病理性 Q 波。心律失常型则以心律失常为主要表现，可以呈现各种类型心律失常，尤以房颤、房早、房速、室速多见。

5. 各型均可有过量摄取酒精的一般体征，如酒精性多血质容貌、皮肤毛细血管扩张、多发性末梢神经炎、肝脏异常等。

6. 诊断本病的辅助检查

(1) X 线检查　心影普遍增大，心胸比例＞0.55，合并心力衰竭时可有肺瘀血、肺水肿甚至胸腔积液。随着治疗和戒酒，增大的心影可在短期内明显缩小。

（2）心电图 最常见为左心室肥厚伴ST-T段异常，亦可见低电压、心房颤动、室性期前收缩、房性期前收缩、房室传导阻滞和室内传导阻滞等心电图改变，部分患者可见病理性Q波。

（3）超声心动图 主要为左心室重量增加，早期室间隔及左心室后壁轻度增厚，不伴有收缩功能减退，左心室舒张内径正常。出现充血性心力衰竭时，各房室收缩和舒张内径均增加，室壁运动减弱，左心室射血分数减低。超声心动图对早期诊断及判断预后有重要价值。

（4）心导管检查和心血管造影 酒精性心肌病亚临床状态时，就可有血流动力学改变，常表现为射血分数降低，心室舒张末压增高，舒张末容积和张力增加。心室造影可见左心室扩大，弥漫性室壁运动减弱。

（5）放射性核素检查 用[111]铟标记的单克隆抗心肌抗体检查发现，扩张型心肌病和酒精性心肌病患者在心功能恶化时放射性核素摄取量增加，而临床症状改善时摄取减少，其摄取量与饮酒量密切相关，并可根据摄取量进行预后判断。

（6）心肌心内膜活检 其线粒体与冠状动脉内壁的水肿出现率高对本病的诊断有一定的帮助。

7. 治疗原则 说服或强制性戒酒。酒精性心肌病的发生与长期大量摄入酒精有着密切关系，其治疗的关键是戒酒。无论病情严重到何种程度，多数病例戒酒后有望获得病情的缓解。药物治疗本身仅为一种权宜之计，如不彻底戒酒，该病的治疗将归于失败。治疗的关键是早诊断、早戒酒及对症治疗，以期延续或逆转病情。卧床休息。治疗心力衰竭，处理心律失常，加强营养支援治疗。

长期医嘱	临时医嘱
内科护理常规	血常规
一级护理	尿常规
低盐饮食	粪常规＋潜血试验
记 24h 出入量	生化(包括肝肾功能、电解质、血
半卧位	糖、血脂、蛋白等)
病重通知	B 型钠尿肽测定
持续吸氧(2L/min)	或 NT-前端 B 型钠尿肽
心电、血压、血氧饱和度监测	测定
复合维生素 B　1～3 片　po　tid[①]	血气分析
呋塞米　20mg　po　bid～tid[②]	心电图
硝酸异山梨酯　10mg　po　tid	超声心动图
或 单硝酸异山梨酯　30mg　po	
qd[②]	
地高辛　0.125～0.25mg　po　qd[②]	
酒石酸美托洛尔　6.25～12.5mg[②]	

① 增加营养。补充维生素 B 类药物，因为 B 族维生素缺乏可加重心功能不全。

② 充血性心力衰竭对洋地黄反应较好，快速使用可使心力衰竭很快得到控制。加用小剂量利尿药及血管扩张药。对有栓塞的患者应使用抗凝药物。β 受体阻滞药小剂量起始，在心功能稳定后使用，逐渐增加至最大可耐受剂量。

注：1. 加强妊娠期和围生期体检，及早发现和治疗妊娠高血压综合征，预防产褥期或产后各种感染。再度妊娠可引起复发。间歇性肾盂肾炎、不良饮食习惯、过度体力消耗以及洋地黄使用不当也可致复发。应避免和去除上述因素。

2. 围生期心肌病是指既往无心脏病病史，于妊娠最后 3 个月或产后 6 个月首次发生的以累及心肌为主的一种心肌病。围生期心肌病在围生期首次出现，可能使无心脏病的妊娠末期或产后（通常 2～20 周）女性出现呼吸困难、血瘀、肝大、水肿等心力衰竭症状，类似扩张型心肌病。患者可有心室扩大，附壁血栓。

3. 本病的特点之一是体循环或肺循环栓塞的出现概率较高。本病多发生在 30 岁左右的经产妇。如能早期诊断、及时治疗，一般预后良好。安静、增加营养、服用维生素类药物十分重要。

4. 围生期心肌病是一组多因素疾病，其病因迄今未明。其发病可能与病毒感染、机体自身免疫因素有关，多胎、多产、高血压、营养不良、贫血等均被认为与围生期心肌病的发生有关。也有人把剖宫产术、慢性高血压、先兆子痫视为发生围生期心肌病的危险因素。

5. 辅助检查　可参考扩张型心肌病。

6. 围生期心肌病的诊断标准

① 既往无心脏病病史。

② 发病时有心力衰竭症状，无特殊心脏异常体征。

③ 超声心动图可示心房心室均扩大，以左心室扩大为甚，各瓣膜有反流。

✚ 第七节　心动过速型心肌病

长期医嘱	临时医嘱
内科护理常规	血常规

长期医嘱	临时医嘱
一级护理	尿常规
低盐低脂饮食	粪常规＋潜血试验
心电、血压、血氧饱和度监测	生化(包括肝肾功能、电解质、血糖、血脂、蛋白等)
地高辛 0.125～0.25mg po qd	甲状腺功能(T_3、T_4、TSH)
胺碘酮 200mg po tid[①]	B 型钠尿肽测定
琥珀酸美托洛尔缓释片 23.75～47.5mg po qd[①]	或 NT-前端 B 型钠尿肽测定
氢氯噻嗪 25～100mg po qd	血气分析
或 呋塞米 20mg po bid～tid	心电图
	胸部 X 线
	超声心动图
	放射性核素检查
	心脏磁共振(CMR)成像
	冠状动脉造影
	心脏电复律[②]
	心脏自动转复除颤器置入术[②]
	导管射频消融术[②]

① 主要是针对快速型心律失常的治疗，使患者恢复正常心率和节律。不能恢复窦性心律者，也应尽可能控制心室率。

② 控制室上性和室性快速型心律失常安全有效的方法有多种，如电复律、抗心律失常药物、射频消融和安装心脏转复除颤器等，应根据患者个体情况予以选择。器质性心脏病伴快速型心律失常者易发生心力衰竭，应立即予以纠正。心脏正常者发生快速型心律失常也应及时治疗。单纯型心动过速型心肌病一旦终止心动过速、心脏扩大、心功能恢复多较快，程度较好。不纯型心动过速型心肌病终止心动过速后

的心脏状态和心功能恢复较缓慢，程度较差。

注：1. 长期慢性心动过速或持续快速心脏起搏可引起心脏扩大和心功能不全等类似扩张型心肌病的表现，只要心动过速得以控制，心脏形态与心功能可部分或完全恢复正常。这种由心动过速引起的心肌病被称为心动过速型心肌病。

2. 心动过速型心肌病产生于各种快速型心律失常，包括室上性心动过速、房性心动过速、心房扑动、心房颤动、房室结内和房室旁道折返性心动过速等，可发生于任何年龄。

3. 本病通常有心动过速所致的症状，如心悸、胸闷、晕厥等，严重者可导致心力衰竭、心源性休克或死亡，部分患者亦无明显血流动力学改变。

4. 心动过速型心肌病的临床表现谱很广，原来心脏正常者对慢性心动过速的耐受性较好，可无症状，而原有器质性心脏病者易产生症状，多较早出现症状而就医。持续性快速型心律失常发生该病的时间可从发现心动过速后的几周至20年不等，心律失常控制或终止后心功能恢复时间及程度亦不同，可以是完全性，部分性或不能恢复，这是因为心肌损害的程度与心动过速的时间以及原有基础心脏病的情况有关。

5. 心动过速型心肌病的临床分型　鉴于心动过速型心肌病可发生于正常的心脏和有病变的心脏，临床上将其分为两型。

（1）单纯型心动过速型心肌病　除心动过速外，无其他导致心功能损害的因素和心脏异常，在整个发病过程中，心动过速是导致心脏扩大、心功能不全的唯一原因。

（2）不纯型心动过速型心肌病　心脏存在除心动过速以外的病变和（或）除心动过速以外还有其他导致心功能恶化的因素。

单纯型者对长期心动过速的耐受性较好，从心动过速发展到心动过速型心肌病一般需要数年或更长的时间，出现症状较晚；不纯型者从心动过速到心动过速型心肌病的过程短，该类患者的心动过速易出现症状，从第一次心动过速发生到心动过速型心肌病，不同的患者所需时间不同，从数周到20年不等。

6. 心电图 具有相应心动过速的表现、左心室肥大和ST-T段异常等。

7. 超声心动图 类似于扩张型心肌病的表现，如心脏扩大，心功能下降。

8. 有关鉴别诊断的检查 如化验甲状腺功能以排除甲亢，对有冠心病危险因素者需行冠脉造影以排除冠心病。

9. 心动过速型心肌病的诊断至今尚无特异性诊断指标，病史和临床特征仍是诊断本病的唯一途径。慢性心动过速型每天发作超过总时间的 $10\% \sim 15\%$，亦可能导致心动过速心肌病，典型病例见于反复发生的室上性心动过速、心房扑动或室性心动过速，有器质性心脏病或心力衰竭的患者发生慢性心房颤动或反复发生的室上性或室性心动过速时也应怀疑有本病参与，不应认为心律失常只继发于心脏病，实际上心功能不全和心律失常之间存在恶性循环。

心动过速型心肌病的诊断依据：①心动过速发生前左心室功能正常；②在频繁或持续性心动过速发作后左心室功能进行性损害，并可排除其他导致心功能减退的因素；③心动过速治愈或控制后左心室功能改善，但是，部分患者心动过速得到控制后左心室功能未见改善，仍不能排除心动过速型心肌病的可能，因为心动过速诱发心肌损害也可能发展到不可逆阶段。

第八节　致心律失常右室心肌病

长期医嘱	临时医嘱
内科护理常规 一级护理 低盐饮食 心电、血压、血氧饱和度监测 倍他乐克缓释片　23.75～ 　45mg　po　qd 　或 胺碘酮　200mg　po 　tid[1] 阿司匹林肠溶片　100mg　po 　qd	血常规 尿常规 粪常规＋潜血试验 生化(包括肝肾功能、电解质、血糖、血脂、蛋 　白等) B 型钠尿肽测定 　或 NT-前端 B 型钠尿肽测定 心电图 胸部 X 线片 超声心动图 心内膜心肌活检 心内膜标测技术 放射性核素心室造影 心脏磁共振(CMR)成像 导管射频消融术[2] 心脏自动转复除颤器植入术[3] 请心外科会诊(心脏移植[4])

① 心律失常者可使用各种抗心律失常药物。胺碘酮或胺碘酮与其他抗心律失常药物联合使用，是预防致心律失常右室心肌病（ARVC）患者室性心动过速复发的最有效药物。

② 导管消融：有报道本病伴室性心动过速者，在心内膜标测下寻找室速起源部位，行射频消融治疗，可控制室性心动过速发作。

③ 埋藏式自动心脏复律除颤器：对有晕厥发作史，或经抗心律失常药物治疗无效的持续性室性心动过速等高危患者，已证实 ICD 植入能有效终止所有室速，是一种能改善本病长期预后的有效治疗手段。

④ 对于药物难以控制的终末期患者可考虑心脏移植手术。

注：1. 致心律失常性右室心肌病（ARVC），又称致心律失常性右室发育不良，现以 ARVD/C 表示，其特征为右心室心肌被进行性纤维脂肪组织所替代，临床常表现为右心室扩大、心律失常和猝死。本病临床表现多样，特别是早期诊断困难。1994 年欧洲心脏协会制订了本病的诊断标准（表 11-1）。根据临床表现，按表中标准，凡具备 2 项主要指标，或 1 项主要指标加 2 项次要指标，或 4 项次要指标者，即可诊断为致心律失常性右室心肌病。

表 11-1　ARVC 诊断标准的总结

Ⅰ普遍性及（或）局限性功能障碍与结构改变
　主要指标：右心室明显扩张，射血分数降低，无或仅有轻度左心室异常
右心室局限性室壁瘤（运动丧失或运动障碍呈舒张期膨出）
右心室严重阶段性扩张
　次要指标：右心室轻度普遍性扩张及（或）射血分数降低，左心室正常
右心室轻度阶段性扩张
右心室阶段性活动减弱
Ⅱ组织学特征
　主要指标：心内膜活检显示心肌被纤维脂肪组织取代
Ⅲ复极异常
　次要指标：右心导联（V_2、V_3）T 波倒置（年龄 12 岁以上，且无右束支传导阻滞）
Ⅳ除极/传导异常
　主要指标：右心导联（$V_1 \sim V_3$）QRS 波群终末期部分出现 Epsilon 波，或其中部分 QRS 波群延长（>1000ms）
　次要指标：晚电位阳性
Ⅴ心律失常
　次要标准：左束支传导阻滞型室性心动过速（持续性或非持续性）
　频发性室性期前收缩（>1000 次/24h）
Ⅵ家族史
　主要标准：外科或尸检证实为家族性疾病
　次要标准：临床疑有右心室发育不良，且家族中有早年（<35 岁）猝死者
家族内有按本标准临床诊断为 ARVD/C 者

2. ARVC 的病因目前所知甚少，可能与下列因素有关。

（1）遗传因素　本病的发生与遗传因素有一定关系，家系研究发现 ARVC 是一种常染色体显性遗传病。目前已确定 9 种不同的染色体显性遗传与本病相关。

（2）个体发育异常学说　认为右心室病变系右心室先天性发育不良所致，形态学上表现为右心室壁极薄，心肌纤维缺如或消失，代之以脂肪纤维组织。多见于儿童或青壮年。

（3）退变或变性学说　认为右心室心肌病变是由于某种代谢或超微结构缺陷引起的进行性心肌细胞变性坏死的结果。

（4）炎症学说　认为心肌被脂肪组织代替是慢性心肌炎引起的后天性损伤（炎症、坏死）和修复过程演进的结果。

3. ARVC 的主要表现为充血性心力衰竭和（或）心律失常。部分患者起病隐匿，表现为劳力性呼吸困难等肺循环瘀血症状和肝脏肿大、下肢水肿等体循环瘀血症状，患者劳动耐力逐渐下降。早期仅突出表现为右心衰竭，后期则由右心衰竭发展至双侧心室受累的全心衰竭。部分患者以心脏骤

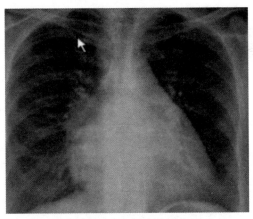

图 11-13　ARVC 患者的胸部 X 线平片

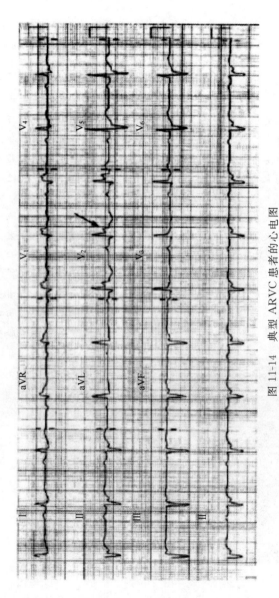

图 11-14 典型 ARVC 患者的心电图

引自：陈新主编. 黄宛临床心电图学. 第 6 版. 北京：人民卫生出版社，2008：107.

停、猝死为首发症状，检查发现恶性心律失常如持续性室性心动过速、心室扑动、心室颤动，这是右室心肌病导致青年人猝死的重要原因。

4. 诊断本病的辅助检查

（1）胸部 X 线片　心脏正常或增大，轮廓呈球形，肺动脉流出道扩张，左侧缘膨隆，多数患者心胸比率≥0.5（图 11-13）。

（2）心电图　常见心电图表现有：V_1 导联 QRS 波群的时限通常大于Ⅰ导联和 V_6 导联 QRS 波群的时限；可有完全性或不完全性右束支传导阻滞；有些患者在 QRS 波群终末部分（常见于 V_1 导联）可见一直立的尖波（Epsilon 波），系因右心室的一部分激动延迟所致；半数患者右胸导联 T 波倒置，胸前导联 T 波倒置范围与右心室增大程度呈正比（图 11-14）。

有室速发作的患者心室晚电位常呈阳性。心悸或晕厥发作时，可发现呈左束支传导阻滞图形的室性心动过速或室颤。通过心内膜标测技术可发现激动通过右心室，尤其病变部位的传导缓慢。该项检查可确定室性心动过速的起源部位而有助于消融定位。

（3）超声心动图与放射性核素心室造影　为诊断本病的两项最主要的无创伤性检查方法。前者可见右心室舒张末期内径扩大，右心室普遍性或局限性活动降低，右心室壁呈节段性膨出（图 11-15）；后者对诊断右心室收缩异常的特异性与阳性预测值均为 100%，但敏感性仅为 80%。而心血管造影可见右心室扩大、右心室壁运动异常。冠状动脉造影多无异常。

（4）心脏磁共振成像（MRI）　对发现心室肌内局限性脂肪增多有较大价值。如应用可精确测定右心室容量的电磁共振成像技术，可显示右心室容量增大。

（5）心内膜心肌活检　若能发现心肌细胞被纤维脂肪所取代的典型病变，即可诊断本病。但活检结果阴性并不能排除本病。同时，由于正常人右心室心肌细胞间也常有小岛状脂肪组织，故对此种病理改变的临床评估应慎重。

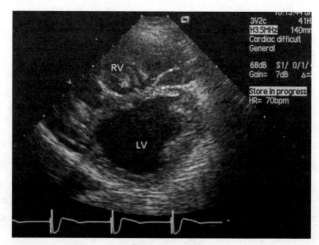

图 11-15　ARVC 患者的超声心动图

第九节　放射性心肌损害

长期医嘱	临时医嘱
内科护理常规	血常规
一级护理	尿常规
低盐低脂饮食	粪常规＋潜血试验
心电、血压、血氧饱和度监测	生化(包括肝肾功能、电解质、血糖、血脂、蛋
泼尼松　5～10mg　po　tid	白等)
或 地塞米松　75mg　po	B 型钠尿肽测定
tid①	或 NT-前端 B 型钠尿肽测定
琥珀酸美托洛尔缓释片	心电图
23.75～47.5mg　po　qd②	胸部 X 线
阿司匹林肠溶片　100mg　po	超声心动图
qd	心包穿刺③
	心包腔内注射③
	心脏起搏器置入术④

① 为糖皮质激素，目的是抗炎，由于该炎症是一种非特异性炎症，所以首选激素治疗，根据病情酌情选择不同剂量。

② 用于高危性期前收缩，症状明显时。

③ 用于渗出液多者，进行心包穿刺减压后可在心包腔内注射氢化可的松，均能取得较好疗效。进行放射治疗及接触放射线的人员应积极进行防护，对已造成放射性心脏损害者则必须给予相应的治疗。

④ 用于严重的三支阻滞或高度房室传导阻滞等传导系统的严重受损者可安装心脏起搏器。

注：1. 放射性心脏损害是指受到放射性物质辐射后产生的心肌病变。受到放射线照射的人和动物的心脏均有不同程度的病理变化，受损部位包括心包、心外膜、心内膜、甚至含有心脏瓣膜，还有传导系统及冠状动脉的损伤都容易造成放射性心脏损害。放射治疗后应注意调整饮食，控制血压、血糖，对已形成的冠状动脉严重狭窄可施行经皮冠状动脉内血管成形术（PTCA）或搭桥术。对心绞痛或心肌梗死则应按相应的诊疗常规处理。

2. 发病机制　虽然心脏并不是放射损害的敏感器官，但放射治疗的剂量大仍能引起心脏的一系列改变。一般认为损害与受照射的面积、照射的方案和照射的剂量直接相关：照射剂量一次达 4～6Gy 或累积剂量达 40～60Gy 即可出现心脏损害，受损部位包括心包、心外膜、心内膜、甚至含有心脏瓣膜，还有传导系统及冠状动脉，其中损害以心包炎及心肌炎最多见。其发生率与放射治疗的剂量也呈正相关。此外放射线引起的生物效应可能会造成心脏的继发性损害，如射线造成的组织及细胞的自身免疫改变，引发基因突变或基因表达异常，还有毛细血管和淋巴回流的障碍等，这些均可加重或启动持续性心肌损害，加速心肌纤维化，加重心肌、心包的渗出和增厚性改变。

3. 放射性心肌损害常见的病因　恶性肿瘤的放射治疗，如乳腺癌、食管癌、肺癌、纵隔肿瘤、霍奇金病等的放射治疗；战争中原子弹的投放，核反应堆的泄漏，放射性物质的误服误用；长时间在 X 线照射下进行射频或介入治疗，同时防护不当。

4. 受照射后的 24h 内患者的心脏就可产生急性反应，迟发型反应约发生在照射后 6 个月或更长时间后。放射性心脏损害的表现可以分为以下几种主要类型，患者可以以其中一种或几种为首发症状并贯穿主要临床过程。

(1) 心包炎　分急性心包炎与迟发性心包炎两种，也可能以迟发性心包炎急性发作的形式出现或者呈反复发作的心包炎形式。主要的临床表现为发热、胸痛、乏力等症状，渗出少时可无症状或轻度活动后气短，渗出多时则可以表现为进行性胸闷、呼吸困难等心脏压塞症状。

(2) 心肌纤维化或全心炎　后者包括心包纤维化。临床表现类似缩窄性心包炎，患者以胸闷、气短、乏力等为主诉，伴有颈静脉怒张及周围水肿，肝、肾等脏器瘀血的表现。

(3) 无症状性心功能减退　患者接受放射治疗后几年甚至几十年的时间内并没有明显的症状发生，但经核素及超声心动图随访可见射血分数有逐渐下降的趋势，还可出现选择性右心功能障碍表现；血流动力学检查可发现右心室压力升高。

(4) 心绞痛与心肌梗死　这是放射治疗促使冠状动脉粥样硬化及严重狭窄所致的并发症。临床表现同冠心病，可出现反复的心绞痛发作。

(5) 心电图异常　这类患者以 ST-T 段改变及束支和房室传导阻滞多见，也可出现期前收缩，个别有发生阿-斯综合征的报道，是放射线损害心肌及传导系统的表现。

(6) 瓣膜功能异常　放射治疗可引起瓣膜增厚，但出现瓣膜功能异常者少见。有时可在给患者听诊时闻及收缩期杂音，超声心动图检查示瓣膜闭合速度减慢等。

放射性心脏损害可出现放射性肺炎、缩窄性心包炎、心律失常等并发症。

5. 诊断本病的辅助检查

（1）胸部 X 线片　心影增大。

（2）心电图　ST-T 段改变，传导功能异常（房室或束支传导阻滞等）。

（3）超声心动图　心影增大，合并有心包炎时可见液性暗区。

6. 预防放射治疗引起的不适　照射前后可选用茶苯海明（乘晕宁）或奋乃静口服；还要注意防治感染，纠正水电解质平衡失调，必要时少量输血或输入骨髓细胞，这对提高患者自身免疫力、减轻毒副作用可能有所帮助。

7. 进行放射治疗或接触放射线剂量较大的人员如出现心脏症状均可考虑是否存在放射性心脏损害。即使无症状者也要对其心脏功能进行随访和评估。

8. 心脏检查的常用方法　如心电图、超声心动图、心肌核素检查、运动试验等均是评价心脏的电活动、心功能、心脏形态及射血分数等情况；而心肌活检可评价心肌的病理改变及纤维化程度，若与心导管和心包穿刺结合可评价缩窄性心包炎及心脏压塞情况。不过所有这些检查都缺乏特异性，尤其对鉴别心包积液到底是肿瘤的浸润还是放射损害造成的有相当困难。同时由于心肌纤维化发生的部位及程度缺乏均一性，上述手段较难评估其在心肌、心包病变中发生的确切范围，这样在选择治疗方案或预测疾病转归方面就会失去准确性。所以临床上发生的不少例放射性心脏损害，其诊断更多的是回顾性的或经尸解证实的。

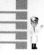

🏥 第十节　心肌淀粉样变

长期医嘱	临时医嘱
内科护理常规	血常规
一级护理	尿常规
低盐低脂饮食	粪常规＋潜血试验
心电、血压、血氧饱和度监测	生化(包括肝肾功能、电解质、血糖、血脂、蛋
环磷酰胺　25～75mg　bid[1]	白等)
秋水仙碱　0.6mg　tid[2]	B 型钠尿肽测定
泼尼松　5～10mg　po　tid[3]	或 NT-前端 B 型钠尿肽测定
氢氯噻嗪　25～100mg　po　qd	血气分析
或　呋塞米 20mg　po	心电图
bid～tid[4]	胸部 X 线
螺内酯　20mg　po　qd	超声心动图
硝酸异山梨酯　10mg　po　tid	放射性核素检查
或　单硝酸异山梨酯　30mg	心脏磁共振(CMR)成像
po　qd[4]	心外组织活检
琥珀酸美托洛尔缓释片	心内膜心肌活检
23.75～47.5mg　po　qd	

　　① 目的是抑制过度免疫，减少淀粉样蛋白的生成，延长患者生命。根据病情严重程度选择不同的剂量。

　　② 使用目的是抑制浆细胞微管系统，阻滞淀粉样蛋白的合成，开始用于遗传性患者，现亦用于原发性患者，可以延长患者生命。

　　③ 肾上腺皮质激素多与烃化剂或抗肿瘤抗生素联合应用，目的在于减轻前者的副作用和促进淀粉样蛋白的分解。

　　④ 用于心力衰竭的治疗，应积极纠正心力衰竭，但洋

地黄类药物多无效且容易中毒。利尿药、血管扩张血管药及β受体阻滞药应根据具体心力衰竭程度调整剂量。

注：1. 淀粉样变心肌病是一种淀粉样蛋白质沉积在心肌组织内所致的心肌损害，是一种特异性限制型心肌病。心脏淀粉样变性患者预后较差，主要取决于原有疾病类型。由于本病包括了不同类型淀粉样变病对于心脏的侵犯，故其病因也包括了不同类型相关病因。

2. 心肌淀粉样变的临床表现

（1）心血管表现　代偿期常无临床表现，或仅有头晕、乏力、劳累后心悸、气急等。进入失代偿期后，主要有下述表现：右心功能不全，颈静脉怒张，心尖搏动减弱，心音减低，心率增快，可闻及第四心音或奔马律。多数无杂音或仅二尖瓣区有轻度收缩期杂音。心界无明显扩大。肝脏肿大，可触及搏动，轻中度腹水，四肢凹陷性水肿。后期也可出现左心衰竭表现，但很少发生急性肺水肿；可以呈现各种心律失常，尤以房颤多见。也可发生病窦综合征或不同程度房室和束支传导阻滞。由于发生恶性室性快速型心律失常，可以发生猝死；由于心排血量减少，往往引起收缩压降低，以致脉压变小。约10%患者发生直立性低血压。老年高血压患者未予治疗而收缩压逐渐降低，以致恢复正常，应该怀疑本病；由于心排血量降低，冠状动脉受到侵犯或并存冠心病，患者常有胸闷、心前区隐痛或典型心绞痛。

（2）全身表现　由于淀粉样蛋白在组织中沉积，可以引起下述几种比较特殊的症状：

①巨舌征：舌头变大、僵硬，以致语言含糊，咀嚼、吞咽困难，睡眠时出现响亮鼾声。

②腕管综合征：腕管组织肥厚、增生、粘连，正中神经受压，以致手指屈曲障碍，正中神经分布区域感觉障碍和大鱼际肌肉萎缩。

③淀粉样变关节病：关节疼痛、肿胀、坚硬、活动障

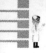

碍，但局部炎症表现不明显。若侵犯手指小关节，易误诊为类风湿关节炎；若侵犯肩关节周围组织，可呈现"垫肩征"；皮肤损害多发生于腹股沟、腋下、肛门、眼周、颈部等皱褶较多部位。

④皮损：可呈高出皮肤的丘疹、斑块或紫癜，呈簇状分布，无瘙痒。也可呈硬皮病样浸润。原发性患者中约55%有皮肤损害。

⑤骨质损害：偶尔可见骨质损害，X线像呈穿凿样缺损，甚至引起病理性骨折。

3. 诊断本病的辅助检查

（1）胸部 X 线检查　心脏多呈轻度增大，与右心衰竭严重程度不成比例。透视下可见心脏搏动明显减弱，有的学者称为"安静心"。常见肺瘀血、胸腔积液（图 11-16）。

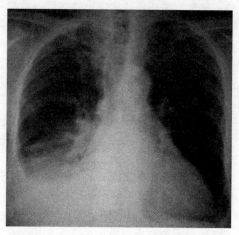

图 11-16　心肌淀粉样变患者的胸部 X 线片

（2）心电图检查　普遍存在 ST-T 段异常，大部呈现 QRS 波群低电压和异常 Q 波。虽然超声心动图发现左室肥厚，但心电图却无表现。各种心律失常均可发生。

（3）超声心动图检查　对本病诊断具有重要意义。主要特点有：左心室呈对称性肥厚，室间隔亦增厚；心脏增大程度较轻，室腔变小；室壁僵硬、肥厚心肌中可见颗粒样增强光点；大部分患者心室射血分数降低；50％患者有心包积液（图 11-17）。

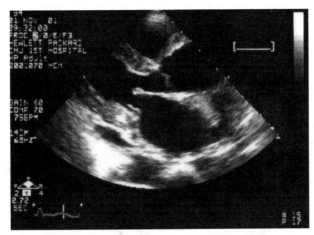

图 11-17　心肌淀粉样变患者的超声心动图

（4）活体组织检查　是本病最可靠的诊断方法。首先应对心外可疑组织或器官进行活检。若心外组织活检不能明确诊断，则应行心内膜心肌活检。

4. 心外组织活检阳性，可见与碘接触后呈现类似淀粉的颜色反应。实为由不同成分组成的蛋白质，故称其为淀粉样蛋白结合。临床情况，基本可以确诊本病。如果仍有疑问，可行心内膜心肌活检。结果阴性而临床仍高度怀疑时，亦不应轻易否定本病。因其病变可呈局灶性分布。

5. 治疗

（1）对于继发性患者　主要针对原发病进行治疗常能获得较好结果。若原发病治愈，则组织中沉积的淀粉样蛋白可能逐渐消失。

（2）骨髓瘤相关性患者　积极治疗多发性骨髓瘤及其他浆细胞病，疗效取决于病型和肾功能损害的程度。

（3）遗传性患者　由于肝脏的网状内皮系统是该型患者合成淀粉样蛋白的主要器官，施行肝移植术术后血浆中淀粉样蛋白前体（TTR）消失，多发性神经病变停止进展。

（4）局限性患者　因其病变多限于个别器官若无症状不予治疗。倘因肿瘤样病灶引起症状，可行手术切除。

（5）老年性患者　一般不予特殊治疗。若有心力衰竭出现，可以遵照心力衰竭用药原则。

（6）血透相关性　改用能够将 β_2 微球蛋白清除的聚砜透析膜（PS）、聚碳酸酯（AN69）膜、聚丙烯腈膜（PAN）等效果良好。也可采用 AN69 进行透析过滤，效果更加理想。

第十一节　应激性心肌病

长期医嘱	临时医嘱
内科护理常规	血常规
一级护理[①]	尿常规
病重通知[①]	粪常规＋潜血试验
低盐低脂饮食	生化（包括肝肾功能、电解质、血糖、血脂、蛋白等）
半卧位[②]	
持续吸氧（2L/min）[②]	B 型钠尿肽测定
心电、血压、血氧饱和度监测	或 NT-前端 B 型钠尿肽测定
卡托普利 12.5mg　po　tid[③]	血气分析
琥珀酸美托洛尔缓释片	心电图
23.75～47.5mg　po　qd[③]	胸部 X 线

长期医嘱	临时医嘱
阿司匹林肠溶片　100mg 　　po　qd③ 依诺肝素钠　0.4ml(4000IU) 　　ih　bid④ 氢氯噻嗪 25～100mg　po　qd 　或 呋塞米　20mg　po 　　　bid～tid	超声心动图 左心室造影 NS　3ml 吗啡　3mg ｜iv(慢)⑤ NS　稀释到　50ml 硝酸甘油　5mg ｜iv(泵入)⑥ 　或 NS　稀释到　50ml 　　硝普钠　25mg ｜iv(泵入)⑥ NS　稀释到　50ml 多巴胺　100mg ｜iv(泵入)2μg/(kg·min) 　或 NS　稀释到　50ml ｜iv(泵入)2μg/ 　　多巴酚丁胺　100mg ｜(kg·min)⑥

① 如患者生命体征平稳，水电解质平衡，可停病重，改二级护理。

② 应卧床休息，吸氧。

③ β受体阻断药、血管紧张素转化酶抑制药均可长期使用，可减少类似事件的再次发作以及改善心脏重构，可从小剂量开始，逐渐增加至最大耐受量。

④严重室壁运动障碍患者可考虑应用抗凝剂，以预防附壁血栓形成和血栓栓塞性并发症。

⑤ 急性和持续性胸痛者可应用吗啡。

⑥ 伴血流动力学不稳定者，可酌情应用血管活性药物（血管扩张药硝酸甘油、硝普钠）、正性肌力药物。

注：1. 应激性心脏病常表现为左心室的一块心肌突然变薄，被血液冲击得像气球一样鼓起来，又像章鱼的头部，所以被称为心肌气球样变或是章鱼冠心病，又因为这种病通常起因和情绪有关，所以也被称为应激性心脏病。焦虑情绪为什么会引发心肌变薄，这主要是因为焦虑情绪会引起人体

内激素改变，进而引发心肌的变异，同时局部血管痉挛又会加重症状。与真正的心脏病患者相比，这类患者心肌有恢复的可能性，预后也通常比真正心脏病患者要好。应激性心肌病患者左心室造影的影像见图 11-18。

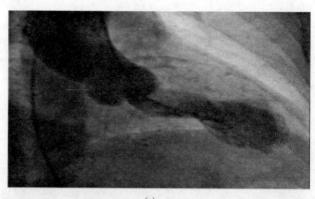

(a)

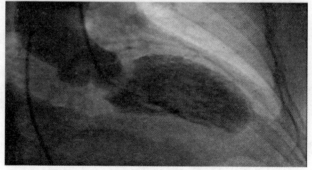

(b)

图 11-18　正常（左）与应激性心肌病患者左心室造影的对比

2. 焦虑情绪会引发"心病"，但真正出现心脏实质病变的患者也会有种种心脏不适，这两者之间的分辨方法有：分辨两者关键注意频率。焦虑障碍患者会出现胸闷、心痛、背痛等一系列症状，比如冠心病患者症状也类似，但两者频率不同。冠心病患者胸闷心痛常持续半小时左右，之后稍有缓解，然后再次重复，而焦虑障碍患者的心脏相关症状往往会持续一整天。此外，焦虑患者可能有失眠、口干、出汗等一系列症状，但同时心电图等检查并不会像真正冠心病患者一样出现心肌缺血表现。

第十二节　化疗药物所致心肌病

长期医嘱	临时医嘱
内科护理常规	血常规
一级护理	尿常规
低盐低脂饮食	粪常规＋潜血试验
心电、血压、血氧饱和度监测	生化(包括肝肾功能、电解质、血糖、血脂、蛋白等)
依那普利　5～10mg　po　qd[①]	
氯沙坦　50mg　po　qd[①]	肌钙蛋白I、肌钙蛋白T
琥珀酸美托洛尔缓释片	B型钠尿肽测定
23.75～47.5mg　po　qd[①]	或 NT-前端B型钠尿肽测定
曲美他嗪　20mg　po　tid[①]	血气分析
	心电图
	胸部X线
	超声心动图
	放射性核素检查
	心脏磁共振(CMR)成像
	心内膜心肌活检
	乳酸钠　25ml
	右丙亚胺　1.5mg ｜ iv gtt (快)[②]

① 心脏毒性的治疗：对症处理；心力衰竭时应常规联

用药物——ACEI、ARB 和 β 受体阻滞药，曲美他嗪可改善心肌代谢。

②用乳酸钠溶液配成的溶液可用 0.9% 氯化钠或 5% 葡萄糖注射液进一步稀释成右丙亚胺 1.3～5.0mg/ml 溶液转移入输液袋，快速静脉滴注。

注：1. 临床使用的抗肿瘤化学治疗药物均有不同程度的毒副作用，有些严重的毒副作用是限制药物剂量或使用的直接原因。它们在杀伤肿瘤细胞的同时，又杀伤正常组织的细胞，尤其是杀伤人体中生长发育旺盛的血液、淋巴组织细胞等。在心脏毒性方面临床可表现为心律失常、心力衰竭、心肌病综合征（患者表现为无力、活动性呼吸困难、发作性夜间呼吸困难、心力衰竭等）、心电图出现异常等。

2. 化疗药物引起的心肌病综合征为药物引起的治疗相关心脏毒性，多为慢性或迟发型反应。临床表现为进展性与不可逆性，且首次使用就可能对心脏造成损伤。在使用化疗药物时，早期监测和提前预防心脏毒性显得尤为重要。

3. 慢性心脏毒性在化疗的 1 年内发生，表现为左心室功能障碍，最终可导致心力衰竭。而迟发性心脏毒性在化疗后数年发生，可表现为心力衰竭、心肌病及心律失常等。慢性及迟发性心脏毒性与其累计剂量相关，限制化疗药物累计剂量可以降低心脏毒性的发生率。但要注意低剂量化疗药物也可能引起心脏毒性，甚至对心脏的器质性损害从药物首次应用时就有可能出现。

4. 化疗药物对心肌的损伤可以通过心脏不良事件评定标准（CTCAE 4.0）及心内膜心肌活检评分（EMB）进行诊断判定。应用化疗药物期间和用药后进行必要监测与检查，如超声心动图、肌钙蛋白、心电图、心内膜心肌活检等。应用药物化疗患者的生物标志物心肌肌钙蛋白（cTn）T/TnI 水平会增高，且与心脏舒张功能不全相关。在出现明显的 LVEF 变化前，cTnT/TnI 即可监测到化疗药物导致的早期心脏毒性。

5. 对于化疗、靶向药物和放疗导致的心血管毒性，欧洲肿瘤内科学会（ESMO）临床实践指南指出，对于辅助治疗给予蒽环类药物和（或）曲妥珠单抗的患者要进行心脏监测，对心功能进行连续监测，包括基线值及治疗后第3、第6、第9个月，观察到12个月甚至更长时间。治疗期间或治疗后如有临床指征，应重复监测。美国心脏学会（AHA）推荐，给予患者蒽环类药物治疗时，要密切监测心功能，LVEF降低超过10%时，建议选择更灵敏的方法进行监测，例如动态监测cTn等。

6. 用药前对用药的心脏毒性进行评价，用药期间对心脏不良事件进行监测，并通过预防或减少化疗药物心脏毒性事件的发生以及对其进行治疗是减少化疗药物引起心脏毒性的最重要的防治策略。

7. 对于化疗、靶向药物和放疗导致的心血管毒性，ESMO临床实践指南指出，为减少心脏毒性，应考虑并计划在所有心脏毒性高危患者中使用脂质体多柔比星和使用合适的心脏保护药物，如右丙亚胺、β受体阻滞药、血管紧张素转化酶抑制药、血管紧张素受体拮抗药。

第一节 房间隔缺损封堵术

一、封堵术前医嘱

长期医嘱	临时医嘱
心内科护理常规	血常规
一级护理	尿常规
普食	粪常规＋潜血试验
阿司匹林肠溶片　100mg　po 　qd	生化(肝功能、肾功能、电解质、血糖、血脂)
	凝血象
	肝炎、获得性免疫缺陷综合征(艾滋病)、梅 　毒检测
	心电图
	胸部 X 线检查
	经胸超声心动图(术前)
	经胸超声心动图(术中监测)
	双侧腹股沟区备皮
	0.9%氯化钠　100ml 头孢呋辛　1.5g 　　iv gtt(术前)①

① 术前 1h 给予预防性抗生素。

注：术前彩色多普勒超声心动图（剑下双房切面）见图 12-1。

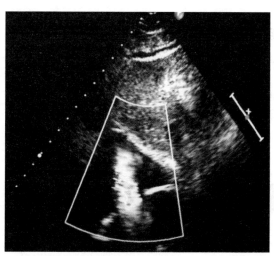

图 12-1　术前彩色多普勒超声心动图（剑下双房切面）

房间隔缺损，左向右分流

二、封堵术后医嘱

长期医嘱	临时医嘱
心内科护理常规 一级护理 普食 阿司匹林肠溶片　3mg/kg 　po　qd[①] （氯吡格雷　75mg　po　qd[②]） 低分子肝素　0.4～0.6ml　in q12h[③]	胸部 X 线检查[④] 经胸超声心动图[⑤] 心电图 心电监护[⑥] 0.9％氯化钠　100ml　$\Big\}$ iv gtt[⑦] 头孢呋辛　1.5g

　　① 房间隔缺损的患者按 3mg/(kg·d)，抗血小板治疗 6 个月，预防封堵器表面血栓形成。

　　② 仅用于置入房间隔缺损封堵器≥36mm 的患者。

　　③ 术后常规肝素抗凝 24h，根据体重选择剂量。

　　④ 需拍正侧位片，以了解封堵器的位置、形态（图 12-2）。

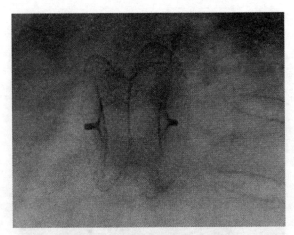

图 12-2　房间隔缺损封堵术后影像

⑤ 了解封堵器的位置、形态，以及对周围心脏组织结构有无影响（图 12-3）。

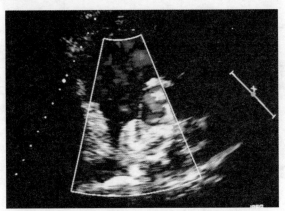

图 12-3　封堵术后超声心动图（大动脉短轴切面）
可见强回声的封堵器，未见残余分流

⑥ 监测术后有无心律失常。

⑦ 术后静脉滴注抗生素 3 天，预防感染性心内膜炎。

注：1. 房间隔缺损（atrial septal defect，ASD）是指在房间隔发生、发育的过程中出现异常，致其不完整，在左右心房之间残留的缺损。

2. 在先天性心脏缺损中占 5%～10%，是成年人中最常见的先天性心脏病。

3. 大多数患 ASD 的婴幼儿可以是无症状的，通常可存活至成年。未经手术的 ASD 患者虽然大多数人症状很少，但长期处于慢性右心容量负荷过重的状态，可以导致不良后果，如房性心律失常，不可逆的肺血管疾病（5%～10%，女性更多），最终导致充血性心力衰竭。

4. 心房间的相通也可能造成反常栓塞。

 第二节　卵圆孔未闭封堵术

一、封堵术前医嘱

长期医嘱	临时医嘱
心内科护理常规 一级护理 普食 阿司匹林肠溶片　　100mg　po 　qd	血常规 尿常规 粪常规＋潜血试验 生化（肝功能、肾功能、电解质、血糖、血脂） 凝血象 肝炎、获得性免疫缺陷综合征（艾滋病）、梅毒检测 心电图 胸部 X 线正侧位片 经胸超声心动图（术前） 经胸超声心动图（术中监测） 经颅多普勒超声＋增强试验① 经食管超声＋右心声学造影② 双侧腹股沟区备皮 0.9%氯化钠　　100ml ⎤ 头孢呋辛　1.5g　　　　⎦ iv gtt（术前）③

① 用于卵圆孔未闭的诊断，在脑循环中探测到来自卵圆孔未闭的造影剂微泡，从而推测心脏水平右向左分流情况（图 12-4）。

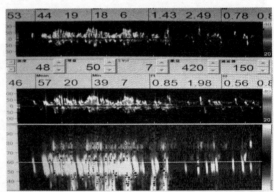

图 12-4　经颅多普勒超声＋增强试验

在注射激活生理氯化钠 20s 内，瓦式呼吸后颅内动脉探及雨帘状栓子信号

② 诊断卵圆孔未闭的金标准。可确定卵圆孔未闭的形态、大小和长度（图 12-5、图 12-6）。

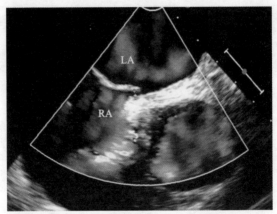

图 12-5　经食管超声＋右心声学造影

原发隔与继发隔之间存在缝隙。LA—左心房；RA—右心房

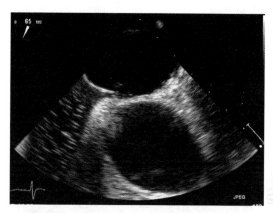

图 12-6　右心声学造影

在瓦式呼吸后，可见微泡造影剂从右心房经未闭的
卵圆孔进入到左心房

③ 术前 1h 给予预防性抗生素。

二、封堵术后医嘱

长期医嘱	临时医嘱
心内科护理常规	胸部 X 线检查③
一级护理	经胸超声心动图④
普食	心电图
阿司匹林肠溶片　100mg　po　qd①	心电监护⑤
氯吡格雷　75mg　po　qd①	0.9%氯化钠　100ml ⎤ iv gtt⑥
低分子肝素　0.4～0.6ml　in　q12h②	头孢呋辛　1.5g ⎦

① 卵圆孔未闭患者术后常规需要接受双联抗血小板治疗
3 个月。即阿司匹林 100mg/d，6 个月；氯吡格雷 75mg/d，3
个月。有心房颤动者口服华法林。

② 术后常规肝素抗凝 48h，根据体重选择剂量。

③ 需拍正侧位，以了解封堵器的位置、形态。

④ 了解封堵器的位置、形态，有无封堵器血栓以及对周围心脏组织结构有无影响。术后3个月、6个月和1年应复查超声心动图（图12-7、图12-8）。

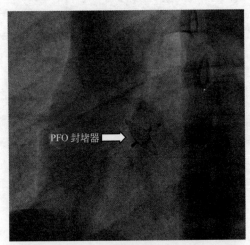

PFO 封堵器 ➡

图 12-7　卵圆孔未闭封堵后影像

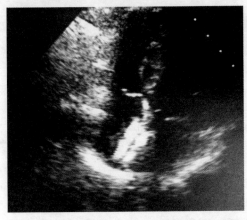

图 12-8　封堵术后超声心动图（胸骨旁四腔切面）

房间隔上可见强回声的封堵器

⑤ 监测术后有无心律失常。

⑥ 术后抗生素治疗，预防感染性心内膜炎。

注：1. 卵圆孔是房间隔中部的裂隙，是右侧的继发隔与左侧的原发隔之间的开放通道。胎儿期为了维持右到左的血液循环，卵圆孔持续开放。出生后正常的肺循环建立，卵圆孔逐渐闭合。卵圆孔一般在出生后第 1 年内闭合，随着年龄增长，逐渐减小或闭合。若＞3 岁仍不闭合，称为卵圆孔未闭（patent foramen ovale，PFO）。

2. PFO 是目前成人中最为常见的先天性心脏异常，尸检发现 25％～34％的成人卵圆窝部两层隔膜未完全融合，中间遗留一个永久性的裂缝样缺损。由于 PFO 的分流量太小，长期以来认为 PFO 不会造成临床后果。

3. 近年来，越来越多的研究发现，PFO 患者发生原因不明脑卒中、偏头痛，外周动脉栓塞减压病等风险是正常人群的数倍，主要原因是当右心房压高于左心房压时，左侧薄弱的原发隔被推开，出现右向左分流，静脉系统微小血栓经 PFO 进入体循环引起反常性栓塞。因此，以前被认为无需治疗的 PFO 逐渐引起临床医生和专家学者的广泛关注。临床探索采用闭合 PFO 的方法来预防脑卒中复发事件、治疗偏头痛和斜卧呼吸-直立型低氧血症等。许多临床研究证明，封堵 PFO 可降低脑血管事件，2012～2013 年发布的三项随机对照研究（CLOSURE Ⅰ，PC，RESPECT），但由于试验设计、纳入标准不合理、封堵器本身原因等各种因素，并未显示在预防不明原因脑卒中复发方面的有效作用，即封堵 PFO 并不优于药物治疗。但 RESPECT 研究进一步分析表明，应用 Amplatzer PFO 封堵器预防脑卒中复发优于药物治疗。2014 年美国 AHA/ASA 卒中/TIA 患者的脑卒中预防指南，将缺血性脑卒中或 TIA 伴 PFO 患者抗血小板治疗推荐类别由Ⅱa 类提升为Ⅰ类，而封堵 PFO 仍限于 PFO 并存深静脉血栓形成者（Ⅱb，C 级）。然而，2015 年美国

TCT 会议上公布的 RESPECT 研究的远期随访结果，在意向治疗的人群中，封堵治疗较药物治疗降低 CS 复发风险达 54% ($P=0.042$)；在实际植入封堵器组，可降低 70% ($P=0.004$)。亚组分析，<60 岁者可降低缺血性脑卒中复发风险 52% ($P=0.035$)；对于合并房间隔膨出瘤（atrial septal

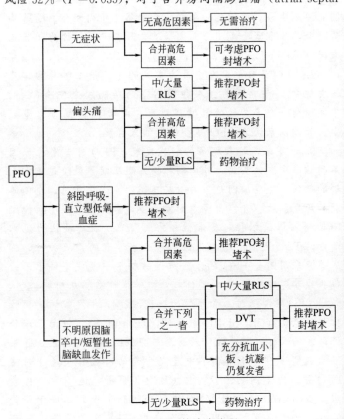

图 12-9 PFO 的诊疗流程

高危因素：PFO 合并 ASA 或房间隔活动度过大、PFO 伴有静息右向左分流（RLS）及 PFO 较大、PFO 合并 Chiari 网或过长的欧氏瓣等解剖特征

defect，ASA）和大量右向左分流患者，封堵 PFO 后不明原因脑卒中发生率相对风险下降 75%（$P=0.007$），得出了预防脑卒中复发封堵 PFO 优于药物治疗的结论。

4. PFO 的诊疗流程　对于临床上确诊 PFO 的患者，可按图 12-9 流程选择治疗方案。

第三节　动脉导管未闭封堵术

一、封堵术前医嘱

长期医嘱	临时医嘱
心内科护理常规	血常规
一级护理	尿常规
普食	粪常规＋潜血试验
	生化(肝功能、肾功能、电解质、血糖、血脂)
	凝血象
	肝炎、获得性免疫缺陷综合征(艾滋病)、梅毒检测
	心电图
	胸部 X 线检查
	经胸超声心动图
	双侧腹股沟区备皮
	0.9%氯化钠　100ml ⎫ iv gtt(术前)[1]
	头孢呋辛　1.5g ⎭

[1] 术前 1h 给予预防性抗生素。

注：动脉导管未闭主动脉弓降部造影见图 12-10。

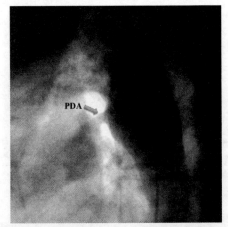

图 12-10　动脉导管未闭（主动脉弓降部造影）

二、封堵术后医嘱

长期医嘱	临时医嘱
心内科护理常规	胸部 X 线检查①
一级护理	经胸超声心动图②
普食	心电图
	0.9%氯化钠　100ml ⎫ iv gtt③ 头孢呋辛　1.5g ⎭

① 需拍正侧位片，以了解封堵器的位置、形态。

② 了解封堵器的位置、形态，以及对周围心脏组织结构有无影响（图 12-11）。

③ 术后抗生素治疗，预防感染性心内膜炎。

注：1. 动脉导管未闭（patent ductus arteriosus，PDA）是常见的先天性心脏病之一，占先天性心脏病的 10%～21%，女性多见，男女比例约为 1∶3。

2. 动脉导管多位于降主动脉峡部与左肺动脉根部近分叉处，是胎儿期血液循环的重要通道，出生后 10～15h 发生功能性闭合，80%在出生后 3 个月解剖性关闭。若持续开放

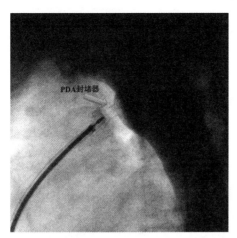

图 12-11　动脉导管未闭封堵术后造影，未见残余分流

并产生一系列病理生理改变，即称为 PDA。

3. 其自然病程依赖于动脉导管的大小和左向右分流量。如果 PDA 未经治疗，会因慢性左心容量负荷过重而发生充血性心力衰竭。一部分患者会出现进行性肺循环阻力增高，最终发展为不可逆性的肺血管病，出现右向左分流为主的艾森曼格综合征。

 第四节　室间隔缺损封堵术

一、封堵术前医嘱

长期医嘱	临时医嘱
心内科护理常规	血常规
一级护理	尿常规

续表

长期医嘱	临时医嘱
普食 阿司匹林肠溶片　　3mg/kg 　po　qd①	粪常规＋潜血试验 生化全套(肝功能、肾功能、电解质、血糖、 　血脂) 凝血象 肝炎、获得性免疫缺陷综合征(艾滋病)、梅 　毒检测 心电图 胸部X线检查 经胸超声心动图 双侧腹股沟区备皮 0.9%氯化钠　　100ml ⎤ iv gtt(术前)② 头孢呋辛　　1.5g ⎦

① 术前口服阿司匹林。成人按 3mg/(kg・d)。

② 术前 1h 给予预防性抗生素。

二、封堵术后医嘱

长期医嘱	临时医嘱
心内科护理常规 一级护理 普食 阿司匹林肠溶片　　3mg/kg 　po　qd×6个月 低分子肝素　　0.4~0.6ml　ih 　q12h①	胸部X线检查② 经胸超声心动图③ 心电图 心电监护④ 0.9%氯化钠　　100ml ⎤ iv gtt×3d⑤ 头孢呋辛　　1.5g ⎦

① 根据体重选择剂量,抗凝预防血栓治疗,应用 24h。

② 需拍正侧位片,以了解封堵器的位置、形态。

③ 了解封堵器的位置、形态以及对周围心脏组织结构有无影响。

④ 监测术后有无心律失常。

⑤ 术后抗生素治疗 3 天，预防感染性心内膜炎。

注：1. 室间隔缺损（ventricular septal defect，VSD）是指左右心室间隔的完整性遭到破坏，导致左右心室之间存在异常交通。

2. VSD 是一种最常见的先天性心脏病，在先心病中约占 20%。

3. 根据缺损的部位和大小可有不同的临床表现，一般多表现为反复呼吸道感染、生长发育迟缓、心力衰竭和肺动脉高压。

4. 分型 VSD 分为三大类型：膜部及膜周部室缺，漏斗部室缺和肌部室缺。

第五节 经皮肺动脉瓣球囊成形术

一、术前医嘱

长期医嘱	临时医嘱
心内科护理常规	血常规
一级护理	尿常规
普食	粪常规＋潜血试验
	生化全套(肝功能、肾功能、电解质、血糖、血脂)
	凝血象
	肝炎、获得性免疫缺陷综合征(艾滋病)、梅毒检测
	心电图
	胸部 X 线检查
	经胸超声心动图①
	双侧腹股沟区备皮

① 初步确定肺动脉瓣狭窄的类型及其严重程度。

二、术后医嘱

长期医嘱	临时医嘱
心内科护理常规	胸部 X 线检查①
一级护理	经胸超声心动图②
普食	心电图③
	0.9%氯化钠　100ml ⎤
	头孢呋辛　1.5g　⎦ iv gtt④

① 观察心脏大小，特别是右心房、室大小的改变，同时观察肺血改善的情况。

② 首选且重要的检查方法。观察右心房、室的大小，肺动脉瓣叶开放的情况，测量右心室至肺动脉的血流速度，估测压力阶差变化，有无合并三尖瓣和（或）肺动脉瓣反流。

③ 术后由于右心室前负荷减低，心电图可由术前的右心室肥厚转为正常。

④ 术后抗生素治疗，预防感染性心内膜炎。

注：1. 单纯肺动脉瓣狭窄（pulmonary　stenosis，PS）是常见先天性心脏病之一，发病率仅次于动脉导管未闭及房室间隔缺损，居第四位。

2. 先天性肺动脉瓣狭窄一般包括肺动脉瓣叶和（或）瓣下狭窄。单纯肺动脉瓣狭窄最为常见，占肺动脉瓣狭窄的70%～80%，单发的肺动脉瓣下狭窄相对少见。

3. 肺动脉瓣球囊成形术是指经皮穿刺股静脉送入专用球囊导管至肺动脉瓣口治疗先天性肺动脉瓣狭窄的方法，并且公认是治疗单纯肺动脉瓣狭窄的首选方法。

第六节　经皮主动脉瓣植入术

一、术前医嘱

长期医嘱	临时医嘱
心内科护理常规 一级护理 普食 呋塞米　20~40mg　iv qd[1]	血常规 尿常规 粪常规+潜血试验 生化全套(肝功能、肾功能、电解质、血糖、血脂) 凝血象 肝炎、获得性免疫缺陷综合征(艾滋病)、梅毒检测 心电图 胸部X线检查 经胸超声心动图[2] 双侧腹股沟区备皮

① 术前存在严重心功能不全者，应调整心功能，必要时需应用正性肌力药物。

② 术前需进行详细的超声评估，包括瓣叶的厚度，瓣环大小，瓣膜交界融合的部位，瓣膜反流及狭窄的情况。通过超声所测得的压差来评估瓣膜狭窄的程度。

二、术后医嘱

长期医嘱	临时医嘱
CCU护理常规 一级护理 普食 肠溶阿司匹林　100mg　po　qd[1] 氯吡格雷　75mg　po　qd[1]	胸部X线检查 经胸超声心动图[2] 心电图 心电监护 0.9%氯化钠　100ml 头孢呋辛　1.5g　｝iv gtt[3]

① 术后双联抗血小板治疗 3 个月。

② 术后测量主动脉跨瓣压差，观察瓣膜形态、开放情况、有无瓣膜反流、瓣膜表面血栓以及瓣周瘘。

③ 术后应用抗生素 3 天。

注：1. 主动脉瓣狭窄（aortic enosis，AS）是成人最常见的获得性瓣膜性心脏病，发病率随年龄增长而增加，AS 出现症状后自然预后非常差，为提高存活率，唯一有效的办法便是主动脉瓣置换术（aortic valve replacement，AVR）。

2. 经导管主动脉瓣置换术（transcatheter aortic valve replacement，TAVR）亦称经导管主动脉瓣植入术（transcatheter aortic valve implantation，TAVI）是近年来发展的一种全新的微创瓣膜置换技术，用于治疗先天性主动脉瓣狭窄，为部分不宜外科手术的患者开启了治疗之窗。

第十三章　病毒性心肌炎

长期医嘱	临时医嘱
内科护理常规	血常规
一级护理	尿常规
卧床[①]	粪常规＋潜血试验
病重[①]	C反应蛋白
心电监护	血沉
低盐饮食[②]	CK、CK-MB
吸氧[③]	肌钙蛋白
辅酶 Q_{10} 10mg po tid[④]	肝功能
或 曲美他嗪 20mg po tid[④]	肾功能
	电解质
呋塞米 20～40mg 入壶 qd～bid[⑤]	血糖
	血脂
或 托拉塞米 20～40mg 入壶 qd～bid	病毒血清学检查[⑥]
	心电图
	胸部X线检查
	24h动态心电图
	超声心动图
	心脏核磁共振
	心内膜心肌活检(必要时)[⑦]
	丙种球蛋白 2g/kg[⑧] in gtt
	地塞米松 0.5～1mg/(kg·d)[⑨]
	或 琥珀酸氢化可的松 5～10mg/(kg·d)
	或 甲泼尼龙 10～20mg/(kg·d)×3d
	美托洛尔 5mg[⑩]
	或 艾司洛尔 0.5mg/(kg·min)[⑩]

① 急性期应卧床休息,一般2周,3个月不参加重体力活动;严重心律失常和心衰需要卧床4周,6个月不参加重

体力活动。依据病情判断是否病重。

②　一般进食富含维生素和蛋白质的食物，合并心功能不全应限制钠盐摄入。

③　合并心功能不全者应吸氧。

④　辅酶Q_{10}（Coenzyme Q_{10}）又称泛醌（Ubiquinone，UQ），是一种存在于自然界的脂溶性醌类化合物，在人类身体细胞内参与能量制造及活化。曲美他嗪也能够改善心肌能量代谢。

⑤　合并心力衰竭时应用利尿药，根据出入量调整剂量及利尿药种类、给药方式。

⑥　仅对病因有提示作用，确诊有赖于心内膜、心肌或心包组织病毒、病毒抗原、病毒基因片段或病毒蛋白的检出。

⑦　要用于病情急重、治疗反映差、原因不明的患者，对于轻症患者，一般不常规检。

⑧　用于爆发性心肌炎，降低心肌炎症反应，抑制病毒感染后的免疫损伤。总剂量2g/kg，根据心功能情况分2～5天输入。

⑨　用于爆发性心肌炎，可抑制抗原抗体反应，减少毒素作用，增加心肌细胞溶酶体膜稳定性，减少心肌局灶渗出，改善传导，改善心室功能。

⑩　用于交感风暴的治疗。美托洛尔：负荷量，首剂5mg，加液体10ml稀释后1mg/min，间隔5～15min静推，可重复1～2次，总量不超过0.2mg/kg。15min后改为口服维持。艾司洛尔：负荷0.5mg/（kg·min）。维持量：按$50\mu g/$（kg·min）的速度静滴，必要时滴速可增加到$300\mu g/$（kg·min）。

注：1. **病毒性心肌炎是指病毒感染引起的心肌局限性或弥漫性的急性或慢性炎症病变，属于感染性心肌疾病。在病毒流行感染期约有5％患者发生心肌炎，也可散在发病。**

临床表现轻重不同。

2. 引起病毒性心肌炎的病毒，以肠道和上呼吸道感染的病毒最多见。柯萨奇病毒 A 组、柯萨奇病毒 B 组、艾可（ECHO）病毒、脊髓灰质炎病毒为常见致心肌炎病毒，其中柯萨奇病毒 B 组病毒是最主要的病毒。其他如腺病毒、流感病毒、副流感病毒、麻疹病毒、腮腺炎病毒、乙型脑炎病毒、肝炎病毒、带状疱疹病毒、巨细胞病毒和人类免疫缺陷病毒等。

3. 病毒性心肌炎患者的临床表现轻重不一，取决于病变的广泛程度和部位，轻者可无症状，重者可出现心力衰竭、心源性休克和猝死。

4. 根据典型的前驱感染病史，相应的临床表现，心电图、心肌损伤标志物、超声心动显示的心肌损伤证据考虑该诊断，确诊有赖于心内膜心肌活检。

5. 目前无特异性治疗方法，治疗主要针对病毒感染和心肌炎症。大多数患者经适当治疗后痊愈，极少数患者在急性期因严重心律失常、急性心力衰竭和心源性休克死亡。部分患者可演变为扩张型心肌病。

第十四章　心　包　疾　病

✚ 第一节　急性心包炎

长期医嘱	临时医嘱
内科护理常规	血常规
一级护理	尿常规
低盐饮食	粪常规
半卧位①	血沉
病危通知②	CRP
吸氧(4～6L/min)③	心肌酶
心电、血压、末梢血氧饱和度监测	肌钙蛋白
布洛芬　300mg　po　bid④	电解质
泼尼松　60～80mg　po　qd⑤	肾功能
异烟肼　300mg　po　qd⑥	肝功能
利福平　450～600mg　po　qd⑥	血清蛋白定量
吡嗪酰胺　900～1800mg　po	B 型钠尿肽测定
qd⑥	或 NT-前端 B 型钠尿肽测定
	血气分析
	血培养＋药物敏感试验⑦
	结核菌素试验⑧
	甲状腺功能
	抗核抗体⑨
	抗链球菌"O"抗体⑩
	病毒抗体⑪
	心电图
	胸部 X 线检查
	超声心动图
	NS　3ml ┐
	吗啡　3mg ┘ iv(慢)⑫
	心包穿刺抽液⑬
	心包穿刺液常规⑭

续表

长期医嘱	临时医嘱
	心包穿刺液生化⑭
	心包穿刺液腺苷脱氨酶测定⑭
	心包穿刺液涂片⑭
	心包穿刺液病理⑭
	心包穿刺液培养⑮
	心包腔引流术⑮

① 合并呼吸困难时。

② 存在心脏压塞表现时应下病危通知。待穿刺抽液后喘憋缓解，病情好转，可停病危。

③ 根据血气分析结果确定吸氧浓度，必要时予面罩吸氧。

④ 胸痛明显者可口服非甾体类抗炎药。

⑤ 一些患者（结缔组织病、自身免疫性疾病致心包炎）需应用类固醇激素治疗 1 周控制疼痛，此后逐渐减量至基础治疗量长期维持。结核性心包炎和化脓性心包炎禁用类固醇激素。

⑥ 结核性心包炎应尽早抗结核治疗，直到体温和血沉正常、心脏无异常表现、心电图稳定，一般 2～3 个月，改为异烟肼和利福平维持，疗程 6～9 个月。

⑦ 疑为化脓性心包炎时应查血培养＋药物敏感试验，根据药物敏感试验结果给足抗生素。

⑧ 疑为结核性心包炎者应行结核菌素试验。

⑨ 诊断结缔组织病应采用抗核抗体测定进行初筛。

⑩ 疑为风湿热致心包炎的应查抗链球菌"O"抗体（ASO）。

⑪ 疑为病毒感染致心包炎时可进行病毒检测，在急性期及恢复期进行血、尿、粪及咽拭子培养或柯萨奇病毒 B 的 IgM 抗体检测等。

⑫ 胸痛症状重可选择吗啡 3～10mg 静脉缓慢注射镇痛。病情若不十分危急时可予 5～10mg 吗啡皮下或肌内注射。对高龄、支气管哮喘、昏迷、严重肺部病变、呼吸抑制、心动过速或房室传导阻滞者慎用。

⑬ 适用于诊断性穿刺、大量积液有压迫症状、化脓性心包炎及拟行介入性治疗者。穿刺前应先做超声心动图，确定进针途径及刺入心包积液层厚度。

⑭ 心包穿刺液分别送检，确定性质及病因。

⑮ 化脓性心包炎穿刺排脓后心包腔积脓和毒血症状未见减轻，或脓液稠厚、穿刺排脓困难，应采用心包切开引流术，一般引流通畅后 4～6 周愈合。

注：1. 治疗急性心包炎除一般对症治疗外，应尽早明确病因，治疗原发病，一旦出现心脏压塞表现，应及时进行心包穿刺抽液。

2. 心包穿刺前需签署知情同意书。

✚ 第二节　缩窄性心包炎

长期医嘱	临时医嘱
内科护理常规	血常规＋血型
一级护理	尿常规
低盐饮食①	粪常规
半卧位①	血沉
病危通知②	CRP
吸氧(4～6L/min)③	电解质
记 24h 出入量	肾功能
心电、血压、末梢血氧饱和度	肝功能
监测	血清蛋白定量
保留导尿④	B 型钠尿肽测定
呋塞米　20～40mg　入壶	或 NT-前端 B 型钠尿肽测定
qd～bid⑤	血气分析
或 托拉塞米　20～40mg	凝血象
入壶　qd～bid	心电图
去乙酰毛花苷丙　0.2～	胸部 X 线检查
0.4mg　入壶　qd⑥	胸部 CT 检查⑦
	超声心动图
	腹部超声检查⑧
	请心外科会诊⑨(心包剥离术与心包切除术)

① 合并呼吸困难时。

② 休息时呼吸困难、端坐呼吸、严重水肿表现时应下病危通知。

③ 根据血气分析结果确定吸氧浓度，必要时予面罩吸氧。

④ 若心力衰竭症状严重，应保留导尿。

⑤ 根据出入量情况调整利尿药种类及剂量，应用利尿药时应注意监测电解质及肾功能。

⑥ 心功能减退明显者，应给予强心治疗。

⑦ CT检查对诊断心包增厚具有很高的特异性和分辨率，并能评估心包的形状及心脏大血管的形态。

⑧ 判断肝瘀血情况及是否合并腹腔积液。

⑨ 一旦确诊缩窄性心包炎，应在急性期症状消退后及早行心包剥离术或心包切除术，但肝肾功能很差的患者不宜手术。

注：1. 缩窄性心包炎指由于心包的炎症病变所致心包增厚、粘连、钙化、纤维化，限制了心脏的舒张充盈，进而造成了一系列循环障碍的临床现象。

2. 缩窄性心包炎内科治疗只能临时改善患者的某些症状。有条件者应尽早进行外科心包剥离术，术后存活者90%症状可改善。

第三节　心包积液

长期医嘱	临时医嘱
内科护理常规	血常规
一级护理	尿常规

长期医嘱	临时医嘱
低盐饮食	粪常规
半卧位①	血沉
病危通知②	CRP
吸氧(4~6L/min)③	心肌酶
记24h出入量	肌钙蛋白
心电、血压、末梢血氧饱和度监测	电解质
呋塞米　20~40mg　入壶　qd~bid④	肾功能
或　托拉塞米　20~40mg　入壶　qd~	肝功能
bid	血清蛋白定量
去乙酰毛花苷丙　0.2~0.4mg	B型钠尿肽测定
入壶　qd⑤	或　NT-前端B型钠尿肽测定
	血气分析
	凝血象
	抗链球菌"O"抗体⑥
	血培养＋药物敏感试验⑦
	结核菌素试验⑧
	甲状腺功能
	抗核抗体⑨
	病毒抗体⑩
	心电图
	胸部X线检查
	超声心动图
	腹部超声⑪
	心包穿刺抽液⑫
	心包穿刺液常规⑫
	心包穿刺液生化⑫
	心包穿刺液腺苷氨脱氨酶测定⑫
	心包穿刺液涂片⑫
	心包穿刺液病理学检查⑬
	心包穿刺液培养⑬
	心包腔引流术⑭
	请心外科会诊

① 合并呼吸困难时。

② 存在心脏压塞表现时应下病危通知，待穿刺抽液后喘憋缓解，病情好转，可停病危。

③ 根据血气分析结果确定吸氧浓度，必要时予面罩吸氧。

④ 合并心力衰竭时，或心力衰竭所致心包积液，应用利尿药，根据出入量调整剂量及利尿药种类、给药方式。

⑤ 合并心力衰竭且心室率较快时，可予洋地黄。

⑥ 疑为风湿热致心包积液的应查抗链球菌"O"抗体（ASO）。

⑦ 疑为化脓性心包炎时应查血培养＋药物敏感试验，根据药物敏感试验结果给足抗生素。

⑧ 疑为结核性心包炎者应行结核菌素试验。

⑨ 结缔组织病的诊断采用抗核抗体测定进行初筛。

⑩ 疑为病毒感染致心包积液时可进行病毒检测，在急性期及恢复期进行血、尿、粪及咽拭子培养或柯萨奇病毒 B 的 IgM 抗体检测等。

⑪ 判断肝瘀血情况及是否合并腹腔积液。

⑫ 行心包穿刺对渗液做涂片、培养、细胞学等检查，有助于确定其性质或病原。在大量心包积液导致心脏压塞时，行心包治疗性穿刺抽液减压缓解症状，或针对病因向心包腔内注射药物进行治疗。心包穿刺的适应证是有心脏压塞的症状，或可疑化脓性及恶性心包积液。

⑬ 心包穿刺液分别送检，确定性质及病因。

⑭ 化脓性心包炎穿刺排脓后心包腔积脓和毒血症状未见减轻，或脓液稠厚、穿刺排脓困难，应采用心包切开引流术，一般引流通畅后 4～6 周愈合。

注：1. 正常心包腔内有 15～30ml 液体，起润滑作用以减少脏壁层心包面的摩擦。心包腔内液体的聚集超过 50ml 称为心包积液。

2. 引起心包积液的疾病很多，既可以原发于心包组织本身，或继发于邻近组织器官疾病，也可以是全身系统疾病的表现之一。引起心包积液常见的原因包括感染、肿瘤、心肌梗死、外伤、结缔组织病、代谢性疾病、放射、药物以及原因不明的特发性心包积液。

3. 超声心动图是诊断心包积液迅速可靠，简单易行的方法。积液量在 50ml 时即可检出。小量心包积液：心包积液量＜100ml。中量心包积液：心包积液量在 100～500ml。大量心包积液：心包积液量＞500ml。

4. 心包积液行心包穿刺的适应证

① 心包积液致心脏压塞。

② 原因不明的心包积液。

③ 虽经特殊治疗，心包积液仍进行性增加或持续不缓解。

5. 心包穿刺前需签署知情同意书。

6. 心包穿刺

① 穿刺部位：胸骨剑突与左肋缘夹角处。肋缘下 1.5cm，穿刺针指向左肩，与皮肤成 30°～40°。

② 持续心电监测下进行，术中监测心率、心律及血压。

③ 浸润麻醉。

④ 按照穿刺部位及方向负压缓慢穿刺进针，依靠落空感确定是否进入心包腔。在穿刺针进入心包腔后，应固定穿刺针，并缓慢抽吸。

⑤ 心包引流。

第四节 心脏压塞

长期医嘱	临时医嘱
内科护理常规	血常规
一级护理	尿常规
低盐饮食	粪常规
坐位,双腿下垂	心肌酶
病危通知	肌钙蛋白
吸氧(4～6L/min)[①]	电解质
记 24h 出入量	肾功能
心电、血压、末梢血氧饱和度监测	肝功能
保留导尿	B 型钠尿肽测定
	或 NT-前端 B 型钠尿肽测定
	血气分析
	凝血象
	心电图
	胸部 X 线检查
	超声心动图
	心包穿刺术
	一次性胸穿包
	无菌手套
	一次性注射器　20ml
	一次性注射器　50ml
	2%利多卡因 20ml　ih(术中)[②]
	肾上腺素　1mg　ih(术中)[③]
	0.9%氯化钠　500ml　iv gtt[④]
	心包穿刺液常规[⑤]
	心包穿刺液生化[⑤]
	心包穿刺液腺苷脱氨酶测定[⑤]
	心包穿刺液涂片[⑤]
	心包穿刺液病理学检查[⑤]
	心包穿刺液培养[⑤]
	心包腔引流术[⑥]

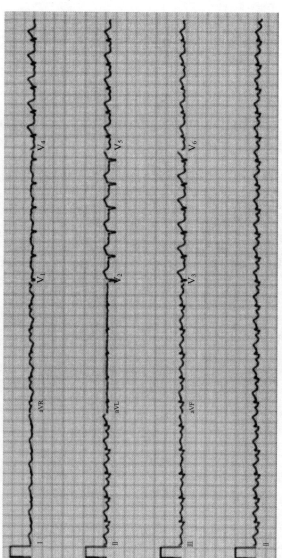

图 14-1　心脏压塞的心电图

① 根据血气分析结果决定吸氧浓度，必要时予面罩吸氧。

② 穿刺前麻醉用。

③ 心包穿刺抽液过程中如患者出现头晕、面色苍白、出汗、心悸、四肢发凉等，应立即停止抽液，必要时皮下注射肾上腺素 0.5～1mg。

④ 术前开放静脉通路。

⑤ 心包穿刺液分别送检，确定性质及病因。

⑥ 心包腔内留置深静脉导管，根据病情决定引流频次。

注：1. 心包穿刺前需签署知情同意书。

2. 心脏压塞的心电图见图 14-1。

3. 心脏压塞的超声心动图见图 14-2。

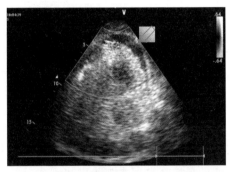

图 14-2　心脏压塞的超声心动图

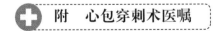

附　心包穿刺术医嘱

长期医嘱	临时医嘱
内科护理常规 一级护理	超声心动图检查③ 心包穿刺

长期医嘱	临时医嘱
低盐流质饮食	一次性胸穿包
半卧位①	无菌手套
吸氧(4～6L/min)	一次性注射器　20ml
心电、血压、末梢血氧饱和度监测②	一次性注射器　50ml
	2%利多卡因　20ml(术中)④
	肾上腺素　1mg(术中)⑤
	0.9%氯化钠　500ml　iv gtt⑥
	心包穿刺液常规⑦
	心包穿刺液生化⑦
	心包穿刺液腺苷脱氨酶测定⑦
	心包穿刺液涂片⑦
	心包穿刺液病理学检查⑦
	心包穿刺液培养⑦

① 同心脏超声检查时的体位，亦可坐位。

② 穿刺前、后测血压、心率、呼吸。

③ 术前行超声心动图检查，根据超声定位点确定穿刺点。

④ 穿刺前麻醉用。

⑤ 心包穿刺抽液过程中如患者出现头晕、面色苍白、出汗、心悸、四肢发凉等，应立即停止抽液，必要时皮下注射肾上腺素 0.5～1mg。

⑥ 术前开放静脉通路。

⑦ 心包穿刺液分别送检，确定性质及病因。

注：1. 穿刺前签署知情同意书。

2. 与患者沟通，嘱患者勿用力咳嗽及深吸气，若有不适应示意。

3. 术中注意观察患者反应，保持医患沟通。

第十五章 感染性心内膜炎

➕ 第一节 自体瓣膜心内膜炎

长期医嘱		临时医嘱
内科护理常规		血常规
一级护理		尿常规
普通饮食		粪常规＋潜血试验
0.9％氯化钠 100ml	（4～6周）	血沉
	iv gtt（分2～4次，	电解质
青霉素 600～2000U/d	皮试阴性后用）①	肾功能
0.9％氯化钠 100ml	（4～6周）	肝功能
	iv gtt q12h～q8h	血清免疫学检查（类风湿
或 哌拉西林舒巴坦 2.5～5.0g	（皮试阴性用）	因子、ASO、补体）②
或 0.9％氯化钠 250ml	（4～6周）	血培养③
头孢曲松 2g	iv gtt qd	心电图
或 0.9％氯化钠 100ml	（4～6周）	胸部 X 线检查
	iv gtt	超声心动图④
头孢哌酮/舒巴坦 1.5～3.0g	q12h～q8h	经食管超声心动图④
或 0.9％氯化钠 100ml	（4～6周）	胸部 CT
	iv gtt	核磁共振
头孢他啶 1.0～2.0mg	q12h～q8h	请心外科会诊（手术治疗）
或 0.9％氯化钠 100ml	（4～6周）	
万古霉素 500～1000mg	iv gtt q12h	

① 在病原菌尚未培养出时，急性者采用萘夫西林 2g，每 4h 1 次，静脉注射或滴注，加氨苄西林 2g，每 4h 1 次，

静脉注射，或加庆大霉素，每日 160～240mg，静脉注射。亚急性者按常见的致病菌——链球菌的用药方案以青霉素为主或加庆大霉素，青霉素 320 万～400 万 U，静脉滴注，每 4～6h 1 次；庆大霉素剂量同上。对不能耐受 β-内酰胺酶者，可选万古霉素，每日 30mg/kg，分两次静脉滴注，联合环丙沙星 800mg，分两次静脉滴注，疗程均为 4～6 周，根据培养结果调整用药。

a. 对青霉素敏感的细菌：草绿色链球菌、牛链球菌、肺炎球菌等多属此类。

ⓐ 首选青霉素 1200 万～1800 万 U/d，分次静脉滴注，每 4h 1 次。

ⓑ 青霉素联合庆大霉素 1mg/kg，静脉滴注或肌内注射，每 8h 1 次。

ⓒ 青霉素过敏时可选择头孢曲松 2mg/d，静脉注射，或万古霉素 30mg/(kg·d)，分 2 次静脉滴注（24h 最大量不超过 2g），至少用药 4 周。

b. 对青霉素耐药的链球菌

ⓐ 青霉素加庆大霉素，青霉素 1800 万 U/d，分次静脉滴注，每 4h 1 次，用药 4 周，庆大霉素剂量同前，用药 2 周。

ⓑ 万古霉素剂量同前，疗程 4 周。

c. 肠球菌心内膜炎

ⓐ 青霉素加庆大霉素，青霉素 1800 万～3000 万 U/d，分次静脉滴注，每 4h 1 次；庆大霉素用量同前，疗程 4～6 周。

ⓑ 氨苄西林加庆大霉素，氨苄西林 12g/d，分次静脉注射，每 4h 1 次，庆大霉素剂量同前，用药 4～6 周，治疗过程中酌减或撤除庆大霉素，避免其毒副作用。

ⓒ 上述治疗效果不佳或患者不能耐受者可改用万古霉素 30mg/(kg·d)，分 2 次静脉滴注，疗程 4～6 周。

d. 金黄色葡萄球菌和表皮葡萄球菌

ⓐ 萘夫西林或苯唑西林均为 2g，每 4h 1 次，静脉注射或滴注，用药 4～6 周；治疗初始 3～5 天加用庆大霉素，剂量同前。

ⓑ 青霉素过敏或无效者用头孢唑啉 2g，静脉注射，每 8h 1 次，用药 4～6 周；治疗初始 3～5 天加用庆大霉素。

ⓒ 如青霉素和头孢菌素无效，可用万古霉素 4～6 周。

e. 其他细菌：用青霉素、头孢菌素或万古霉素，加或不加氨基糖苷类，疗程 4～6 周。革兰阴性杆菌感染用氨苄西林 2g，每 4h 1 次，或哌拉西林（piperacillin）2g，每 4h 1 次，或头孢噻肟（cefotaxime）2g，每 4～6h 1 次，或头孢他啶（ceftazidine）2g，每 8h 1 次，静脉注射或滴注，加庆大霉素 160～240mg/d，静脉滴注；环丙沙星 200mg，每 12h 1 次，静脉滴注也可有效。

f. 真菌感染：静脉滴注两性霉素 B，首日 0.02～0.1mg/kg，之后每日递增 3～5mg，直至 25～30mg/d，总量 3～5g，应注意两性霉素 B 的毒副作用。两性霉素 B 用足疗程后口服氟胞嘧啶 100～150mg/(kg·d)，每 6h 1 次，用药数月。

② 25% 的患者有高丙种球蛋白血症。80% 的患者出现循环中免疫复合物。病程 6 周以上的亚急性患者中 50% 类风湿因子阳性。血清补体降低见于弥漫性肾小球肾炎。上述异常在感染治愈后消失。

③ 血培养是诊断菌血症和感染性心内膜炎的最重要方法。对于未经治疗的亚急性患者，应在第一日间隔 1h 采血 1 次，共 3 次。如次日未见细菌生长，重复采血 3 次后，开始抗生素治疗。已用过抗生素者，停药 2～7 天后采血。急性患者在入院后 3h 内，每隔 1h 1 次共取 3 个血标本后开始治疗。本病的菌血症为持续性的，无需在体温升高时采血。每次取静脉血 10～20ml 做需氧和厌氧培养，至少应培养 3 周，并周期性做革兰染色涂片和次代培养。

④ 如超声心动图发现赘生物、瓣周并发症等支持心内膜炎的证据可帮助明确感染性心内膜炎（IE）诊断。

注：1. 感染性心内膜炎诊断标准

（1）主要标准

① 血培养阳性：两次不同的血培养均为 IE 的典型致病菌（草绿色链球菌、牛链球菌、HACEK 组细菌、金黄色葡萄球菌或社区获得性肠球菌而无原发病灶）；或非上述细菌但与 IE 一致的微生物持续性血培养阳性（持续性阳性定义为相隔≥12h 的 2 次或 2 次以上血培养阳性；或首末次血培养相隔时间＞1h，4 次独立血培养至少 3 次阳性）。

② 单次血培养阳性为贝氏柯克斯体或Ⅰ期 IgG 滴度＞1：800。

③ 超声心动图发现感染性心内膜炎的阳性表现：赘生物；心脏脓肿；新发生的人工瓣膜裂开。

④ 新发生的瓣膜反流。

（2）次要标准

① 易患因素、基础心脏病或静脉吸毒成瘾。

② 体温＞38℃的发热。

③ 血管损害征象：大动脉栓塞，脓毒栓塞性肺梗死、真菌性动脉瘤、颅内出血、结膜出血、Janeway 损害等。

④ 免疫异常征象：肾小球肾炎、Osler 结节、Roth 出血点及类风湿因子。

⑤ 微生物学证据：血培养阳性但未能达到主要标准要求；或与感染性心内膜炎一致的活动性细菌感染的血清学证据。

（3）确定诊断　2 条主要标准或 1 条主要标准＋3 条次要标准或 5 条次要标准。

（4）可能诊断　1 条主要标准＋1 条次要标准；或 3 条次要标准。

2. 提高血培养的阳性率需注意的要点

（1）尽量在应用抗生素前做血培养，一般在 24～48h 连续抽取 3～5 个血标本，取血时间以寒战或体温骤升时为佳，每次取血10～15ml并更换采血部位，皮肤要严格消毒。

（2）对先前应用过抗生素的患者，应至少每天抽取血培养3天，取血量不宜过多，可将标本用培养基稀释20倍或应用可以灭活抗生素的培养基。

（3）所有血培养标本均做需氧和厌氧培养，有条件者应做真菌培养。

（4）培养基量要充分，培养时间要长，不少于3周。

（5）血培养阳性者要做药敏试验。

3. 抗生素治疗原则

（1）早期应用　在连续血培养3～5次后即开始治疗，根据临床特点、可能的感染途径及可能的致病菌，选择可能有效的抗生素进行实验性治疗。

（2）用杀菌剂　由于要杀灭包裹赘生物内部的细菌，必须选择既能杀菌又能穿透赘生物的抗生素如青霉素、头孢菌素、万古霉素等。

（3）大剂量　为了彻底杀灭赘生物与血液循环中的病原微生物，抗生素的剂量必须达到血清有效杀菌浓度的6～8倍以上。

（4）静脉给药　以保证高而稳定的血药浓度。

（5）长疗程　一般需4～6周（在有效抗生素治疗下），对抗生素敏感性差的细菌或有并发症的病例可延长至8周。

4. 对于病原微生物不明者，急性者选用针对金黄色葡萄球菌、链球菌、革兰阴性杆菌均有效的广谱抗生素，如头孢菌素类抗生素，或β-内酰胺环类抗生素（青霉素、哌拉西林/舒巴坦）和氨基糖苷类抗生素（链霉素、卡那霉素、庆大霉素）联合应用。亚急性者选用针对大多数链球菌（包括肠球菌）的抗生素。真菌感染可选用氟康唑、两性霉素B。

5. 自体瓣膜心内膜炎的外科手术指征

（1）瓣膜穿孔、破裂，腱索断裂，发生难治性心力衰竭。

（2）虽经积极抗生素治疗，菌血症和发热持续8天以上者，尤其是真菌性或抗生素耐药的革兰阴性杆菌心内膜炎。

（3）并发细菌性动脉瘤破裂或四肢大动脉栓塞。

（4）二尖瓣赘生物大于10mm或抗生素治疗下赘生物体积增大或赘生物位于二尖瓣闭合的边缘。

（5）先天性心脏病并发感染性心内膜炎。

✚ 第二节　人工瓣膜和静脉药瘾者心内膜炎

长期医嘱	临时医嘱
内科护理常规	血常规
一级护理	尿常规
普通饮食	尿培养
病重	粪常规＋潜血试验
吸氧(4～6L/min)	血沉
心电、血压、血氧饱和度监测	电解质
记24h出入量	肾功能
0.9%氯化钠　100ml　（>6周）	肝功能
万古霉素　500～1000mg　iv gtt　q12h	血清免疫学检查(类风湿因子、ASO、补体)
莫西沙星　250ml　iv gtt　qd	血培养
或 0.9%氯化钠　250ml　（>6周）	心电图
头孢曲松　2g　iv gtt　qd	胸部X线检查
莫西沙星　250ml　iv gtt　qd	超声心动图
或 0.9%氯化钠　100ml　（>6周）	经食管超声心动图
头孢哌酮/舒巴坦　1.5～3.0g　iv gtt　q12h～q8h	胸部CT
莫西沙星　250ml　iv gtt　qd	核磁共振
或 0.9%氯化钠　100ml	请心外科会诊(瓣膜再置换)
亚胺培南　500mg　iv gtt　q12h～q8h	
莫西沙星　250ml　iv gtt　qd	
或 0.9%氯化钠　100ml	
美罗培南　500～1000mg　iv gtt　q8h	
莫西沙星　250ml　iv gtt　qd	
或 利奈唑胺注射液　600mg iv gtt　q12h	

注：1. 本病难以治愈，应在自体瓣膜心内膜炎用药基础上，将疗程延长为 6～8 周。人工瓣膜心内膜炎的手术病死率虽仍高到 25%，但手术治疗后的生存者，其生活质量和远期预后仍优于单纯抗生素治疗者。因此，只要患者有手术指征，均应在抗感染的基础上积极考虑手术治疗。

2. 瓣膜再置换术的适应证

① 充分抗生素治疗无效。

② 真菌感染。

③ 出现新的杂音，可能瓣膜穿孔、破裂、腱索离断。

④ 急性瓣膜阻塞。

⑤ 瓣膜关闭不全致中重度心力衰竭。

⑥ X 线透视发现人工瓣膜不稳定。

⑦ 新发生的心脏传导阻滞。

第十六章　心脏神经官能症

长期医嘱	临时医嘱
内科护理常规	血常规
一级或二级护理	尿常规
普通饮食[1]	粪常规＋潜血试验
地西泮　2.5～5.0mg　po　qn	电解质、肾功能、肝功能、血糖、血脂
或 艾司唑仑　1～2mg　po　qn	甲状腺功能
或 劳拉西泮　0.5mg　po　qn～bid	心电图
或 黛力新　1～2片　po　qd	胸部 X 线检查
	超声心动图
	24h 动态心电图
	血气分析
	运动平板试验
	冠状动脉 CTA[2]
	或 冠状动脉造影[2]

① 如果患者无器质性心脏病，予普通饮食。如果患者有器质性心脏病，予低盐低脂饮食。

② 用于明确有无冠心病。

注：1. 完善相关检查除外器质性心脏病，或明确是否为器质性心脏病伴心脏神经官能症。

2. 心脏神经官能症的治疗以心理治疗为主，药物治疗为辅。嘱患者合理安排生活，避免熬夜，适当参加体育锻炼等，必要时加用药物减轻症状。如果有器质性心脏病，则要给予器质性心脏病的规范化治疗，在此基础上给予心理治疗，也可加用抗焦虑药物。

第十七章 血管疾病

第一节 肺栓塞

长期医嘱	临时医嘱
内科护理常规	D-二聚体
一级护理①	血气分析
普食	心肌酶谱
病危通知①	凝血酶时间、凝血酶原时间
卧床、下肢制动①	血常规(血型)
吗啡 2～4mg iv①	血流动力学监测⑥
或 派替啶 50～100mg im①	B型钠尿肽测定
大便通畅①	或 NT-前端B型钠尿肽测定
吸氧(鼻导管或面罩)②	心电图
心电、心率、呼吸、血压、血气监测	胸部X线片
普通肝素 3000～5000IU 或 80IU/kg iv	超声心动图⑦
继之 以18IU/(kg·h) iv(维持)③	下肢深静脉检查⑧
或 那曲肝素钙 86(anti-Xa)/kg ih q12h	放射性核素肺通气/灌注显像⑨
或 依诺肝素钠 1mg/kg ih q12h	CT肺动脉造影⑩
或 达肝素钠 100(anti-Xa)/kg ih q12h(单次总量不超过18000IU)	磁共振显像和磁共振肺动脉造影
或 磺达肝癸钠 5mg(体重<50kg) [或7.5mg(体重50～100kg) 或19mg(体重>50kg)] ih qd④	NS 稀释到 50ml / 多巴酚丁胺 180mg — iv(泵入)
	NS 稀释到 50ml / 多巴胺 200mg — iv(泵入)
华法林 3～5mg po qd⑤	NS 100ml / 尿激酶 2万IU/kg — iv(2h内)⑪
或 利伐沙班 15mg po bid(3周后改为20mg qd)	NS 100ml / 链激酶 25万IU — iv(30min),后10万IU/h,连续24h
	NS 100ml / rt-PA 50～100mg — iv(2h)

347

长期医嘱	临时医嘱
或 达比加群酯 150mg po bid（80岁以上或同时应用维拉帕米者 110mg bid） 或 阿哌沙班 10mg po bid（7d后改为 5mg qd） 或 依度沙班 60mg qd（肌酐清除率 30～50ml/min 或体重＜60kg 时，30mg qd）	肺动脉导管碎解和抽吸血栓 肺动脉血栓摘除术[12] 放置腔静脉滤器

① 待血流动力学稳定，右心衰竭控制，血压恢复，病情好转，可停病危通知，改为二级护理。卧房休息及保持大便通畅，以免促进深静脉血栓脱落。吗啡为镇静、镇痛药物，必要时 5～10min 重复。

② 对病情特别严重者应采用面罩呼吸机持续加压给氧，使肺泡内压增加，以加强气体交换。

③ 肝素使用期间测定 APTT，根据 APTT 调整剂量，尽快使 APTT 达到并维持于正常值的 1.5～2.5 倍。肝素使用期间应监测血小板，以防出现肝素诱导的血小板减少症。若出现 PLT 迅速或持续降低达 30% 以上，或 PLT＜100×10^9/L，应停用肝素。

④ 磺达肝癸钠可用于静脉血栓栓塞（VTE）的初始治疗，也可替代肝素用于出现肝素诱导性血小板减少症（HIT）患者的抗凝治疗。

⑤ 华法林在肝素/磺达肝癸钠开始应用后的第一天即可口服，与肝素至少重叠应用 5d，当 INR 达到 2.5（2.0～3.0）时，或 PT 延长至正常值的 1.5～2.5 倍时，持续至少 24h，方可停用肝素。单用华法林抗凝，根据 INR 或 PT 调节其剂量。与华法林相比，新型口服抗凝药不增加额外出血风险，且无需监测 INR，不推荐新型抗凝药用于严重肾功能损伤者。

⑥ 适用于血流动力学不稳定的患者。

⑦ 超声心动图，对提示 PTE，以及急性 PTE 危险分层有重要意义。若右心房或右心室发现血栓，临床符合 PTE

症状，可诊断。超声符合下列两项指标可诊断右心室功能障碍：a. 右心室扩张；b. 右心室壁运动幅度减低；c. 吸气时下腔静脉不萎缩；d. 三尖瓣反流压差＞30mmHg。

⑧ 下肢深静脉检查　超声是诊断 DVT 最简便的方法。另外，放射性核素或 X 线静脉造影、CT 血管造影（CTV）、磁共振静脉血管造影（MRV）等对于明确是否为 DVT 也具有重要价值。

⑨ 首选无创诊断 PTE 的方法。

⑩ CT 肺动脉造影，为 PTE 诊断的经典与参比方法，敏感性及特异性均超过 95%，直接征象有肺动脉内造影剂充盈缺损，伴或不伴轨道征的血流阻断，间接征象为肺动脉内造影剂流动缓慢，局部低灌注，静脉回流延迟或消失等，该检查为有创检查，应掌握适应证。

⑪ 溶栓指征：大面积 PTE 在 2 周内。绝对禁忌证：活动性内出血、近期自发性颅内出血。相对禁忌证：手术、分娩、活检、出血疾病、细菌性心内膜炎、严重高血压等。溶栓并发症：出血。链激酶具有抗原性，故用药前需肌内注射苯海拉明或地塞米松。6 个月内不宜再次使用。使用尿激酶和链激酶溶栓期间不同时使用肝素治疗，但以 rt-PA 溶栓，在注射结束后即可使用肝素。溶栓治疗后，应每 2～4h 测定一次 APTT，当其水平降至正常值 1/2（≤60s）时，即应启动规范的肝素治疗。

⑫ 动脉血栓摘除，风险大，病死率高，需较高技术，仅适用于积极内科治疗或导管介入无效的紧急情况，如致命性肺动脉主干或主要分支阻塞的高危 PTE，有溶栓禁忌证，或在溶栓起效前（在数小时内）很可能发生致死性休克。

注：1. 肺动脉栓塞症状缺乏特异性，确诊需特殊检查技术，故检出率偏低，临床易漏诊、误诊。肺动脉血栓栓塞可以为单一部位，也可以为多发部位，且病理学检查发现，多发或双侧血栓栓塞更常见，影像学发现，栓塞更易发生于右侧及下肺叶。

2. 高危（大面积）PTE 患者临床多以低血压和休克为主要表现，病情变化快、预后差、病死率高，需积极处理。

3. 中危（次大面积）PTE 患者存在右心功能不全和（或）心肌损伤，可能出现病情恶化，需严密监测。

4. 对疑似肺栓塞（PTE），如无禁忌证，即刻开始抗凝治疗。

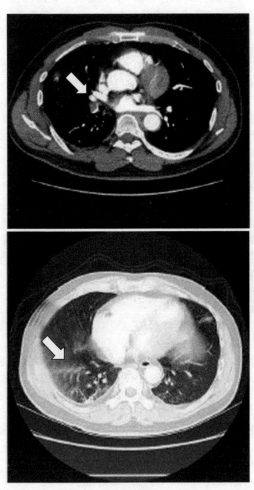

图 17-1　肺栓塞的 CT 表现

5. 抗凝治疗时间因人而异，肺栓塞存在暂时（可逆的）危险因素，推荐口服抗凝药 3 个月，无明显诱因的 PTE 患者，推荐口服抗凝药至少 3 个月，初发无诱因的 PTE 患者或低出血风险患者，考虑延长口服抗凝剂治疗，再发而无诱因的 PTE 患者终生抗凝治疗。PTE 合并肿瘤患者，推荐皮下注射低分子肝素 3～6 个月。若患者拒绝或不能耐受任何形式的口服抗凝药，阿司匹林（100mg qd）可用于继发性静脉栓塞的预防。

6. 肺栓塞的 CT 表现见图 17-1。

✚ 第二节　肺动脉高压

长期医嘱	临时医嘱
内科护理常规	血常规
一级护理	生化全套
普食	血红蛋白
吸氧(鼻导管或面罩)	血气分析
硝苯地平缓释片　10mg　po　bid～tid 起始①	B 型钠尿肽测定
	或 NT-前端 B 型钠尿肽测定
伊洛前列素　吸入 6～9 次/d②	心电图
波生坦　62.5～125mg　bid	胸部 X 线检查
或 安立生坦　5～10mg　qd③	超声心动图⑥
西地那非　20mg　tid	肺功能
华法林　3～5mg　po　qd④	放射性核素肺通气/灌注显像
呋塞米　20mg　bid～tid⑤	右心漂浮导管检查及急性肺血管反应试验⑦
螺内酯　20mg　qd⑤	请心外科会诊(肺或心肺移植)⑧

① 急性肺血管反应试验阳性是使用钙通道阻滞药的指征。硝苯地平缓释片起始剂量为 10mg，可逐渐增加至

150mg/d。

② 前列环素类药物，不仅能扩张血管降低肺动脉高压，长期使用还可逆转肺血管重构。

③ 改善肺动脉高压患者临床症状和血流动力学指标，提高运动耐量，改善生活质量和生存率。

④ 华法林的具体使用方法参见肺栓塞。抗凝治疗并不能改善患者症状，但可延缓疾病进程，从而改善预后。

⑤ 当出现右心衰竭、肝瘀血及腹水时可使用利尿药。

⑥ 超声心动图是筛查肺动脉高压最重要的无创性检查方法。多普勒超声心电图估测三尖瓣峰值流速>3.4m/s 或肺动脉收缩压>50mmHg 即被诊断为肺动脉高压。

⑦ 右心漂浮导管检查可直接测量肺动脉压力，测定心排出量，计算肺血管阻力，确定有无左向右分流等。

⑧ 是终末期患者最理想的外科治疗，能明显增加存活率、运动耐量和改善生活质量，但在临床实践上受限。

注：1. 肺动脉高压的定义　静息状态下右心导管测定的平均肺动脉压≥25mmHg。以肺毛细血管楔压 15mmHg 为界值，肺动脉高压可分为毛细血管前肺动脉高压（≤15mmHg）和毛细血管后肺动脉高压（>15mmHg）。

2. 肺动脉高压的临床分类

① 动脉型肺动脉高压。

② 左心疾病所致的肺动脉高压。

③ 肺部疾病和（或）低氧所致的肺动脉高压。

④ 慢性血栓栓塞性肺动脉高压。

⑤ 机制不明和（或）多种机制所致的肺动脉高压。

3. 特发性肺动脉高压是动脉型肺动脉高压的一种类型，指的是原因不明的肺血管阻力增加引起持续性肺动脉压力升高，导致平均肺动脉压力在静息状态下≥25mmHg，肺毛细血管楔压≤15mmHg，排除所有引起肺动脉高压的继发性因素。

第三节 主动脉夹层

长期医嘱	临时医嘱
内科护理常规	血常规(血型)
一级护理	肝功能
低盐流质饮食	肾功能
病危通知	心肌酶谱
心电、血压、心率监测	B 型钠尿肽测定
记 24h 出入量	或 NT-前端 B 型钠尿肽测定
绝对卧床	血流动力学监测
硝苯地平缓释片 10～20mg	监测中心静脉压
po bid～qid	心电图
酒石酸美托洛尔 25～50mg	胸部 X 线检查
po bid[①]	超声心动图
地尔硫草 30mg po tid	CT 血管造影及磁共振血管造影
	数字减影血管造影(DSA)
	NS 3ml ⎤
	吗啡 3mg ⎦ iv(慢)
	NS 稀释到 50ml ⎤
	硝普钠 5mg ⎦ iv(泵入)[②]
	或 乌拉地尔 25～50mg iv(缓慢)
	NS 稀释至 50ml ⎤
	艾司洛尔 2000mg ⎦ iv(慢)
	介入治疗[③]
	请外科会诊(外科手术治疗)

① β 受体阻滞药减慢心率至 60～70 次/min 及降低左心室张力和舒张力,以防止夹层进一步进展。β 受体阻滞药经

静脉给药作用更快，也可以用其他类型的β受体阻滞药如比索洛尔等。

② 迅速将收缩压降至 100～120mmHg 或更低。

③ 介入治疗已成为治疗主动脉夹层的优选方案，不仅疗效显著，避免了外科手术风险，且术后并发症大大减少，总体病死率也显著降低。

注：1. 主动脉夹层指血液通过主动脉内膜裂口进入主动脉壁并造成动脉壁的分离。是心血管疾病的急危重症。若不及时处理，病亡率高达 90%。

2. 常见病因有动脉粥样硬化、马方综合征、二叶式主动脉瓣畸形、大动脉炎和胸部外伤。

3. 主要临床表现

（1）突发性、剧烈、撕裂性胸背痛。

（2）猝死或休克。

（3）充血性心力衰竭。

（4）夹层破入心包致心包压塞。

（5）主动脉分支闭塞可导致脑梗死、心肌梗死、截瘫及少尿，累积锁骨下动脉可致双侧肢体血压不一致。

4. 少数近端夹层的内膜破裂下垂物遮盖冠状窦口可致急性心肌梗死。该情况禁止溶栓和抗凝治疗。

5. 急性期患者无论是否采取介入或外科手术治疗，均应首先给予内科强化药物治疗。

6. 主动脉夹层 CT 表现（图 17-2）。

7. 治疗原则

（1）控制疼痛及血压，常用吗啡、β受体阻滞药和血管扩张药，收缩压控制在 100～120mmHg，心率控制在 60～80 次/min。

（2）主动脉腔内修复术是 B 型夹层患者常用治疗方法。

（3）外科手术治疗。

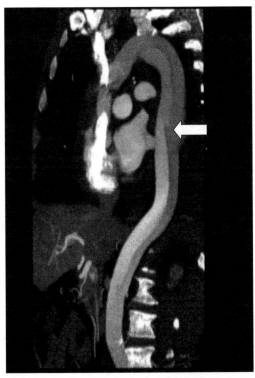

图 17-2 主动脉夹层的 CT 表现

第四节 胸腹动脉瘤

长期医嘱	临时医嘱
内科护理常规	血常规(血型)
一级护理	肾功能

续表

长期医嘱	临时医嘱
低盐低脂饮食	肝功能
病危通知	肺功能
戒烟	B型钠尿肽测定
避免情绪激动	或 NT-前端 B 型钠尿肽测定
硝苯地平缓释片　10mg　po	超声心动图
bid～tid	心电图
酒石酸美托洛尔　12.5～	核素心肌显像
25mg　po　bid	胸部 X 线[1]
	腹部 X 线平片
	超声心动图[2]
	CTA 和 MRA
	食管内超声
	动脉造影[3]
	乌拉地尔 25～50mg　iv(缓慢)[4]
	动脉瘤腔内修复术
	动脉瘤栓塞
	外科手术

① 胸腹动脉瘤可在胸部 X 线检查上显示纵隔增宽，甚至可见到动脉瘤边缘钙化影。腹部平片有时可见动脉瘤壁钙化影。

② 多普勒可显示腹主动脉瘤的大小，有无附壁血栓及累及下肢髂动脉情况。

③ 动脉造影虽为有创检查，但仍是目前公认的最好的检查。可根据造影结果判断动脉瘤大小、范围，累及脏器血管情况，侧支循环建立情况及做到胸腹主动脉分型。

④ 对于血压居高不下者可使用乌拉地尔（亚宁定），为了维持其降压效果，缓慢静脉推注之后再以 $1\sim3\mu g/(kg \cdot min)$ 静脉滴注，输入速度根据患者的血压酌情调整。滴注

时患者须取卧位。

注：1. 胸腹主动脉瘤是一种累积降主动脉和腹主动脉动脉瘤样变。

2. 非手术治疗适应证

① 高龄。

② 直径＜5cm 无症状性胸腹动脉瘤。

③ 有伴随疾病限制短期内手术者。

④ 患其他疾病而致生存期较短者。

➕ 第五节　深静脉血栓形成

长期医嘱	临时医嘱
内科护理常规	电解质
一级护理	肾功能
普通饮食	肝功能
卧位①	D-二聚体
阿司匹林　100mg　po　qd	静脉压测定
或　吲哚美辛　25～50mg	下肢静脉超声
po　qd	放射性核素检查
肝素　5000～10000IU　iv②	阻抗容积描记法
华法林　1.5～3mg　po　qd③	CT 静脉造影
或　利伐沙班　10mg　po　qd	深静脉造影
	rt-PA　10mg　iv(1～2min)②
	继而　NS　100ml　｜iv gtt
	rt-PA　40～90mg｜(2h 内)
	或　尿激酶　20000IU/kg　iv gtt　2h④
	介入治疗
	请心外科会诊(外科手术治疗)⑤

① 患肢抬高超过心脏水平，直至水肿及压痛消失。待

患肢肿痛基本缓解后可逐步起床活动，并定期抬高患肢。

②肝素5000～10000IU一次静脉注射，以后1000～1500IU/h持续静脉滴注或低分子肝素皮下注射。用药时间一般不超过10d。

③华法林在用肝素后1周内开始或与肝素同时开始使用，与肝素重叠用药4～5d，调整华法林剂量的指标为INR维持在2～3。

④溶栓治疗宜在血栓早期进行，常用尿激酶、链激酶或重组组织型纤溶酶原激活剂（rt-PA），用法同急性肺栓塞。

⑤对急性下肢深静脉血栓形成患者，及时采用Fogarty导管取栓疗效较好。同时，放置下腔静脉滤器，以防止肺栓塞。

注：1. 深静脉血栓形成其症状轻重不一，取决于受累静脉的部位、阻塞的程度和范围。有些可完全无症状，当静脉血栓延伸至髂静脉、股静脉时，患侧肢体疼痛加剧，呈痉挛性痛，伴凹陷性水肿，出现股内侧及同侧下腹壁静脉曲张。

2. 对靠近股静脉的大隐静脉炎或浅表静脉炎不断向近心端延伸时，可进行抗凝治疗。

3. 对长期卧床等患者出现肢体肿痛或肺栓塞时，应疑深部静脉血栓形成，超声和深静脉造影可确定诊断。

4. 急性近端深静脉血栓形成抗凝治疗至少持续6～12个月。对复发病例或恶性肿瘤等高凝状态不能消除的病例，抗凝持续时间可无限制。长期抗凝者需定期监测INR。

5. 保持大便通畅，以免用力排便使血栓脱落导致肺栓塞。

第六节　主动脉窦瘤破裂

长期医嘱	临时医嘱
内科护理常规	电解质
一级护理	肾功能
低盐流质饮食	血流动力学监测
卧位	肝功能
病危通知	中心静脉压测定
吸氧(4～6L/min)	B 型钠尿肽测定
心电、血压、血氧饱和度监测	或 NT-前端 B 型钠尿肽测定
依那普利　5～10mg　po　qd	血气分析
或　卡托普利　12.5～25mg　po	血常规(血型)
bid～tid	心电图
氢氯噻嗪　25～100mg　po　qd	胸部 X 线检查
或　呋塞米　20mg　po　bid～tid	超声心动图
螺内酯　20mg　po　qd	磁共振显像
硝酸异山梨酯　10mg　po　bid	心导管检查①
或　单硝酸异山梨酯　20mg	介入治疗②
po　bid	请心外科会诊(外科手术治疗)
	NS　3ml ｜ iv(慢)③
	吗啡　3mg ｜
	NS　稀释到　50ml ｜ iv(泵入)④
	多巴酚丁胺　180mg ｜
	NS　稀释到　50ml ｜ iv(泵入)⑤
	硝酸甘油　5mg ｜
	呋塞米　20～100mg　iv(慢,2min 内)⑥

① 破裂后根据造影剂的流向，结合心导管检查可准确
判断破入的部位及分流量。

② 目前没有公认的介入治疗适应证和禁忌证，文献报道较为理想的适应证为主动脉右窦瘤破入右心室水平的左向右分流瘤体未累及瓣环或主动脉瓣。

③ 吗啡 5～10mg 静脉缓慢注射，可减少躁动所造成的额外心脏负担，同时也可减轻心脏的负荷。必要时可每 15min 重复 1 次，共 2～3 次，总量不超过 15mg。病情若不十分危急时可予 5～10mg 皮下或肌内注射，每 3～4h 重复 1 次。高龄、支气管哮喘、昏迷、严重肺部病变、呼吸抑制、心动过速或房室传导阻滞者慎用。

④ 静脉泵入 2.5～10μg/(kg·min)。适用于心排血量低的患者。

⑤ 扩张静脉，增加了外周静脉容量从而降低静脉回流。静脉内给药的初始剂量为 5～25μg/min 或 0.5μg/(kg·min)。由于个体对本药的耐受量差异大，首剂后每 10min 调整 1 次，使收缩压维持在 100mmHg 左右。

⑥ 10min 内起效，可持续 3～4h，4h 后可重复 1 次。如有合并肾功能不全，应加大利尿药用量。

注：1. 主动脉窦瘤可破入右心房、右心室、肺动脉，破裂多发生于 20 岁以后，男性多于女性，破入右心室多见。窦瘤破裂前一般无症状，可突然出现上腹痛或胸痛，继而气急、咳嗽、发绀、心悸，甚至休克，或出现心力衰竭。一旦窦瘤破裂预后不佳，如不能手术治疗，多在数周或数月内死于心力衰竭，故保守治疗以治疗心力衰竭为主。

2. 主动脉窦瘤的超声心动图表现　见图 17-3。

3. 心导管检查及造影可发现异常通道，右心房、右心室血氧含量升高。

4. 主动脉窦瘤无论破裂与否应手术切除，发生破裂时需立即行瘤壁切除加修补术。

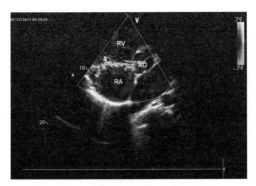

图 17-3 主动脉窦瘤的超声心动图

🏥 第七节 闭塞性周围动脉粥样硬化

长期医嘱	临时医嘱
内科护理常规	血常规
二级护理	尿常规
低盐低脂饮食	粪常规
抬高床头①	生化全项
控制危险因素②	凝血功能
步行锻炼③	血沉
阿司匹林肠溶片　100mg　po　qd	免疫指标⑤
或　氯吡格雷　75mg　po　qd	踝肱指数(ABI)测定⑥
己酮可可碱　0.2～0.4g　po　tid	节段性血压测量
或　硝苯地平　10mg　po　tid	胸部 X 线检查
5%葡萄糖液　500ml ｜ iv qd④	运动平板负荷试验⑦
前列腺素　40～100μg ｜	多普勒血流速度曲线分析及多普勒超声显像
右旋糖酐-40　500ml　iv qd	磁共振血管造影和 CT 血管造影⑧
	下肢动脉造影
	导管介入治疗⑨
	请心外科会诊(外科手术治疗)⑩

① 对于静息痛者，抬高床头，增加下肢血流，减少疼痛。

② 控制高血压、糖尿病、血脂异常等危险因素。

③ 鼓励患者坚持步行 20～30min/次，每日尽量多次，可促进侧支循环建立。

④ 青光眼、眼压亢进者慎用；注射时局部有疼痛、肿胀感觉，若有发热、瘙痒感时，应减慢输入速度。

⑤ 用于与多发性大动脉炎鉴别。

⑥ 踝肱指数也称踝臂指数，是临床最简单和常用的检查方法，为踝动脉收缩压与肱动脉收缩压的比值指数测定，正常值≥1，<0.9 为异常，<0.5 为严重狭窄。但严重狭窄伴侧支循环良好时可呈假阳性。

⑦ 以缺血症状出现的运动负荷量和时间客观评价肢体的血供状态，有利于病情的定量评价。

⑧ 血管造影被认为是诊断下肢动脉粥样硬化的金标准，对本病具有确诊价值。

⑨ 包括经皮球囊扩张、支架植入与激光血管成形术。

⑩ 人造血管与自体血管旁路移植术。

注：1. 闭塞性周围动脉粥样硬化是动脉粥样硬化病变累积周围动脉（除外冠状动脉和主动脉）并引起慢性闭塞的一种疾病。本病是全身疾病的一部分，多见于髂总动脉、股浅动脉和腘动脉，其预后与同时并存的冠心病、脑血管病密切相关。

2. 间歇性跛行患者大多死于心肌梗死或猝死。

3. 介入治疗主要适用于狭窄段相对较短和血管尚未完全阻塞者。

4. 伴糖尿病者和吸烟者预后差。

第十八章 相关疾病与心血管病变

➕ 第一节 肺源性心脏病

一、原发性肺动脉高压

长期医嘱	临时医嘱
内科护理常规	电解质
一级护理	肾功能
低盐流质饮食	肝功能
半卧位,双腿下垂	血常规
吸氧($4\sim6L/min$)	尿常规
心电、血压、血氧饱和度监测	粪常规＋潜血试验
地高辛 $0.125\sim0.25mg$ po qd	BNP/NT-proBNP
氢氯噻嗪 $25\sim100mg$ po qd	血气分析
或 呋塞米 20mg po bid~tid	凝血功能
螺内酯 20mg po qd	免疫全套[5]
华法林 3mg qd[1]	血沉
地尔硫草 30mg q8h	双下肢静脉超声
依前列环素 $5mg/(kg \cdot min)$ iv[2]	胸部 X 线检查
波生坦 62.5mg po bid[3]	心电图
西地那非 20mg po tid[4]	超声心动图
	右心导管检查[6]
	肺功能评价
	睡眠检测
	胸部 CT
	肺动脉造影[7]
	6min 步行距离试验[8]

① 抗凝治疗主要针对肺动脉原位血栓形成的患者。抗凝目标：控制 INR 在 1.6～2.5。

② 静脉应用依前列环素是治疗重度特发性肺动脉高压的金标准。

③ 此为内皮素受体拮抗药，可逐渐加至 125mg bid 或 250mg bid，至少服用 16 周。该药物有肝脏损害可能性，需监测肝功能。

④ 此药为 5 型磷酸二酯酶抑制剂，可根据病情加至 80mg tid。

⑤ 结缔组织病可能导致肺动脉高压，通过此检查可以明确是否存在免疫系统疾病。

⑥、⑦ 是诊断和评价肺动脉高压的金标准。

⑧ 是评价肺动脉高压后患者心功能的重要指标。

注：明确肺动脉高压的病因最为重要，常由先心病引起，治疗原发病最重要。

二、慢性肺源性心脏病

长期医嘱	临时医嘱
内科护理常规	电解质
一级护理	肾功能
低盐流质饮食	肝功能
记 24h 出入量	血沉
半卧位，双腿下垂①	血常规
病危通知②	尿常规
吸氧（4～6L/min）③	粪常规＋潜血试验
心电、血压、血氧饱和度监测	凝血功能
盐酸莫西沙星　0.4g　iv qd④	D-二聚体
盐酸氨溴索　60mg　po/iv bid	B 型钠尿肽测定
或 15mg　雾化吸入　bid	或 NT-前端 B 型钠尿肽测定
二羟丙茶碱　0.5g　iv qd⑤	血气分析
毛花苷丙　0.2～0.4mg　iv qd	痰培养和药物敏感试验检测

长期医嘱	临时医嘱	
或 地高辛 0.125～0.25mg po qd [6]	痰涂片	
呋塞米 20mg po qd～bid [6]	心电图	
螺内酯 20mg po qd	胸部 X 线检查	
	超声心动图	
	腹部超声	
	肺功能检查 [7]	
	肺核磁共振	
	呋塞米 20～40mg iv(慢)	
	NS 40ml	iv(慢)
	毛花苷丙(西地兰) 0.2～0.4mg	
	5%葡萄糖 500ml	iv(慢) [8]
	地塞米松 10mg	

① 目的是为了减少静脉回流。

② 待病情好转，气促缓解，肺部啰音消失，可停病危，改二级护理。

③ 立即予高流量鼻管给氧，对病情特别严重者应采用面罩呼吸机持续加压给氧，使肺泡内压增加，以加强气体交换。

④ 呼吸道感染是诱发呼吸衰竭及心力衰竭的主要诱因，故需积极应用药物进行控制。目前主张联合用药治疗，根据痰培养及药物敏感试验进行选用。但不应受上述检查约束。可以进行经验性用药。急性发作的 COPD 分为：单纯型、复杂型、慢性化脓型。单纯型，推荐使用阿莫西林；复杂型，推荐使用喹诺酮类或第二、第三代头孢类药物；慢性化脓型推荐使用环丙沙星，碳青霉烯酶类，第三代头孢菌素、氨基糖苷类药物。注意长期用药须检测是否存在真菌感染。

⑤ 改善呼吸功能，抢救呼吸衰竭需要采取综合措施，其中包括以上所讲的持续低流量吸氧，清除痰液，解除呼吸道痉挛。在呼吸衰竭严重时，可给予呼吸兴奋剂，必要时给予呼吸机辅助通气治疗。

⑥ 利尿药一般以小剂量呋塞米和螺内酯间歇性交替使用为主。强心药在急性期以毛花苷丙静脉注射为主，心力衰竭稳定后可改为地高辛口服治疗。注意监测电解质水平。

⑦ 在急性期不宜进行该项检查，病情缓解后可考虑进行。

⑧ 在控制感染的基础上，短期应用肾上腺皮质激素对于缓解呼吸衰竭和心力衰竭有一定作用。但合并胃肠出血的患者需慎用。

注：1. 肺心病的直接原因是肺动脉高压。导致肺动脉高压和慢性肺心病的病因很多，以慢性阻塞性肺疾病最常见。慢性肺心病的临床症状、体征主要为心肺功能进行性损害乃至衰竭，以及其他器官受累的相应表现。

2. 慢性肺源性心脏病分为缓解期和急性发作期两个阶段。缓解期是防止肺源性心脏病发展的关键，主要是通过康复锻炼，家庭氧疗，提高自身免疫力，抗感染，平喘化痰对症治疗。本节主要是针对急性发作期住院治疗患者的医嘱。

3. 心力衰竭时抗生素、利尿药、强心药物的应用需严密监测肝肾功能及电解质情况。血尿粪三大常规监测可以指导调整抗生素的应用。同时，根据血气分析的结果可监测体内是否存在酸碱失衡并给予及时药物治疗，必要时予呼吸机辅助治疗。

4. 肺心病的预后在多数情况下更多地取决于基础疾病而不是肺动脉高压的控制。

第二节　甲状腺功能亢进性心脏病

长期医嘱	临时医嘱
内科护理常规	电解质⑥
一级护理	肾功能⑥
低盐流质饮食	肝功能⑥
吸氧(4～6L/min)①	血常规
心电、血压监测	甲状腺功能
甲硫咪唑　15～30mg　po　qd②	甲状腺球蛋白抗体
酒石酸美托洛尔　12.5～50mg 　　bid③	甲状腺线粒体抗体
	促甲状腺受体抗体
地高辛　0.125～0.25mg　po　qd④	B 型钠尿肽测定
卡托普利　12.5～25mg　po 　　bid～tid④	或 NT-前端 B 型钠尿肽测定
	血气分析
氢氯噻嗪　25～100mg　po　qd④	胸部 X 线检查
或 呋塞米　20mg　po　bid～tid④	甲状腺超声
硝酸异山梨酯　10mg　po　tid⑤	心电图
或 单硝酸异山梨酯　30mg　po 　　qd⑤	超声心动图
	Holter
	NS　稀释到　50ml ⎫ 硝酸甘油　5mg　⎭ iv(泵入)
	呋塞米　20～40mg　iv（慢）
	NS　40ml ⎫ 毛花苷丙(西地兰) ⎬ iv（慢） 　0.2～0.8mg ⎭
	放射性碘剂治疗⑦
	电复律⑧
	请外科会诊⑨

367

① 合并心力衰竭的患者建议给予氧疗，休息，静卧治疗。

② 根据病情轻重加用甲硫咪唑，监测甲状腺功能后再调整药物。疗程18～24个月。该药是治疗甲状腺功能亢进性心脏病的最主要药物。

③ 甲状腺功能亢进时常见心律失常，如窦性心动过速、心房纤颤等，给予β受体阻滞药可以减慢心率。合并心力衰竭时，需在心力衰竭稳定后加用该药物。因甲状腺功能亢进所致的心律失常可随该病的缓解而消失。

④ 合并心力衰竭时，可给予强心、利尿及血管紧张素转化酶抑制剂（ACEI）治疗。待病情稳定后药物可换用长效ACEI类制剂。

⑤ 合并心绞痛时，可给予硝酸酯类药物治疗，必要时加用抗血小板药物及他汀类降脂药物。

⑥ 监测肝、肾功能及电解质，调整抗心力衰竭及甲硫咪唑的药物治疗。

⑦ 药物治疗效果不佳时可以考虑放射性碘剂治疗。

⑧ 当甲亢控制后，心房颤动未转复而药物复律治疗不理想时，可以给予电击复律治疗。

⑨ 药物控制甲亢不理想时，可以考虑外科手术治疗。

注：1. 甲状腺功能亢进性心脏病是甲状腺功能亢进症最常见的并发症之一，有下述心脏异常至少一项者即可诊断：①心脏增大；②心律失常；③充血性心力衰竭；④心绞痛或心肌梗死。诊断时须排除同时存在其他原因引起的心脏改变，单纯由甲状腺功能亢进症引起者，待甲状腺功能亢进症控制后，心脏大多可恢复正常。

2. 本病的治疗原则是控制增高的甲状腺激素水平和对心脏病的对症处理。

➕ 第三节　甲状腺功能减退性心脏病

长期医嘱	临时医嘱
内科护理常规	电解质⑤
一级护理	肾功能⑤
低盐流质饮食	肝功能及白蛋白⑤
吸氧(4～6L/min)①	血常规
心电、血压监测	尿常规
甲状腺素片　25～100μg　po　qd②	粪常规
地高辛　0.125mg　po　qd③	甲状腺功能⑥
卡托普利　12.5～25mg　po　bid～tid③	血糖及血脂⑦
氢氯噻嗪　25～100mg　po　qd	甲状腺球蛋白抗体
或 呋塞米　20mg　po　bid～tid③	甲状腺线粒体抗体
硝酸异山梨酯　10mg　po　tid	促甲状腺受体抗体
或 单硝酸异山梨酯　30mg　po　qd④	B 型钠尿肽测定
	或 NT-前端 B 型钠尿肽测定
	血气分析
	甲状腺超声
	胸部 X 线检查
	心电图⑧
	24h 动态心电图⑧
	超声心动图⑨
	胸部 X 线检查
	NS　稀释到　50ml ⎫
	硝酸甘油　5mg　　　⎬ iv(泵入)
	呋塞米　20～40mg　iv（慢）
	NS　40ml　　　　　　　⎫
	毛花苷丙(西地兰)　0.2mg⎬ iv(慢)

① 合并心力衰竭的患者建议给予氧疗，休息，静卧治疗。

② 甲状腺素片初始剂量为 $25\sim50\mu g/d$，$2\sim4$ 周后逐渐加量，维持剂量为 $100\sim200\mu g/d$。

③ 合并心力衰竭时，可合并洋地黄类药物使用。但因心肌纤维黏液水肿，对于洋地黄类药物的反应减低，效果不佳且易中毒，故应从小剂量慎重加用。ACEI 在病情稳定后可换用长效制剂。对于同时合并高血压的患者，降压药物不宜早期加用。待甲状腺功能正常后，若血压仍高于正常时考虑加用降压药物。

④ 合并心绞痛时，可给予硝酸酯类药物治疗，必要时加用抗血小板药物及他汀类降脂药物。

⑤ 监测肝肾功能及电解质，调整抗心力衰竭及甲状腺素片的药物治疗。

⑥ 甲状腺素替代治疗时，需定期监测甲状腺功能。若出现心动过速、兴奋、心律不齐及心绞痛等症状时，宜减量或暂停。

⑦ 甲状腺功能减退时常合并糖、脂代谢的紊乱，需监测。

⑧ 甲状腺功能减低时，心电图会出现传导阻滞，窦性心动过缓，合并心包积液时会出现低电压。

⑨ 甲状腺功能减低时，心脏结构出现扩大，替代治疗前后需监测该项检查。

注：甲状腺功能减退性心脏病常表现为心动过缓，50%以上患者可有心包积液。甲状腺功能减退症患者常常有多种冠状动脉疾病的危险因素。此外，甲状腺功能减退患者高血压罹患风险增加。

第四节　糖尿病性心脏病

长期医嘱	临时医嘱
内科护理常规	电解质
一级护理	肾功能
糖尿病低盐低脂饮食	肝功能
吸氧(4～6L/min)[1]	血常规
心电、血压监测	尿常规
胰岛素 R　8U　ih　qd(早餐前30min)	粪常规
胰岛素 R　4U　ih　qd(午餐前30min)	空腹血糖及血脂
胰岛素 R　6U　ih　qd(晚餐前30min)	三餐后2h血糖
胰岛素 N　4U　ih　qd(睡前)[2]	糖化血红蛋白[5]
阿卡波糖　50～100mg　tid(三餐第一口饭服用)[2]	凝血功能
	D-二聚体
阿司匹林　100mg　po　qd	肌钙蛋白T或肌钙蛋白 I
阿托伐他汀　20～40mg　po　qd	心肌酶[6]
酒石酸美托洛尔　12.5～50mg　po　bid[3]	B型钠尿肽测定
卡托普利　12.5～25mg　po　bid～tid	或 NT-前端B型钠尿肽测定
地高辛　0.125mg　po　qd	血气分析[7]
氢氯噻嗪　25～50mg　po　qd	心电图
或 呋塞米　20～40mg　po　qd[4]	超声心动图
硝酸异山梨酯　10mg　po　tid	胸部X线检查
或 单硝酸异山梨酯　20mg　po　bid	24h动态心电图
	冠状动脉造影及治疗[8]

① 合并心绞痛、心力衰竭的患者建议给予氧疗，休息，静卧治疗。

② 糖尿病心脏病首先要以控制血糖水平为主。对于需

要入院治疗的患者大多合并有心绞痛、心力衰竭等疾病。此类患者大多需要给予胰岛素强化治疗，可酌情加用阿卡波糖联合降糖治疗。对于心力衰竭患者二甲双胍类药物慎用。

③ 糖尿病合并心绞痛时，给予抗血小板聚集、降脂、β受体阻滞药及硝酸酯类药物联合治疗。必要时给予低分子肝素抗凝治疗。

④ 合并心力衰竭时，给予强心、利尿、扩张血管治疗。待病情稳定后，ACEI 可换用长效制剂。

⑤ 对于糖尿病患者，明确三餐后 2h 水平，调整降糖药用量。糖化血红蛋白可反映近 3 个月患者血糖的平均水平。

⑥ 对于考虑存在心绞痛的患者，要明确心肌酶及肌钙蛋白水平，除外急性心肌梗死。

⑦ 对合并心力衰竭的患者要明确 BNP 水平。糖尿病合并心力衰竭的患者容易出现酸中毒，故应给予血气分析检查。

⑧ 在给予药物治疗的基础上，若仍频繁出现心绞痛症状，建议做冠脉造影检查并根据冠脉病变程度给予相应治疗。

注：广义上来讲，糖尿病性心脏病包括冠状动脉粥样硬化性心脏病、糖尿病心肌病、糖尿病自主神经病变等。

✚ 第五节　妊娠和心脏疾病

长期医嘱	临时医嘱
内科护理常规 一级护理 低盐饮食	电解质 肾功能 肝功能及白蛋白

长期医嘱	临时医嘱
吸氧(4~6L/min)①	血常规
心电、血压监测	尿常规
记 24h 出入量	粪常规
监测体重	甲状腺功能
氢氯噻嗪 25~100mg po qd	血糖及血脂
或 呋塞米 20mg po bid~tid	心肌酶⑤
硝酸异山梨酯 10mg po tid	凝血功能
或 单硝酸异山梨酯 30mg po qd②	D-二聚体
	肌钙蛋白 T 或肌钙蛋白 I⑤
华法林 3mg po qd③	B 型钠尿肽测定
拉贝洛尔 50~150mg po tid④	或 NT-前端 B 型钠尿肽测定⑤
	血气分析
	胸部 X 线检查
	心电图⑤
	超声心动图⑤
	24h 动态心电图⑤
	NS 稀释到 50ml ⎫ iv(泵入)
	硝酸甘油 5mg ⎭
	呋塞米 20~40mg iv(慢)
	NS 40ml ⎫
	毛花苷丙(西地兰) 0.2mg ⎬ iv(慢)
	电击复律⑥

① 合并心力衰竭的患者建议给予氧疗，休息，静卧治疗。给予低盐饮食，控制入量，避免体重过度增加。

② 对于心力衰竭的处理大多与之前相同，但禁忌使用 ACEI、ARB 类的药物。β受体阻滞药以拉贝洛尔为主。孕妇对洋地黄类药物耐受性差，应谨慎使用。

③ 对于机械瓣膜置换、慢性心房颤动、肺动脉血栓的患者，妊娠期的华法林使用需要调整。妊娠前 12 周建议给予低分子肝素皮下注射治疗，孕 13~35 周仍口服华法林治

疗，孕 36 周至分娩前给予低分子肝素治疗。

④ 对于妊娠合并高血压的患者，在口服降压药物的基础上，若有肺水肿发生，可静脉使用硝酸甘油，亦可用甲基多巴。

⑤ 对于心脏功能Ⅱ以上可以继续妊娠的心脏病患者，需要加强产前检查。需在不同孕周对于孕妇心脏进行重复检查，评估心脏功能。定期复查心电图、超声心动图、Holter、肌钙蛋白等。

⑥ 对于室上性心动过速主要以刺激迷走神经为主，其次为静脉使用腺苷。对于快速型室上性或室性心动过速影响血流动力学稳定的患者，可以考虑电击复律治疗。

注：1. 妊娠妇女心脏一般分为两类。

（1）妊娠前已患有的心脏病，如风湿性心脏病、先天性心脏病等。

（2）与妊娠相关的心脏病，如围生期心肌病、血栓引发的肺动脉栓塞等。对于患有心脏病的妊娠期妇女均应进行风险评估，不适宜继续妊娠组应及时终止妊娠。对于心脏病变轻，心功能Ⅱ级以下的患者考虑给予对症治疗。治疗分为妊娠期、分娩期、产褥期。

2. 本节主要针对妊娠期心脏病患者的治疗进行阐述。

✚ 第六节　应激性溃疡合并心血管病

长期医嘱	临时医嘱
内科护理常规 一级护理 软食或半流质饮食	血常规 尿常规 粪常规＋潜血试验

长期医嘱	临时医嘱
西咪替丁 0.4g po bid	血常规(血型)
或 雷尼替丁 0.15g po bid	胸部 X 线检查
或 法莫替丁 20mg po bid	胃镜检查
奥美拉唑 20mg po qd~bid	腹部超声
或 兰索拉唑 30mg po bid	
或 雷贝拉唑 10mg po bid	
氢氧化铝凝胶 10ml po tid	
或 硫糖铝 1g po tid	
多潘立酮 10mg po tid	

　　注：1. 应激性溃疡的常见原发病为严重烧伤、颅脑外伤、脑肿瘤、颅内神经外科手术、严重外伤、大手术、严重的急性或慢性内科疾病（如脓毒血症、肺功能不全、急性心肌梗死）等应激情况下。

　　2. 应治疗原发病。

 ## 第七节　慢性肾功能衰竭合并心血管病

长期医嘱	临时医嘱
内科护理常规	生化全项
一级护理	血清铁、铁蛋白测定
低盐、优质、低蛋白饮食①	血气分析
测血压 bid	血常规
卡托普利 12.5~25mg po bid	尿常规
或 硝苯地平控释片 10mg po qd	粪常规
或 贝那普利 10mg po qd	凝血功能
或 缬沙坦 80mg po qd	泌尿系超声
复方 α-酮酸片 4 片 po tid	胸部 X 线检查
碳酸氢钠 1g po tid	心电图
碳酸钙 1g po tid	超声心动图
骨化三醇 0.25μg po qd	24h 尿蛋白定量
琥珀酸亚铁片 0.2g po tid	骨密度检查

长期医嘱	临时医嘱
或 右旋糖酐铁注射液 100mg 氯化钠注射液 100ml iv qd 重组人红细胞生成素 2000U ih 2～3次/周	甲状旁腺超声

① 有水肿及高血压患者需限盐饮食，2～3g/d；优质蛋白主要为动物蛋白，每日0.6～0.8g/kg。

注：1. 慢性肾功能不全患者常见合并心血管疾病有高血压、心包炎、心肌病、冠心病、心力衰竭、贫血性心脏病等，行对症处理。

2. 合并高血压的治疗 轻度血压增高可不处理，中度以上血压增高可限制钠盐摄入及加用利尿药，无效时加用降压药物。常用的有：肼屈嗪 25～50mg po bid～qid；普萘洛尔 10～30mg po tid；硝苯吡啶 10～30mg po tid～qid；可乐定 0.075～0.15mg bid～tid；米诺地尔 5～40mg分次给药；甲基多巴 0.25g bid～tid；哌唑嗪 1～5mg qd～tid；卡托普利 25～37.5mg bid～tid。上述用药依病情给药，亦可联合给药。

3. 合并心力衰竭和心律失常 使用洋地黄治疗心力衰竭时选用快速短效的制剂，减少蓄积中毒；利尿药不能奏效的高容量心力衰竭应及早透析；心律失常多为电解质代谢和酸碱代谢紊乱所诱发和加剧，故在纠正基础上使用抗心律失常药物及起搏除颤治疗。

4. 合并心包炎的治疗 强调限制水钠摄入及早透析。

➕ 第八节 睡眠呼吸暂停综合征与心血管病

长期医嘱	临时医嘱
内科护理常规 一级护理 普食	尿常规 粪常规 胸部X线检查

长期医嘱	临时医嘱
测血压　bid①	血常规
睡眠时低流量吸氧(1~2L/min)	心电图
氨茶碱　0.1g　po　qid	肺功能测定
安宫黄体酮　20mg　po　qd~tid	动脉血气分析
乙酰唑胺　125~250mg　po　bid~qid	睡眠多导生理检测(脑电图、肌电图、眼动图、心电图、呼吸气流、经皮氧饱和度等)
普罗替林　10~30mg　po　qd	24h 动态心电监护(必要时)③
氯丙咪嗪　20~200mg　po　qd②	胸部 CT(必要时)③
	BNP 测定(必要时)③
体外膈肌起搏　2 次/d	冠状动脉 CTA③
持续正压通气	或冠状动脉造影(必要时)③

　　① 睡眠呼吸暂停综合征是高血压的独立危险因素，合并高血压约 50%，30%高血压合并此病。

　　② 分两次服，开始时 25mg/d，每隔 2～3 天增加 25mg。抗抑郁药，可抑制快速眼动睡眠，改善低氧血症，适用于睡眠暂停在 REM 睡眠期。

　　③ 主要鉴别有无合并心律失常、肺部疾病、心功能不全及冠心病。

　　注：1. 一般措施，如减肥、戒烟、氧疗、避免应用镇静药、侧卧位睡眠。

　　2. 严重呼吸衰竭可行气管切开机械通气。

　　3. 常见合并心血管疾病有高血压、冠心病、心律失常、心力衰竭、肺心病等。

第九节 马方综合征

长期医嘱	临时医嘱
内科护理常规 一级护理 普食 去氢甲基睾丸素 5mg po qd 比索洛尔 2.5～5mg po qd 　或 酒石酸美托洛尔 12.5～50mg po bid① 　或 地高辛 0.125～0.25mg po qd① 　或 卡托普利 6.25～50mg po tid① 维生素 C 200mg po tid② 硝苯地平 10～30mg po tid③	胸部 X 线④ 心电图 超声心动图⑤ 胸部 CT 裂隙灯检查⑥ 基因诊断⑦ 尿常规检查 请心外科会诊(手术治疗)⑨

　　① 对于主动脉根部扩张的马方综合征（MFS），β受体阻滞药为一线用药。对合并心力衰竭患者使用洋地黄可增加左心排血量；出现室性心律失常应从速处理，但房颤不建议复律；对于二尖瓣反流及主动脉瓣反流可使用 ACEI，能明显减少反流、减轻症状及改善心功能。

　　② 维生素 C 在胶原形成过程中对赖氨酸与脯氨酸的羟化可能有重要作用。

　　③ 可用于治疗心绞痛，减轻主动脉扩张和主动脉瓣反流。

　　④ 胸部 X 线片可以提示可能存在的心脏改变，其中以升主动脉扩张、心脏扩大及主动脉瓣关闭不全为主要表现。

　　⑤ 可以发现主动脉根部扩张、主动脉关闭不全征象、二尖瓣脱垂征象及二尖瓣关闭不全征象、主动脉夹层分离及其他心血管畸形。

　　⑥ 可以发现晶状体脱位。

　　⑦ 目前可通过检测 FBN1 基因突变可确诊。

⑧ 尿液检查可见尿羟脯氨酸含量升高。

⑨ 马方综合征自然预后险恶，其出现的心血管病变是不可逆的，因此一旦确诊应尽早手术。

注：1. 马方综合征多见于中青年，但也可在儿童期发病或至中老年时发现。

2. 骨骼、眼、心血管改变三主征和阳性家族史是四项主要诊断标准，满足两项或以上者即可诊断。

3. 手术指征

① 严重主动脉瓣关闭不全及二尖瓣关闭不全者；

② 主动脉夹层分离或者动脉夹层分离；

③ 有症状的胸主动脉瘤及无症状但内径＞5cm；

④ 合并其他先天畸形者；

⑤ 眼部病变等，可酌情纠正或争取早期手术。

第十节　雷诺现象

长期医嘱	临时医嘱
内科护理常规 一级护理 普食 利血平　0.25mg　po　bid～tid 　或 胍乙啶　10mg　po　qd～bid 　或 甲基多巴胺　250～500mg　po　bid 酚苄明　10～20mg　po　tid 　或 哌唑嗪 1～3mg　po　tid 硝苯啶　10～20mg　po　tid 卡托普利　12.5～25mg　po　tid 　或 依那普利　5～10mg　po　bid 硝苯地平　10～30mg　po　tid～qid 　或 地尔硫䓬　30～60mg　po　tid～qid 米索前列醇　0.2mg　po　tid～qid Kantanserin　20～40mg　po　tid①	硝酸甘油软膏 血浆交换疗法(必要时)② 肢体负压疗法(必要时)③ 请心外科会诊(必要时)④ 诱导血管扩张法(必要时)⑤

① Kantanserin 为 5-HTα 受体阻滞药。可使症状明显缓解，溃疡愈合。

② 可降低血液黏滞度，每日抽取血液 500ml，或 1~2 次抽去 350~1000ml，去除量 1L 以内可用人造血浆 2~2.5L 代替，去除量更大时必须用新鲜血浆或白蛋白等渗透液。每周 1 次，共 5 次，疗效至少可维持 6 周。如用血细胞分离器可仅去除血浆，保留血细胞，疗效更佳。

③ 患者取坐位，将肢体置于负压舱内。治疗压力为上肢 $-8.6kPa~-13.3kPa$，一般为 $-10.6kPa$；下肢为 $-10.6kPa~-17.3kPa$，一般为 $-13.3kPa$，每次 10~15min，10~20 次为 1 个疗程，平均治疗 14 次。原理为负压使下肢血管扩张，克服了血管平滑肌的收缩，动脉出现持续扩张。

④ 对病情重，上述药物治疗无效，或指端出现营养性改变者，上肢病变可考虑施行上胸交感神经切除术，下肢病变可考虑施行腰交感神经切除术。手术疗效可维持 2 年，其后部分患者症状可再次出现。

⑤ 患者全身暴露在 0℃ 的寒冷环境中，而双手浸泡在 43℃ 的热水中，每次治疗 10min。机制为通过条件反射，使患者再次暴露于冷环境中时，肢端血管不再出现收缩反应。

注：1. 雷诺现象是指在寒冷刺激、情绪激动及其他因素影响下，发生肢体末梢动脉阵发性痉挛，手足皮肤颜色呈现苍白、发绀、潮红、正常的间歇性变化。分为原发性和继发性两种，其中绝大多数属于原发性雷诺现象。

2. 预防　冬季注意保暖，防止局部受寒，可饮少量酒，不吸烟，避免应用各种收缩血管药物及 β 受体阻滞药，避免创伤，及时治疗可引起血管损伤的各种疾病，避免不必要的情绪激动和精神紧张，积极治疗原发病。

3. 有研究表明，发生雷诺现象时，心肌会出现一过性血流灌注降低。雷诺现象造成心肌损伤具有累积性。

 第十一节　小心脏综合征

长期医嘱	临时医嘱
内科护理常规 一级护理 普食 地西泮（安定）　2.5mg　po　qn 或 谷维素　300mg　po　qd①	心电图② 胸部 X 线检查③ 超声心动图④

① 目的是调节神经系统功能。

② 心电图通常无特殊表现，有时 I 导联 R 波较低，II、III 导联 R 波高大。运动负荷实验可有压低及 T 波倒置，是冠脉供血不足引起。

③ 具诊断意义，凡心胸比例小儿<0.42，成人<0.40，或心脏横径<9～12cm 即为小心脏。

④ 心脏各径线测量值小于正常值，左心室收缩功能减低。

注：1. 本病不属于器质性病变，无特殊治疗。

2. 鼓励进行适当体育锻炼，增强体质，但运动量要适当，不宜过劳和从事不能胜任的体力劳动，对于起立性调节障碍患者，宜逐步锻炼以适应，避免突然改变体位。

3. 儿童患者在成人后可逐步痊愈。

4. 对极少数有心肌缺血表现，疑冠脉发育不良者，宜加强监护，防止猝死，必要时行冠脉造影检查。

第十二节　贫血性心脏病

长期医嘱	临时医嘱
内科护理常规	心电图
一级护理	血常规(血型)
普食	尿常规
吸氧(4～6L/min)	粪常规
心电、血压、血氧饱和度监测	网织红细胞计数
琥珀酸亚铁　0.1g　po　tid[①]	血液系统检测
和　维生素 C　0.1g　po　tid[①]	白细胞分类(找幼稚细胞)
叶酸　5～10mg　po　tid[②]	血清铁定量
和　维生素 B_{12}　100μg　po　5～7	血清铁及总铁结合力
次/周[②]	肿瘤标志物
促红细胞生成素　6000U　ih　qd[③]	肝、肾功能检测
	骨髓穿刺检查
	骨髓活检
	骨髓干/祖细胞培养
	胃肠镜(必要时)[④]
	浓缩红细胞[⑤]
	或　全血或血小板悬液(必要时)[⑤]
	心电图[⑥]
	胸部 X 线检查[⑦]
	超声心动图[⑧]
	冠状动脉 CTA 或冠状动脉造影[⑨]

① 用于缺铁性贫血。

② 用于巨幼细胞贫血。

③ 用于肾性贫血。

④ 若化验结果回报提示小细胞低色素性贫血，首先考

虑消化系统出血，行胃肠镜检查。

⑤ 贫血严重时可输浓缩红细胞；有严重出血倾向者，可输血小板悬液。

⑥ 轻中度贫血时，心电图可以没有任何变化；重度贫血患者的心电图会出现类似于心肌病变的低电压、S-T段压低及左心前区导联T波低平或者倒置等非特异性改变。

⑦ 主要表现为心影增大，有充血性心力衰竭时可有胸腔积液及心包积液表现。

⑧ 可以发现心脏扩大和左心室肥厚，后者常呈现向心性肥厚，附壁和心室腔内径成比例扩张，早期表现为收缩功能增强，久之出现收缩功能不全与射血分数下降。舒张功能多正常。

⑨ 贫血性心脏病应与冠状动脉粥样硬化性心脏病鉴别，部分老年贫血患者可同时存在冠心病，贫血加剧病情。

注：1. 贫血性心脏病的重点是寻找贫血原因，积极治疗原发病。

2. 患者的预后也取决于原发病，除了恶性血液病或者病因难以纠正的贫血患者，多数贫血性心脏病患者预后较好。

✚ 第十三节　脑血管病与冠心病

长期医嘱	临时医嘱
内科护理常规 一级护理 低盐低脂饮食	血常规 尿常规 粪常规＋潜血试验

长期医嘱	临时医嘱
吸氧(2~4L/min)	生化全套(电解质、心肌酶、肝肾
阿司匹林肠溶片　80~100mg　po　qd	功能、血糖、血脂)
氯吡格雷　75mg　po　qd	C反应蛋白
酒石酸美托洛尔片　6.25~12.5mg	同型半胱氨酸
po　bid[1]	凝血功能
福辛普利　5~10mg　po　qd[2]	心电图
硝酸异山梨酯　10mg　po　tid	超声心动图
或 单硝酸异山梨酯　20mg　po　bid	胸部X线检查
阿托伐他汀钙片　20~40mg　po　qn[3]	头颅CT
	头颅MRI
	24h动态心电图
	冠状动脉CTA[4]
	或 冠状动脉造影
	颈动脉超声
	经颅彩色多普勒(TCD)
	弓上动脉CTA[5]
	请神经科会诊(全脑血管造影)[6]

　　① 有支气管哮喘、心动过缓的患者不宜使用，长期应用β受体阻滞药者不宜突然停药，剂量逐渐增加，最大剂量50mg bid；其他类型β受体阻滞药如琥珀酸美托洛尔缓释片、比索洛尔等也可以应用，一般从1/4剂量开始应用。

　　② 对于血管紧张素转换酶抑制药（ACEI）不耐受患者，可给予血管紧张素受体拮抗药（ARB）；其他 ACEI 类药物如贝那普利、雷米普利、培哚普利、卡托普利也可以应用，一般从 1/4 或半量开始应用，注意血压情况。

　　③ 也可以换成其他类型的他汀类药物如：瑞舒伐他汀钙片 10~20mg　po　qn，或普伐他汀 20~40mg　po　qn，或 辛伐他汀 40mg　po　qn，或 氟伐他汀 40~80mg　po　qn；血脂 LDL 水平控制在 1.8mmol/L 以下。

④ 冠状动脉 CTA 可以作为排除冠心病的检查手段，有心律失常者 CTA 可能有伪影，会影响图像质量；如果有必要建议直接行冠状动脉造影检查。

⑤ 弓上动脉 CTA 能明确入颅主要血管的病变情况。

⑥ 全脑血管造影为金标准，有创检查，可请神经介入医生评估后再决定是否检查。

注：1. 脑梗死合并冠心病　治疗上以抗缺血为主，但在脑血管病急性期不宜强化抗栓，以防发生脑出血。

2. 脑出血合并冠心病　治疗上以中性为主，不宜抗凝抗栓治疗，待脑出血稳定可以考虑加用抗血小板药物。

3. 脑动脉瘤合并冠心病　可以同期或分期行脑动脉瘤栓塞术及冠脉支架植入术，术后可以常规进行双抗治疗。

4. 颈动脉狭窄合并冠心病　可以同期或分期进行颈动脉支架置入术及冠脉支架植入术，术后按照冠心病支架术后双抗治疗。

5. 如果涉及神经外科手术合并冠心病则需评估两个疾病对患者的危害权重，原则上若心脏能耐受外科手术，则先行外科手术；如果心脏病变重无法耐受麻醉及手术，则先干预心脏，尽量选择需要短时间双抗的介入干预方式。

附录A 临床常用化验正常参考值

一、血液检查

检查项目(英文缩写)	正常参考值
总血量	$60\sim80$ml/kg
比重　全血	男性:$1.054\sim1.062$。女性:$1.048\sim1.059$
血浆	$1.024\sim1.029$
渗透压	300mmol/L[即 300mOsm/(kg・H_2O),相当于 770kPa 或 5790mmHg]
血常规	
红细胞数(RBC)	男性:$(4.0\sim5.5)\times10^{12}$/L。女性:$(3.5\sim5.0)\times10^{12}$/L
血红蛋白(Hb)	男性:$120\sim160$g/L($12\sim16$g/dl)。女性:$110\sim150$g/L($11\sim15$g/dl)
白细胞(WBC)	$(4.0\sim10.0)\times10^9$/L
白细胞分类计数	
中性粒细胞(Neut)	$50\%\sim70\%[(2.0\sim8.0)\times10^9$/L]
嗜酸粒细胞计数(Eos)	$0.5\%\sim5.0\%[(0.02\sim0.50)\times10^9$/L]
嗜碱粒细胞计数(Baso)	$0.0\sim1.0\%[(0.00\sim0.10)\times10^9$/L]
单核细胞计数(Mono)	$1\%\sim10\%[(1.0\sim10)\times10^9$/L]
淋巴细胞计数(Lymph)	$20\%\sim40\%[(0.80\sim5.0)\times10^9$/L]
血细胞比容(HCT)	$0.35\sim0.55$
平均红细胞体积(MCV)	$80\sim99$fL
平均红细胞血红蛋白含量(MCH)	$27\sim35$pg
平均红细胞血红蛋白浓度(MCHC)	$320\sim360$g/L
平均红细胞体积分布宽度(RDW)	$11.5\%\sim16.8\%$
血小板(PLT)	$(100\sim300)\times10^9$/L
平均血小板体积(MPV)	$5.4\sim12.0$fL

检查项目(英文缩写)	正常参考值
其他临床血液检查项目	
网织红细胞计数(RET)	成人:0.5%～1.5%
血沉(ESR)	男性:<15mm/h。女性:<20mm/h
血浆鱼精蛋白副凝试验(3P)	正常:阴性
凝血酶原时间(PT)	11.5～15.0s
国际标准化比值(INR)	0.9～1.1
活化部分凝血活酶时间(APTT)	28.0～40.0s
凝血酶时间(TT)	14.0～21.0s
纤维蛋白原(FIB)	2.0～4.0g/L
D-二聚体测定	阴性

二、尿液

检查项目(英文缩写)	正常参考值
尿常规	
尿葡萄糖(GLU)	阴性
蛋白质(PRO)	阴性
比重(SG)	0.015～1.025
潜血(BLO)	阴性
尿胆原(URO)	阴性
酮体(KET)	阴性
胆红素(BIL)	阴性
酸碱度(pH)	4.6～8.0
白细胞(WBC)	阴性
亚硝酸盐(NIT)	阴性
尿沉渣镜检分析	
血细胞成分	RBC:0～5/HP。WBC:0～5/HP
上皮细胞成分	1～3个/HP
管型	各种管型:0～1个/全片(随机尿沉渣染色)
尿本周蛋白	阴性
尿乳糜定性试验	阴性
尿早早孕	阴性

检查项目(英文缩写)	正常参考值
特殊尿液检查	
尿淀粉酶	Somogyi 法　8～300U
尿胆红素定性	阴性
尿胆原定性	阴性
尿胆素定性	阴性
尿卟胆原定性	阴性
尿丙酮酸定性	阴性
12h 艾迪计数(Addis)	白细胞<100 万/12h；管型<5000/12h；红细胞<50 万/12h
24h 尿蛋白定量	<0.15g/24h 尿

三、粪常规

检查项目(英文缩写)	正常参考值
颜色	棕黄色、黄色
性状	有形软便
隐血试验(OB)	阴性

四、血液生化

检查项目(英文缩写)	正常参考值
常用生化检测项目	
总蛋白(TP)	60～80g/L
白蛋白(ALB)	35～55g/L
球蛋白(GLO)	25～35g/L
谷草转氨酶(AST)	<50U/L
谷丙转氨酶(ALT)	<50U/L
总胆红素(TBIL)	0～20.0μmol/L
直接胆红素(DBIL)	0～8.0μmol/L
谷氨酰转肽酶(GGT)	<40U/L
总胆汁酸(TBA)	0～10μmol/L
碱性磷酸酶(ALP)	34～114U/L
肌酐(CREA)	40～135μmol/L

检查项目（英文缩写）	正常参考值
尿素氮（BUN）	$3.1\sim7.4$mmol/L
葡萄糖（GLU）	血液：$3.0\sim6.10$mmol/L。尿液：$0.06\sim$ 0.83mmol/L。脑脊液：$2.2\sim3.9$mmol
尿酸（Ua）	$130\sim430\mu$mol/L
胆固醇（CHO）	$3.0\sim6.2$mmol/L
甘油三酯（TG）	$0.30\sim1.80$mmol/L
高密度脂蛋白胆固醇（HDL-C）	$1.00\sim1.90$mmol/L
低密度脂蛋白胆固醇（LDL-C）	$1.10\sim4.10$mmol/L
载脂蛋白A1（APO-A1）	$1.00\sim1.90$mmol/L
载脂蛋白B（APO-B）	$0.45\sim1.10$mmol/L
乳酸脱氢酶（LDH）	$50\sim250$U/L
α-羟丁酸脱氢酶（HBDH）	$50\sim200$U/L
肌酸激酶（CK）	$20\sim200$U/L
肌酸激酶同工酶（CK-MB）	$0\sim25$U/L
胆碱酯酶（CHE）	$5500\sim13500$U/L
淀粉酶（AMY）	血液：$20\sim180$U/L。尿液：$100\sim1200$U/L
其他生化项目	
糖化血红蛋白（HbA$_1$c）	占血红蛋白的$4.0\%\sim6.0\%$
葡萄糖耐量试验（OGTT）	峰值不超过11.1mmol/L；2h后不超过 7.8mmol/L；3h可恢复至空腹
肌钙蛋白I（cTnI）	阴性
内生肌酐清除率（Ccr）	$77\sim125$ml/min
电解质	
钾（K）	血清（或血浆）：$3.5\sim5.5$mmol/L。尿 液：$25\sim125$mmol/24h
钠（Na）	血清（或血浆）：$135\sim145$mmol/L
氯（Cl）	血液：$96\sim112$mmol/L。尿液：$110\sim250$ mmol/24h。脑脊液：132mmol/L
钙（Ca）	$2.0\sim2.7$mmol/L
二氧化碳（CO$_2$）	$20\sim29.0$mmol/L
阴离子间隙（AG）	$8\sim16$mmol/L
磷（P）	血清（或血浆）：$0.80\sim1.50$mmol/L。尿 液：$12.9\sim42.0$mmol/24h
镁（Mg）	$0.40\sim1.20$mmol/L

五、血气分析和肺功能测定

检查项目（英文缩写）	正常参考值
动脉血气分析	
酸碱度（pH）	7.35～7.45
二氧化碳分压（PCO_2）	35～45mmHg（4.7～6.0kPa）
氧分压（PO_2）	95～100mmHg（12.6～13.3kPa）
剩余碱（BE）	－2.3～2.3mmol/L
缓冲碱（BB）	45～55mmol/L
二氧化碳总量（TCO_2）	成人：23～31mmol/L。儿童：20～28mmol/L
实际碳酸氢盐（$NBCO_3$）	22～26mmol/L
标准碳酸氢盐（SBC）	22～26mmol/L
氧饱和度（SaO_2）	95%～100%
血氧饱和度 50%时氧分压测定（O_2 Sat）	3.5kPa。吸入空气＜2.66kPa；吸入纯氧＜6.65kPa；儿童＜0.66kPa
动脉氧分压差（$AaDO_2$）	年轻人平均为1.06kPa。60～80岁可达3.2kPa（一般不超过4kPa）
呼吸指数（RI）	0.71～1.0
血红蛋白（HB）	男性：120～160g/L。女性：110～150g/L
肺功能测定	
肺活量（VC）	男性：（4.36±0.66）L。女性：（3.23±0.48）L
残气量（RV）	男性：（1.52±0.39）L。女性：（1.18±0.29）L
功能残气量（FRC）	男性：2.5L。女性：2.0L
肺总量（TLC）	男性：（5.90±0.81）L。女性：（4.42±0.61）L
残气/肺总量（RV/TLC）	男性：31%。女性：29%
无效腔	男性：0.128L。女性：0.119L
潮气量（VT）	0.40～0.50L
静息通气量（MV）	男性：（6663±200）ml/min。女性：（4217±160）ml/min
最大通气量（MVC）	男性：（135.5±26.2）L/min。女性：（100.1±18.3）L/min

检查项目（英文缩写）	正常参考值
时间肺活量（TVC）	1s 82％；2s 95％；3s 98％
最大呼气流量（PEF）	男性：（8.95±1.58）L/s。女性：（6.43±1.11）L/s
7min 氧冲洗法　肺泡氮浓度	＜2.5％
一次呼气测验法　氮浓度差	＜1.5％
一氧化氮弥散量（Dlco）	男性：（25.040±5.887）ml/（min·mmHg）。女性：（17.82±3.69）ml/（min·mmHg）
肺通气/血流比值（V/Q）	0.8

六、肾功能检查

检查项目（英文缩写）	正常参考值
肌酐（CREA）	40～135μmol/L
尿素氮（BUN）	3.1～7.4mmol/L
尿浓缩稀释试验（Mosenthal 法）	夜尿量＜750ml。日尿量与夜尿量之比（3～4）：1；最高比重＞1.018。最高比重之差＞0.009
尿渗透压（UOSM）	600～1000mmol/L
尿与血浆渗量比	（3～4.7）：1
自由水清除率	男性：（124.0±25.8）ml/min。女性：（119.0±12.8）ml/min
内生肌酐清除率（CCr）	（90±10）ml/min
菊粉清除率	2.0～2.3ml/s
肾小球滤过分数（FF）	0.18～0.22
肾血流量（RBF）	1200～1400ml/min
肾血浆流量（RPF）	600～800ml/min
肾小管葡萄糖最大重吸收量（TmG）	250～450mg/min
肾小管酸中毒试验	氯化铵负荷试验：尿液 pH＜5.3。中性硫酸钠负荷试验：尿 pH＜5.5。碳酸氢离子重吸收排泄试验：排泄分数为 0

七、免疫学检测

检查项目（英文缩写）	正常参考值
甲苯胺红不加热血清试验（TRUST）	阴性
梅毒螺旋体抗体血凝集实验（TPPA）	阴性
人免疫缺陷病毒抗体（Anti-HIV）	阴性
EB病毒抗体（VcA-IgA）	阴性
抗链球菌溶血素"O"（ASO）	<200U/ml
类风湿因子（RF）	<20U/ml
C反应蛋白（CRP）	<8mg/L
部分肿瘤标志物测定	
甲胎蛋白（AFP）	0～20ng/ml
癌胚抗原（CEA）	0～5ng/ml
CA19-9	0～37U/ml
CA125	0～35U/ml
CA15-3	0～28U/ml
前列腺特异性抗原（PSA）	总PSA：0～4.0ng/ml
肝炎病毒抗体	
乙型肝炎病毒表面抗原（HBsAg）	阴性
乙型肝炎病毒表面抗体（HBsAb）	阴性
乙型肝炎病毒E抗原（HBeAg）	阴性
乙型肝炎病毒E抗体（HBeAb）	阴性
乙型肝炎病毒核心抗体（HBcAb）	阴性
甲型肝炎抗体（HAV-Ab）	阴性
乙型肝炎核心抗体IgM（HBcAb-IgM）	阴性
抗HCV抗体（Anti-HCV）	阴性
戊型肝炎抗体IgM（HEV-Ab-IgM）	阴性
免疫全套	
血清免疫球蛋白G（IgG）	7.23～16.85g/L
血清免疫球蛋白A（IgA）	0.69～3.82g/L
血清免疫球蛋白M（IgM）	0.63～2.77g/L
血清免疫球蛋白D（IgD）	1.5～4mg/L
血清免疫球蛋白E（IgE）	0.1～0.9mg/L
血清补体C3	0.85～1.93g/L
血清补体C4	0.12～0.36g/L

八、内分泌激素

检查项目(英文缩写)	正常参考值
下丘脑-垂体激素	
血浆生长激素(GH)	成人:$<3\mu g/L$。$8\sim9am$:$<103\mu g/L$
血清促甲状腺激素(TSH)	$0.11\sim0.54\mu mol/L(2\sim10\mu U/ml)$
血浆促肾上腺皮质激素(ACTH)	$8am$:$<18pmol/L(80pg/ml)$
血清泌乳素(PRL)	男性:$0.28\sim0.72nmol/L$。女性:$0.24\sim$ $0.96nmol/L$
黄体生成素(LH)	女性:卵泡期 $0.46\sim3.30ng/ml$,排卵期 $2.47\sim18.40ng/ml$,黄体期 $0.34\sim3.70ng/ml$,月经期 $0.35\sim5.60ng/ml$
促卵泡激素(FSH)	女性:卵泡期 $0.66\sim2.20ng/ml$,排卵期 $1.38\sim3.80ng/ml$,黄体期 $0.41\sim2.10ng/ml$,月经期 $0.50\sim2.50ng/ml$
促甲状腺激素释放激素(TRH)	$5\sim60ng/L$
血浆抗利尿激素(ADH)	$1.0\sim1.5pg/ml$
甲状腺及甲状旁腺激素	
基础代谢率	$-10\%\sim+10\%$
血清总甲状腺素(TT_4)	$65\sim155nmol/L(5\sim12\mu g/dl)$
血清游离甲状腺素(FT_4)	$9.5\sim25pmol/L(0.73\sim1.9ng/dl)$
血清总三碘甲状腺原氨酸(TT_3)	$1.3\sim3.4nmol/L(80\sim220ng/dl)$
血清游离三碘甲状腺原氨酸(FT_3)	$3.2\sim8.3pmol/L(210\sim540pg/dl)$
血清反三碘甲状腺原氨酸(rT_3)	$0.56\sim0.88nmol/L(36.4\sim57.4ng/dl)$
甲状腺^{131}I吸收率	$3h$:$0.057\sim0.245$。$24h$:$0.151\sim0.471$。高峰多在 $24h$ 出现
甲状腺微粒体抗体(TMAb)	<0.15
甲状腺球蛋白抗体(TGAb)	<0.30
甲状腺素结合球蛋白(TBG)	$15\sim34mg/L$
血清甲状旁腺激素(PTH)	$24\sim36pmol/L(205\sim305pg/ml)$
血清降钙素(CT)	男性:$63.5\sim84.6ng/L$。女性:$23.4\sim125.2ng/L$

检查项目(英文缩写)	正常参考值
肾上腺激素	
血浆皮质醇(F)	8～9am:165.6～441.6nmol/L。3～4pm:55.2～248.4nmol/L。夜间12时55.2～138nmol/L
尿皮质醇(UFC)	28～276nmol/24h
尿17羟类固醇(17-OHCS)	男性:5～15mg/24h。女性:4～10mg/24h
尿17酮类固醇(17-KS)	男性:10～20mg/24h。女性:5～15mg/24h
尿17生酮类固醇(17-KGS)	男性:5～23mg/24h。女性:3～15mg/24h
血浆醛固酮	卧位:0.03～0.14nmol/L(1～5μg/24h)。立位:0.14～0.42nmol/L(5～15μg/24h)
尿醛固酮	2.8～27.7nmol/24h(1～10μg/24h)
血游离儿茶酚胺	
去甲肾上腺素	615～3240pmol/L(104～548pg/ml)
肾上腺素	<480pmol/L(<88pg/ml)
尿儿茶酚胺	<1655nmol/24h(<280μg/24h)
尿去甲肾上腺素	<590nmol/24h(<100μg/24h)
尿肾上腺素	<82nmol/24h(<15μg/24h)
尿3-甲基4-羟基苦杏仁酸(VMA)	5.0～45.1μmol/d(1～9mg/24h)
性腺	
血雌二醇(E_2)	男性:35～55pg/ml。女性:卵泡期38～57pg/ml,排卵期355～720pg/ml,黄体期153～310pg/ml,绝经期11～15pg/ml
血雌三醇(E_3)	男性:19～107pg/ml。女性:35～132pg/ml
血孕酮(P)	男性:0.31～0.65ng/ml。女性:0.95～3.15ng/ml(排卵期)
血睾酮(T)	男性:621.7～675.5ng/dl。女性:50～57.8ng/dl

检查项目(英文缩写)	正常参考值
其他	
空腹血浆胰岛素(CI)	$5\sim20\mu U/ml$
空腹血浆胰高血糖素	$50\sim120pg/ml$
血清 C 肽(C-P)	$0.77\sim1.23ng/ml$
尿 C 肽	$32\sim40\mu g/24h$
血浆肾素活性(PRA)	$0.4\sim1.0ng/ml$
血浆血管紧张素 II(A II)	$9\sim29pg/ml$
血浆心钠素(ANP)	$463\sim687pg/ml$
空腹血清胃泌素	$15\sim105ng/L$

九、脑脊液检查

检查项目(英文缩写)	正常参考值
压力(侧卧位)	$0.69\sim1.76kPa(70\sim180mmH_2O)$
细胞数	$0\sim8\times10^6/L$
蛋白定性	阴性
蛋白定量	$0.20\sim0.40g/L$
葡萄糖	$2.5\sim4.5mmol/L(45\sim80mg/dl)$
氯化物	$120\sim130mmol/L(700\sim760mg/dl)$
蛋白电泳	白蛋白:$55\%\sim69\%$
	球蛋白 α_1:$3\%\sim8\%$
	球蛋白 α_2:$4\%\sim9\%$
	球蛋白 β:$10\%\sim18\%$
	球蛋白 γ:$4\%\sim13\%$
免疫球蛋白	IgG:$10\sim40mg/L$。IgM:$0\sim0.6mg/L$。IgA:$0\sim6mg/L$

十、凝血项

检查项目	正常参考值
凝血酶原时间(PT)	$11.5\sim15.0s$
活化部分凝血活酶时间(APTT)	$28.0\sim40.0s$
凝血酶时间(TT)	$14.0\sim21.0s$
纤维蛋白原(FIB)	$2.0\sim4.0g/L$
D-二聚体	阴性

十一、"心梗"三项

检查项目	正常参考值
肌钙蛋 T(cTnT)	0～0.1ng/ml
肌酸激酶同工酶(CK-MB)	0.1～4.94ng/ml
肌红蛋白(Myo)	28～72ng/ml

B 型钠酸钛（BNP）：0.1～100pg/ml。

项目	中文意义	外文缩写	中文意义	外文缩写
给药次数	每日 1 次	qd	每晨 1 次	qm
	每日 2 次	bid	每晚 1 次	qn(on)
	每日 3 次	tid	隔日 1 次	qod
	每日 4 次	qid	每 2 天 1 次	q2d
	每日 5 次	quing id	每小时 1 次	qh
	每日 6 次	sex id	每半小时 1 次	q1/2h
	每周 1 次	qw	每 4h 1 次	q4h
	每 2 周 1 次	qiw	每 6h 1 次	q6h
	隔周 1 次	qow	每 8h 1 次	q8h
给药时间	上午	am	早餐及晚餐	m et n
	下午	pm	疼痛时	dol dur
	今晚	hn	早餐前	aj
	明晨	cm	早餐后	pj
	明晚	cn	中餐前	ap
	立即	st	中餐后	pp
	随意	a dlid	临睡前	hs
	饭前(晚餐前)	ac	用作 1 次	pd
	饭后(晚餐后)	pc	遵医嘱	md
	必要时(长期)	prn		
	需要时(临时)	sos		
给药途径及部位	口服	po	静脉滴注	iv gtt 或 iv drop
	内服	us imt	穴位注射	i adacum
	外用	us ent	一次顿服	pro dos
	灌肠	pr	餐间	ie
	吸入	inhal	顿服	ht
	鼻用	pro nar	肌内注射	im
	眼用	pro o	腰椎注射	iI
	耳用	pro aur	静脉注射	iv
	阴道用	pro vgain	腹腔注射	ia
	皮试	AST(et)	球结膜下注射	isc
	皮下注射	ih:H	胸腔注射	ip
	皮内注射	id		

参考文献

[1] 陈灏珠主编.实用心脏病学 [M].第5版.上海：上海科学技术出版社，2016.

[2] Douglas L. Mann, Douglas P. Zipes, Peter Libby, et al. Braunwald's Heart Disease. 10th ed. Philadelphia：Elsevier Saunders，2015.

[3] 朗格，斯托弗，帕特森原著.奈特心脏病学 [M].北京：人民军医出版社，2015.

[4] 陈正迪主编.心血管内科诊疗常规.长春：吉林科学技术出版社，2015.

[5] 刘乃丰，姜亚军著.内科临床医嘱手册.南京：江苏科学技术出版社，2010.

[6] 蒋小玲，王雯主编.内科医嘱速查手册 [M].第2版.北京：化学工业出版社，2013.

[7] 邹德玲主编.心内科医嘱常规与禁忌.北京：人民军医出版社，2009.

[8] 胡品津，任明主编.实用内科医嘱手册.北京：中国协和医科大学出版社，2004

[9] 林曙光主编.心脏病学进展 2015.北京：人民军医出版社.2015.

[10] 胡大一，马长生主编.心脏病学实践 2015.北京：人民卫生出版社，2015.

[11] Lee Goldman, Andrew I. Schafer. 西氏内科学.北京：北京大学医学出版社，2016.

[12] （美）朗顾等原著.哈里森内科学手册.第18版.北京：北京大学医学出版社，2016.

[13] 王辰，王建安主编.内科学.北京：人民卫生出版社，2015.

[14] 黄元铸，胡大一主编.急诊心脏病学.南京：江苏科学技术出版社，2003.

[15] Roffi M, Patrono C, Collet JP, et al. 2015 ESC guidelines for the management of acute coronary syndromes in patients presenting without persistent ST-segment elevation. Task Force for the Management of Acute Coronary Syndromes in Patients Presenting without Persistent ST-Segment Elevation of the European Society of Cardiology (ESC). Eur Heart J, 2016, 37 (3)：267-315.

[16] Ponikowski P, VorsAA, Anker SD, et al. 2016 ESC Guidelines for

the diagnosis and treatment of acute and chronic heart failure: The Task Force for the diagnosis and treatment of acute and chronic heart failure of the European Society of Cardiology (ESC). Developed with the special contribution of the Heart Failure Association (HFA) of the ESC. Eur J Heart Fail, 2016, 18 (8): 891-975.

[17] 中国高血压防治指南修订委员会. 中国高血压防治指南. 中华心血管病杂志, 2010, 39: 579-614.

[18] Habib G, Lancellotti P, Antunes MJ, et al. 2015 ESC Guidelines for the management of infective endocarditis. The Task Force for the Management of Infective Endocarditis of the European Society of Cardiology (ESC). Endorsed by: European Association for Cardio-Thoracic Surgery (EACTS), the European Association of Nuclear Medicine (EANM). Eur Heart J, 2015 , 21: 36 (44): 3075-3128.

[19] 中国成人血脂异常防治指南修订联合委员会. 中国成人血脂异常防治指南（2016 年修订版）. 中国循环杂志, 2016, 31 (10): 936-983.

[20] 许玉韵，胡大一主编. 心电图与冠状动脉造影. 北京：人民卫生出版社, 2006.

[21] 陈步星，胡大一，洪楠主编. 多层螺旋 CT 心脏成像与冠状动脉造影 [M]. 北京：北京大学医学出版社, 2007.

声　明

　　医学是一门不断发展的科学。由于新的研究成果的层出不穷，临床经验的不断积累，因此我们有必要了解诊疗技术，特别是用药的新变化。本书的作者和出版者根据他们可靠的科研成就提供了当今最新的医学资料。但由于人类存在着个体差异及医学的不断发展，人们对既往科研成果有新的认识并使之不断完善，因而本书的编者、出版者及任何参与本书出版的团体在此郑重声明：本书所提供的所有资料都是经过认真核对的，但是疾病的个体化差异大，读者不能生搬硬套本书中的医嘱，而应根据具体情况制订合理的医嘱；因此，对因使用本书资料而引起的任何医疗差错和事故一律不能负责。我们鼓励读者参照其他材料来证实本书资料的可靠性，例如，读者可核对将要使用的药物的说明书，以确认本书提供的资料是否准确，及本书推荐的药物剂量或禁忌证有无改变，对于新药或不经常使用的药物更应如此。